edition
tingeltangel

Für Leon

ALEXANDRA
KOLB

RINDVIEH DÄMMERUNG

HEIMATTHRILLER

Umschlag- und Klappengestaltung unter Verwendung von Fotos
von winterbilder/Fotolia.com (Rinderschädel), magann/Fotolia.com (Hütte und Kühe im Nebel), Leon Kolb (Wald) und Foto Sessner (Autorin)

In den Verweisen auf weitere Bücher wurden genutzt:
Kind vor Lichtstrahl (stillkost/Fotolia.com), Nachthimmel (ricardoreitmeyer/Fotolia.com), Einschussloch (fablok/Fotolia.com), Hand im Wasser (milanmarkovicz78/Fotolia.com)

Vignetten von Pixabay (Kuh, Fingerabdruck), ylivdesign/Fotolia.com (Breze), raven/Fotolia.com (Hütte), grgroup/Fotolia.com (Herz), oksanaok/Fotolia.com (Tanne)

Herstellung: Booksfactory.de, PRINT GROUP Sp. z o.o.
ul. Księcia Witolda 7, PL – 71-063 Szczecin

Originalausgabe
Erste Auflage, München 2018
ISBN 978-3-944936-38-3

1

Das monotone Rauschen der Reifen auf dem Straßenbelag hatte eine einlullende Wirkung auf Ursula. Der Klassikkanal im Radio tat sein Übriges dazu. Der Abend war lang geworden, aber für einen guten Zweck gewesen. Dem Spendenaufruf des Brezenbarons hatte sich kaum ein geladener Gast aus der Lokalpolitik und Wirtschaft entziehen können. Trotzdem war die Summe der Spendeneinnahmen in Anbetracht des Durchschnittsverdienstes der Gäste überschaubar geblieben. Aber Ursula verstand nichts von diesen Dingen und hielt sich weitestgehend aus Geldangelegenheiten heraus. Das überließ sie ihrem Mann. Sie lebte im Luxus und genoss ihn in vollen Zügen. Für Garderobe, Haare, Shiatsu und andere Aufwendungen zückte sie ihre Karte oder ließ sich die Rechnung schicken. Auf die Zahlen achtete sie nicht.

Ganz bewusst sog Ursula den Duft des Wageninneren in sich auf. Sie hatte die Augen dabei geschlossen und versuchte, sich zu entspannen. Der Geruch war angenehm: Es roch nach dem Leder und dem Pflegemittel für die Armatur, dazu mischten sich Bertrams dezentes Rasierwasser und die Lotion, die sie für ihre Hände verwendete.

Meinem Gesicht sieht man das Alter nicht an, aber meinen Händen schon! Sie sind faltig, fleckig und knöchern.

»Schläfst du?«, unterbrach Bertram ihre Gedanken.

Ursula spürte die Versuchung, sich tatsächlich schlafend zu stellen. Doch sie blinzelte, atmete tief durch und begann, mit den Fingerspitzen ihre Schläfen zu massieren.

»Nein, Schatz«, antwortete sie. Dabei versuchte sie, ihrer Stimme einen beschwingten Klang zu geben. »Möchtest du zu Hause noch eine Kleinigkeit essen?«

Ursula rang sich ein Lächeln ab, während sich ihr Blick irgendwo in der Dunkelheit hinter den Lichtkegeln der Scheinwerfer verlor.

Diese Kopfschmerzen bringen mich noch um!

Noch war es keine Migräneattacke – in diesem Fall hätte sie zu stärkeren Tabletten als Aspirin gegriffen. Eher ein kaum merkliches Ziehen, das sie allerdings seit Tagen quälte und sich in ein hinterhältiges Stechen wandeln konnte.

»Mach dich doch schon mal frisch, wenn wir da sind. Ich hole uns noch einen guten Wein aus dem Keller«, beschloss Bertram, wobei er sachte ihr Knie tätschelte. Es war nicht zu überhören, dass diese Abendveranstaltungen ihn mindestens genauso anstrengten wie sie.

Immerhin arbeitet er den ganzen Tag – im Gegensatz zu mir. Mir bleiben ein bisschen Hausarbeit und der Garten. Aber das meiste erledigen sowieso unsere Angestellten.

Ein Gärtner und eine Putzhilfe kamen jeden Montag, Mittwoch und Freitag und nahmen ihr die meiste Arbeit ab. Allerdings war das Anwesen recht groß.

Ich habe ein gutes Leben. Vielleicht sollte ich mir wieder etwas suchen? Eine Charité-Aktion für das Tierheim? Oder für das neue Flüchtlings… Nein. Besser nicht. Das würden viele Leute nicht gut finden. Aber das Tierheim, das ist gut. Alle mögen Hunde und Katzen. Die armen Tiere.

Der schwere, silberfarbene *Mercedes* bog in eine Auffahrt ab, die einen leichten Hang hinaufführte. Nebel hing über dem taunassen Rasen und wie von Geisterhand schwang das gusseiserne Tor zur Einfahrt des Anwesens auf und schloss sich sofort wieder, als es der Wagen passiert hatte. Die Lichtkegel der Scheinwerfer erhellten den Kiesweg und schließlich die Stufen zum Haupteingang. Spontan fühlte sich Ursula an Theaterscheinwerfer erinnert, die eine neue Szene ausleuchteten: eine unheilvolle Wendung, die der Regisseur mit grellem Licht in finsterer Umgebung einleitete. Nur traf es hier keine staubigen Bühnenbretter, sondern die blitzblanken Marmorstufen, die in ihr Zuhause führten.

Ursula straffte ihre Schultern, strich ihren Rock glatt und wartete, bis Bertram den Wagen angehalten hatte. Er stieg aus, ging um das Fahrzeug herum und öffnete ihr die Tür.

Ein Kavalier der alten Schule. Immer noch.

Für einen Moment waren die Kopfschmerzen vergessen.

»Bis gleich«, sagte sie und ging nach drinnen, wobei ihre bleistiftdünnen Absätze den Marmor der Treppenstufen rhythmisch zum Klingen brachten. Das Geräusch war ihr eigentlich vertraut, doch heute Nacht schien irgendetwas anders zu sein. Kurz vor dem Eintreten hielt sie für einen Moment inne, dann schüttelte sie den Kopf. Nebenan hörte sie ihren Mann den Wagen in eine der Garagen einparken.

Du bist müde! Vielleicht bekommst du eine Grippe oder so was. Das würde die Kopfschmerzen erklären. Alles ist in Ordnung! Es wird noch eine halbe Stunde dauern, bis Bertram den Wein ausgesucht hat. Er genießt es doch so, seine Schätze zu bewundern. Auf alle Fälle kann ich mich in Ruhe duschen, umziehen und für die Nacht herrichten.

Ein Badezimmer, das komfortabelste von allen vier, befand sich direkt neben dem Schlafzimmer im ersten Stock. Ursula hatte geduscht, sich abgetrocknet und ihren Körper mit verschiedenen Lotionen eingecremt. Jetzt stand sie in ihrem glänzenden Seidennachthemd vor einem fast zwei Meter hohen, schmalen

Spiegel, der eingefasst war von romantischen Jugendstilornamenten. Da Bertram nicht bei ihr war, brauchte sie ihre Zweifel nicht zu verstecken. Sorgenfalten zeichneten sich auf ihrer Stirn ab und wurden von Ursula entrüstet beäugt.

Das darf nicht wahr sein! Vor vier, nein fünf Wochen wurde ich das letzte Mal behandelt! Die Spritzen müssten länger halten! Oder war das irgendein ausländisches, gepantschtes Zeug, das er mir gegeben hat?

Eine Sache beunruhigte sie allerdings noch mehr. Zaghaft öffnete sie ihr Nachthemd und hob prüfend mit beiden Händen ihre Brüste an. Bertram hatte sie ihr vor drei Jahren zum 60. Geburtstag geschenkt und nun wurden sie wieder schlaffer!

Gleich morgen früh werde ich nach München zu Dr. Birkhoff fahren! Er muss das sehen! Und er sollte mir einen Rabatt auf die nächste Botox-Behandlung geben! Das ist das Mindeste, was er tun muss! Einen neuen OP-Termin brauche ich auch. Das muss gerichtet werden!

Sie sollte einen prallen Busen haben – immerhin hatte sie sogar auf eigene Kinder verzichtet. Nicht auszudenken, was mit den Brüsten einer Frau passierte, die in ihrem Leben mehrere Kinder gestillt hatte! Sie trat näher an den Spiegel, beugte sich weit vor, sodass ihr Atem daran kondensierte.

»… das kann er auch machen … und das auch …«, hauchte sie, während sie zuerst an einer dünnen Falte oberhalb der Augenbrauen zog und dann ihre Lider mit den Spitzen ihrer Zeigefinger anhob.

Ihr Herzschlag hatte sich beschleunigt und ihre Hände zitterten vor Ärger. Es war so ungerecht! Sie trieb Sport, hatte eigens einen Fitnessraum eingerichtet, ernährte sich fast nur von Fisch und Gemüse, sodass sie immer noch Konfektionsgröße 36 tragen konnte, und trotzdem … Mit einem ärgerlichen Schnauben schloss Ursula ihr Negligé.

Ein kaum hörbares Wimmern ließ sie plötzlich irritiert aufhorchen. Im ersten Moment erinnerte es an … *ein Baby?* Ein Schauder jagte ihr über den Rücken, aber wo sollte hier ein Kind herkommen?

»Bertram?«, hauchte sie und wusste gleichzeitig, dass ihr Mann noch nie so einen Ton von sich gegeben hatte. Ursula hielt den Atem an. Ein Kratzen oder Scharren, ganz leise und vorsichtig, ertönte aus dem unteren Bereich des deckenhohen Einbauschranks, der einen Teil ihrer Garderobe beherbergte. Sie hielt inne, fixierte die Stelle an der Schranktür gut drei Meter vor ihr. Dann wartete sie einen Moment ab, wobei sie fröstelnd ihre Arme um sich schlang.

Ich muss mich getäuscht haben! Vielleicht halluziniere ich wegen dieser dummen Kopfschmerzen.

Im Haus gab es mit Gewissheit weder ein Baby noch irgendein Tier, das diesen Laut hätte von sich geben können und schon gar nicht im Wandschrank!

Sie harrte weiter aus, spürte, wie ihr Herz von innen gegen ihren Brustkorb drückte und viel zu schnell schlug.

Vielleicht hatte auch nur eine Tür irgendwo gequietscht?

Das Wimmern war beim zweiten Mal deutlich lauter und klarer. Ein einziger, langgezogener Klagelaut. Ursula gab ein Keuchen von sich und wich zurück.

Da ist etwas im Schrank! Da ist ... Stell dich nicht so an! Du bist eine erwachsene Frau!

Sie fasste sich ein Herz, griff zum Knauf und riss kurzentschlossen die Tür auf. Gleich danach tat sie einen großen Schritt zurück, um einen Blick darauf zu werfen, was sich im Inneren befand und rechnete mit dem Schlimmsten.

Was, wenn das eine Ratte ist, die dich angreift? Oder ...

Als keine Attacke erfolgte und auch kein Angreifer zu erkennen war, beugte sich Ursula vorsichtig nach unten, um einen besseren Blick ins Innere zu bekommen und die Quelle des Geräuschs zu entdecken. An der Kleiderstange hingen Winterjacketts und Damenblazer, der Boden war frei bis auf ...

Was ist das?

Dort kauerte, fest in die Ecke des Schranks gedrückt, eine kleine Kreatur.

Rosig und nass wie ein Baby … Nein, du Dummerchen! Ein Baby – lächerlich! Siehst du nicht, das Näschen, die Haare …

»Och, was bist denn du?«

Unbewusst hatte Ursula die Stimme angehoben und das Säuseln begonnen. Sie näherte sich der geöffneten Schranktür, ging in die Hocke und streckte zögernd die Hand nach dem schmutzig-nassen Knäuel aus.

»Was bist denn du? Duziduziduuu …«

Eine Handvoll Tier, sehr dreckig und ein Baby. Es fiepte und winselte, gleichzeitig zuckten seine winzigen Füße. Ursula fühlte sich an etwas erinnert, was lange zurück lag, ihr aber nicht wirklich ins Gedächtnis kommen wollte.

»Bist du ein Babywaschbär? Oder, oh, hoffentlich kein Babymarder?«, rätselte sie, dann war es auf einmal völlig klar: »Ein Kätzchen! Wo kommst du denn her?«

Sie streckte die Hand weiter aus, um das kleine Ding heraus zu holen, doch noch in der Bewegung hielt sie inne.

Ja, gut. Ein Kätzchen. Aber wie ist es herein gekommen? Wir haben keine Katzen und ich glaube auch nicht, dass ein Fenster offen gestanden hatte, so dass eine der Nachbarskatzen … nein.

Eine andere Erklärung gab es jedoch nicht.

Das Kätzchen riss auf einmal sein Mäulchen auf und stieß ein lautes Fiepen aus. Aus irgendeinem Grund ließ dieser Ton Ursula erneut frösteln und verursachte gleichzeitig in ihr eine diffuse Übelkeit. Mit ungelenken Bewegungen auf krummen Beinchen setzte sich das Kätzchen in Bewegung und näherte sich ihr.

»Warte kurz, kleines Miezilein. Mama macht sich fertig und dann kümmre ich mich um dich«, versprach Ursula.

Hoffentlich macht es derweil keinen Dreck oder etwas kaputt.

Das Kätzchen maunzte. Es klang plötzlich sehr nah.

Überrascht sah Ursula in die Richtung, aus der das Geräusch gekommen war und dann zum Einbauschrank zurück. Dort kletterte das Kätzchen gerade heraus. Genauer gesagt, schob es sich mit seinen kleinen Beinchen bis zur Tür und plumpste dort schwer zu Boden.

Ist das normal, dass bei neugeborenen Kätzchen der Bauch so dick ist?

Da bemerkte sie ein zweites Kätzchen, das sich direkt vor ihr befand! Vor Schreck entfuhr ihr ein Keuchen, doch gleich ermahnte sie sich zur Ruhe und atmete tief durch.

Nur Kätzchen, Ursula! Kein Einbrecher, nur irgendwelche … woher kommen die beiden?

»Oh! Noch ein kleines Miezilein?«, begrüßte sie das zweite Tier. Sie wunderte sich selbst über den Klang ihrer Stimme. Sie hörte sich erfreut an, aber in Wahrheit hatten diese nassen, kleinen Körper irgendwie etwas … Ekliges an sich.

Aber es sind doch nur Babykätzchen!

»Mama kümmert sich um euch!«, wiederholte sie ihr Versprechen.

Was wird Bertram dazu sagen? Bestimmt sind sie nicht nur dreckig, sondern auch krank und unterernährt. Gibt es eine Notrufnummer für Katzen, die man im Schrank findet?

Beinahe hätte Ursula losgelacht, so skurril klang diese Frage. Allerdings hatte sie noch nie ein Haustier besessen. Lediglich in ihrer Jugend, als sie für ein paar Monate als Bikermädchen ihre wilde Seite ausgelebt hatte, da hatte sie sich um die Fische im Clubhaus gekümmert. Besser gesagt: Sie hatte das Aquarium geputzt und alle paar Wochen neue Fische gekauft. Aber Katzen? Noch dazu Babykatzen? Im Ort gab es einen Tierarzt. Aber behandelte der auch Kleintiere?

Hier auf dem Land brauchten die so einen doch nur für kranke Kühe und Schweine!

Und ob der in der Nacht Dienst hatte? Zum nächsten Tierheim musste man eine Dreiviertelstunde fahren. Das hatte sie mal bei einem Gespräch der Fahrer aufgeschnappt. Sie hatten vor einigen Wochen mehrere Kisten Brezen und Semmeln für die Bewirtung der Gäste des Tierheimflohmarkts gespendet.

Um diese Uhrzeit hat der zu! Und Bertram wird auch nicht mehr den Wagen aus der Garage holen! Nicht wegen so was.

Winselnd hockten mittlerweile beide Kätzchen zu ihren Füßen. Erst jetzt erkannte Ursula, dass ihre klebrigen Augen noch geschlossen waren, und an ihren aufgeblähten, nassen Bäuchlein hing jeweils ein blaugraues dünnes Ding. Die Nabelschnur? Die kleinen Tiere krochen, unbeholfen und zielgerichtet zugleich, zu Ursula, wobei ihre schmutzigen Pfötchen auf dem Weg zu ihr eine schleimige Spur hinterließen.

Mit einem unterdrückten Ächzen wandte sich Ursula von ihnen ab und verzog das Gesicht.

»Die sind nicht süß! Die sind eklig! Besser, ich hol eine Kiste, setze sie hinein und bringe sie weg, bevor Bertram kommt!«

Mit wenigen Schritten war Ursula im Bad und griff nach einem der großen, gefalteten Duschtücher im Regal. Anfassen wollte sie diese komischen, kleinen Körper auf keinen Fall! Sie nahm eines der extra-weichen und dicken Tücher, die in diesem Bad alle apricotfarben waren, und erwartete den flauschigen Stoff, aber ihre Finger ertasteten einen kalten, feuchten … Körper? Ursula riss die Hand zurück, stieß einen spitzen Schrei aus und wich nach hinten aus.

»WAS? … noch eins? Noch eins!«

Ein drittes Kätzchen kletterte ungeschickt zwischen den Frotteetüchern hervor. Sein Köpfchen reckte es in Ursulas Richtung und stieß – wie die anderen zuvor – ein hilfesuchendes Fiepen aus. Doch nach wenigen wackeligen Schritten fiel es über den Rand des Regals, aus gut eineinhalb Metern Höhe, und landete mit einem

Knacken auf dem silbergrau gesprenkelten Marmorboden. Ursula hielt sich schockiert die Hand vor den Mund.

Sie wollte zurück in den Ankleideraum, aber dort saßen bereits die beiden anderen Babykatzen – hässlich und blind auf ihren Stummelbeinen – und maunzten schrill im Chor.

Das darf nicht wahr sein! Igitt! Jemand muss die wegtun!

»BERTRAM! KOMM SCHNELL! HILF MIR!«, rief sie aus vollem Hals.

Jetzt war es ihr egal, was er denken würde. Sollte er die Dinger doch irgendwo aussetzen, Hauptsache, sie waren weg! Bertram antwortete nicht.

Er ist noch im Weinkeller. Er hört mich nicht …

Sie warf einen Blick in den Spiegel. Eine alternde, hagere Frau mit eingefallenen Wangen und viel zu viel Schminke um die Augen glotzte ihr panisch entgegen.

Hässlich! Oh, Gott! Ich bin so hässlich!

Kajal und Wimperntusche waren vollkommen verschmiert, ihr Gesicht hatte einen fettigen Teint und war gerötet.

»Das musst du selbst schaffen! Es sind Babykatzen! Eklig, aber nichts Gefährliches!«

Die Kätzchen maunzten weiter, waren bei ihr angekommen und rieben sich an Ursulas Knöcheln. Es fühlte sich an wie schmierige, kalte Waschlappen, die gegen die Haut klatschten. Dabei glotzten die widerlichen Winzlinge sie aus geschlossenen Augen an.

Neugeborene Babys gucken auch so! Sie sind blaurot und kreischen und … drei Kätzchen?

Das eine, von dem sie angenommen hatte, dass es sich beim Sturz den Schädel oder das Genick gebrochen hatte, war auch dabei! War das Köpfchen eingedrückt?

Die Kätzchen maunzten und fiepten aus Leibeskräften. Ein forderndes Geräusch! Es ging Ursula durch Mark und Bein. Mit einer Mischung aus Furcht und Widerwillen schob Ursula die drei Körper mit dem Fuß beiseite.

Sie wollen mich! Sie wollen mich!

Sie wusste selber nicht, was sie damit meinte.

Ich dreh durch!

Inzwischen perlte ihr Schweiß an der Stirn, das Herz schlug wie von Sinnen und die Härchen im Nacken und auf den Unterarmen hatten sich aufgestellt. Ursula zitterte am ganzen Körper.

»BERTRAM! HILF MIR! TU SIE WEG!«, kreischte Ursula, dann wurde ihr schwindelig und sie ging zitternd in die Knie.

Beinahe hätte sie sich auf den Boden gesetzt, aber die drei Kätzchen erwarteten sie doch dort! Anklagend rissen sie ihre Mäulchen auf und kamen mit ihren grotesk geblähten, dreckigen Leibern erneut auf sie zu gewankt. Sie stanken! Selbst hier oben konnte Ursula die Dämpfe riechen.

»Weg ihr Biester! Weg! Weg mit euch …« Ihre Stimme hatte sich in ein kehliges Krächzen gewandelt.

Auf schwankenden Beinen kam sie zum Stehen, lauschte, aber von Bertram war immer noch nichts zu hören.

Reiß dich zusammen!

Am Boden saßen die drei Kreaturen und maunzten. Eine Erinnerung kämpfte sich ins Bewusstsein: … *mal in der Nacht, dann am Morgen. Verzweiflung und Angst … Erde …*

Ein kleiner Schmerz in ihrem linken großen Zeh ließ sie nach unten sehen. Obwohl sie versucht hatte, ihnen immer wieder auszuweichen, befanden sich erneut alle drei Kätzchen zu ihren Füßen. Ungelenke, schleimbesudelte Leiber. Eines hatte sie mit seinen kleinen Zähnchen in den Zeh gebissen!

Ein Beweis der Zuneigung, kam ihr groteskerweise in den Sinn.

»Verschwindet, ihr Teufelsdinger!«, heulte sie, trat tränenblind nach den Kätzchen, doch traf sie kaum.

Dennoch wurde das ewige Maunzen plötzlich leiser.

»Weg! Ich muss weg!«

Sie wollte einen großen Schritt über die Kreaturen machen. Doch eine erwischte sie mit seinen Zähnchen – diesmal an der Achillessehne. Dann das gleiche Zwicken im Nacken! Ursula jaulte auf, torkelte aus dem Bad ins Ankleidezimmer, während sie gleichzeitig nach dem Ding in ihrem Nacken griff und voller Grauen erkannte, dass sich dort ein viertes Kätzchen befand! Es hatte sich in ihren Haaren verheddert. Ursula packte es, um es herauszureißen und davonzuschleudern. Gleichzeitig wollte sie fortlaufen, blieb aber unglücklich im Flokati hängen. Sie stolperte, immer noch eine Hand im Haar, in dem das Tier steckte und sich nicht entfernen ließ! Wie eine monströse Klette hatte es sich darin festgesetzt. Ursula verlor das Gleichgewicht, stürzte und schlug mit der Schläfe seitlich gegen ein Schränkchen. Instinktiv streckte sie einen Arm aus, um den Sturz abzufangen, während sie mit der anderen an dem lebenden Klumpen in ihren Haaren zog.

Dreckiger Nebel hüllte ihre Sinne ein. Es roch erdig, als sie erwachte. Beigemischt war ein Geruch, der sie beinahe erbrechen ließ. Ursula wollte die Augen öffnen und schaffte es kaum.

SCHULD! SCHULD!, dröhnte es in ihrem Kopf.

»Bertram hilf mir …«

Ihre Stimme war nicht mehr als ein mickriges Winseln. Sie sah ihren linken Unterarm, an dem die Hand in einem seltsam verdrehten Winkel hing, als ob sie nicht dazu gehören mochte. In der rechten Faust hielt sie ein großes Fellbüschel.

Schuld! …

Maunzen und Winseln aus vielen Kehlen ertönten rechts und links von ihrem Kopf. Ursula wollte unbedingt aufstehen, aber in den Beinen hatte sie kein Gefühl mehr, ihr gesamter Körper schien schwer und träge. Wie … begraben. Zu keiner Regung mehr fähig.

Fünf Kätzchen kletterten auf sie!

Fünf …

Sie rollten sich schnurrend auf Ursula zusammen, rieben sich an ihrem Kinn und bissen ihr in die Ohrläppchen. Ihre aufgeblähten Leiber drückten sich an sie, aus den klebrigen Mäulern troff Schlamm.

Fünf …

Plötzlich wusste Ursula, wieso die Wesen hier waren. Das Entsetzen darüber war so gewaltig, dass sie sich noch im Sterben aufbäumte, in eine schreckliche Erkenntnis starrend.

2

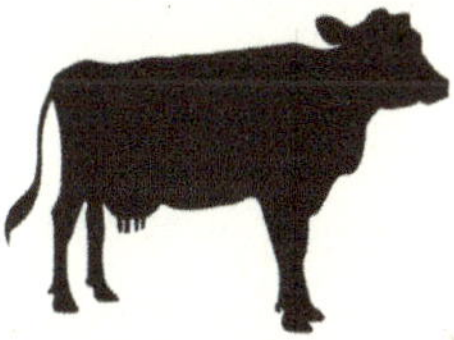

»Oh, nein! NEIN! Diese verdammte Karre! Oh, shit!«

Kathi schlug mit der flachen Hand auf das Lenkrad ein, was die Warnleuchte allerdings nicht zum Erlöschen brachte. Plötzlich begann das Fahrzeug zu stottern und der Motor ging aus. Fluchend lenkte sie es an den Fahrbahnrand und brachte den alten *Opel Corsa* zum Stehen.

Okay, okay. Ruhig bleiben. Alles gut, er … SPRINGT NICHT MEHR AN! VERDAMMT!

»Komm, mach schon! Du kannst das! Komm!«, beschwor sie ihren Wagen, drehte immer wieder den Schlüssel, was das Fahrzeug mit einem Krächzen quittierte.

Wenn Autos sprechen könnten … ich glaube, er hat gerade »Fuck you!« gesagt!, dachte sie grimmig.

Nieselregen hatte eingesetzt, und die Sicht nach draußen beschränkte sich auf das, was man im Lichtkegel der Scheinwerfer erkennen konnte: eine regennasse Straße, deren Asphalt an ein schlampig zusammengesetztes Puzzle erinnerte und von matschigem Wiesengrün flankiert wurde.

Ich will endlich heim, noch eine Schoki und dann ins Bett.

Eine schwarz gelockte Strähne fiel ihr ins Gesicht, Kathi strich sie mit einer fahrigen Bewegung zur Seite und schloss für einen Moment die Augen. Das war ein Fehler. Sie spürte nicht nur von einem Moment auf den anderen ihre schmerzenden Füße überdeutlich, sondern auch die Müdigkeit, die sich wie ein schwerer Mantel über sie stülpte. Mit einem genervten Schnaufen öffnete sie ihre Augen und versuchte ein weiteres Mal ihr Glück.

»Komm schon! Nur noch … ach, shit! Komm! Nur noch drei, vier Kilometer! Bittebitte!«

Nichts half. Kathi widerstand dem Drang, ihre Verzweiflung weiter am Lenkrad auszulassen. Sie ließ ihren Blick die Straße hinauf und hinunter wandern in der Hoffnung, es würde jemand auftauchen, der ihr Starthilfe geben konnte.

Bestimmt die Batterie! Oder doch ein Motorschaden?

Sie kaute auf der Unterlippe herum und gestand sich ein, wie wenig pfleglich sie mit ihrem Auto umging. Nicht nur, dass sie die Warnleuchte seit Tagen ignorierte und sich auf dem Boden der Beifahrerseite Bonbon-Papierchen mit müffelndem *McDonald's*-Müll mischten. Gerade diese Strecke wurde von ihr als »Schlagloch-Rennpiste« bezeichnet und sie heizte hier stets in einem Affenzahn hinunter, die Risse und Löcher im Asphalt stoisch ignorierend. Nur bei den fiesesten legte sie ein Ausweichmanöver hin.

Wäre es Tag und nicht irgendwann mitten in der tiefsten Nacht gewesen, hätte sie die Ackerflächen und Weiden zu beiden Seiten erkennen können, die Wälder und das Bergpanorama dahinter. Eigentlich war es – bei Sonnenschein – eine idyllische Gegend, die jedes Jahr von neuem die Städter lockte, damit sie sich auf ausgedehnten Wanderungen ihren wohlverdienten Sonnenbrand und Blasen an den Füßen holen konnten. Für dieses Jahr war die Saison freilich gelaufen. Aber nur für kurze Zeit. Denn sobald der erste Schnee fiel und der Stadtmensch seine Wanderstiefel in den Keller gepackt hatte, kam die hippe Jugend auf Snowboards und die Freizeitsportler auf Skiern, bis sie dann per Helikopter in die Krankenhäuser nach München oder Garmisch abtransportiert wurde … Sport war bestimmt toll!

Darum bin ich Autofahrerin aus Überzeugung!

Missmutig starrte sie auf die Anzeigentafel vor sich, drehte erneut den Schlüssel, was der Wagen mit einem akustischen Mittelfinger in Form eines müden Pfeifens beantwortete.

»Wehe dir, wenn du … Bittebitte! Ach, SHIT!«

Schicksalsergeben lehnte sie sich zurück und versuchte, sich an ihre Fahrstunden zu erinnern oder zumindest daran, wo und ob sie überhaupt eine Gebrauchsanweisung für den Wagen aufbewahrte. Der Gedanke, in ein Handbuch für den *Corsa* zu schauen oder die Symptome auf dem Smartphone zu googeln, um sich daraufhin selbst auf wundersame Weise in eine Mechaniker-Superheldin zu verwandeln, war so skurril, dass sie kurz auflachte. Das letzte Mal hatte sie so viel Öl nachgegossen, dass sich der Wagen kurz darauf in ein qualmendes Ungetüm verwandelt hatte. Ihr Mechaniker, der günstig gegen Bargeld und ohne Rechnung in solchen Fällen erste Hilfe leistete, hätte bestimmt schon ein ganzes Buch über ihre mangelnden Fertigkeiten schreiben können. Tat er aber nicht. Dafür sah sie ihn regelmäßig beim Bewirten der Schafkopf-Runde und wurde mit ihren automobilen Katastrophen aufgezogen, was dann zur Erheiterung des gesamten Stammtischs beitrug.

Hoffnungsvoll wagte Kathi nach einer Weile den nächsten Versuch. Sie drehte den Schlüssel. Es krächzte nicht einmal mehr etwas!

Unter Fluchen kramte sie ihr Smartphone aus der Umhängetasche.

Okay. Du hast gewonnen! Ich gebe auf!

Ihr war vollkommen klar, dass nur Menschen, die sehr dumm, sehr unerfahren oder sehr verzweifelt waren, hoffen konnten, hier! – mitten im Nirgendwo! – Empfang zu haben. Neue Handymasten hin oder her, wenn man am meisten einen Balken brauchte, erschien für gewöhnlich das »Pech-gehabt«-Zeichen – der durchgestrichene Kreis.

»Es wird klappen, es wird klappen …«, murmelte sie wie ein Mantra vor sich hin, während sie Joshis Kontakt heraussuchte.

Ein Balken! Ich habe einen Balken!

Kathis Herzschlag beschleunigte sich, sie tippte aufgeregt auf Joshis Kontakt – vielleicht konnte er einen Nachbarn um Hilfe bitten und ihn zu ihr schicken – und ließ das Smartphone wählen … kein Balken mehr. Kein Empfang. Sie widerstand erneut dem Verlangen, auf das Lenkrad einzuschlagen und vorher noch das Handy aus dem Fenster zu werfen. Mit Mühe schluckte sie den Wutausbruch hinunter.

Nein. Ich … finde eine Lösung! Ich werde NICHT hier in der verdammten Karre übernachten und ich werde nicht zu Fuß durch den Scheißregen nach Hause laufen! Nein!

Zehn Minuten verstrichen, in denen weder ein Auto Kathi passierte noch der Empfang sich besserte.

Ich werde auch NICHT aussteigen und wie blöd das Ding in die Luft halten, um irgendwo irgendeinen verdammten Balken zu bekommen!

Sie atmete schwer durch. »Okay. Nachdenken«, ermahnte sich Kathi, während die Autofenster innen immer mehr beschlugen.

Es blieben nur zwei Möglichkeiten: im *Corsa* übernachten und gleichzeitig auf Hilfe warten oder zu Fuß, im Regen, in Sneakers …

Das dauert mindestens 30 Minuten, wenn ich laufe. Aber hier bleiben? Ich will ins Bett. Und eine Schokolade!

»Okay! Du hast gewonnen!«, säuselte sie und tätschelte die Armatur des Wagens.

Es war die gleiche Art von Nettigkeit, die sie für gewöhnlich Gästen zuteilwerden ließ, die ihr nach zwei Stunden aufmerksamer Bewirtung 20 Cent Trinkgeld gaben und auch noch ein »Dankeschön« erwarteten.

Du hast gewonnen. Aber … ich werde im Lotto gewinnen und als erstes dich ausschlachten lassen UND DABEI ZUSEHEN!

Kathi schaltete die Scheinwerfer aus, zog den Schlüssel ab, nahm ihre Tasche und schwang sich aus den Wagen. Heftiger als nötig schlug sie die Fahrertür zu und bemerkte im gleichen Moment, dass sich der feine Nieselregen in einen eisigen Regenschauer verwandelt hatte.

Na, toll!

Schwere Tropfen klatschten ihr ins Haar, auf den Rücken und die Schultern. Fröstelnd zog Kathi den Kragen ihrer Softshelljacke nach oben und stapfte los.

Warum ist an dem Scheißding keine Kapuze? Und warum passiert immer mir so ein Mist?

Zehn Stunden lang hatte sie im *Küchlein* zuerst Omas und Tantchen mit Kaffee und Kuchen versorgt und dabei brav ihr »Dankeschön« gesäuselt. Sie hatte die Tische gedeckt und wieder abgedeckt, gesäubert und hergerichtet, kreischenden Kindern mit stoischer Freundlichkeit Lollis überreicht und die anzüglichen Witze angetrunkener Bauarbeiter ertragen.

Wenigstens verlangt Gundi nicht von mir, dass ich ein Dirndl tragen muss! Furchtbare Dinger! Man bekommt keine Luft und der Busen quillt über …

Schaudernd setzte Kathi ihren Weg fort. Jeans und Trachtenbluse waren der Kompromiss, auf den sich die Inhaberin der Gaststätte eingelassen hatte. Nach einem langen Tag hatte sich erst am Abend das *Küchlein* mit besser zahlenden Pärchen und Familien gefüllt, doch ab 23 Uhr waren nur noch die obligatorischen Dauergäste übrig geblieben, von denen der besoffene Rest von Gundi pünktlich zu Mitternacht auf die Straße gesetzt wurde. Das war der übliche Arbeitsalltag.

Und jetzt will ich heim! Ins Bett!

Kathi erhöhte ihr Marschtempo und warf zwischendurch immer wieder einen Blick auf ihr Handy. 0.45 Uhr.

»Scheiße! Und morgen Frühdienst!«, fluchte sie. Vor lauter Aufregung hatte sie das vollkommen verdrängt.

6 Uhr aufstehen, um 6.45 Uhr im Küchlein *ankommen und das Frühstücksbuffet für die Übernachtungs-Gäste herrichten … wie soll ich da jetzt hinkommen?*

»Taxi«, antwortete sie sich selbst.

Schade, dass Joshi kein Auto hat.

Inzwischen joggte sie beinahe. Die Schuhe waren längst durchweicht und selbst die Softshelljacke – angeblich wind- und wasserdicht, ein richtiger Tausendsassa für gerade mal 14,99 Euro – … dieses Ding saugte das Nass in sich auf und gab es ungehindert an Kathis Schultern und Rücken weiter.

Sie eilte weiter, fühlte, wie ihr Puls beschleunigte und die Luft in den Lungen umso weniger wurde, je schneller atmete. Sport war nicht ihr Ding. Aber das hätte auch niemand erwartet von einer, die bei einer Größe von 1,60 Metern Konfektionsgröße 44 trug.

Sie sah auf und versuchte, den Regen, der ihr das Gesicht entlang rann, zu ignorieren. In der Ferne waren die ersten Lichter von Häusern zu erkennen. Das war gut. Nicht so toll war es, dass sie trotzdem immer noch fünfzehn Minuten Fußmarsch vor sich hatte, es sei denn … Kathi blieb stehen und nützte die kurze Pause, um sich vornüber gebeugt mit den Händen auf den Knien abzustützen. Gleichzeitig warf sie einen Blick nach links. Sie wusste, was sie gesehen hätte, wenn ihre schulterlangen Haare ihr nicht wie ein triefender Lockenvorhang gerade die Sicht genommen hätten – und wenn es Tag gewesen wäre. Eine Weide. Und dahinter den Hof, auf dem sie zur Miete in einem kleinen Appartement lebte.

Sie richtete sich auf und zog fröstelnd ihre Schultern hoch. Nicht nur die Kälte und die Nässe wurden immer unangenehmer, auch die schwere Dunkelheit um sie herum. Hier gab es keine Straßenlaternen, und die Lichter in den Häusern und in den Gassen waren noch zu weit entfernt. Allerdings kannte sie hier jeden Weg, jeden Hügel und jede blöde Weide von klein auf.

Ich könnte den Weg abkürzen. Wenn ich nicht der Straße folge, sondern hier über die Weide latsche … Shit! Das wird eine Sauerei! Kuhscheiße und November-Matschgras! Aber ich wäre in fünf Minuten daheim.

»Scheiß' drauf«, keuchte sie, bückte sich und kroch unter dem Elektrozaun hindurch, wobei sie ihre Tasche fest an sich presste. Sie erwartete einen elektrischen Schlag und war angenehm überrascht, als sie auf der Weide stand, ohne eine gewischt bekommen zu haben.

Prüfend sah sie sich um. Entweder hatte der Bauer die Kühe für die Wintermonate schon in den Stall geschafft oder die Tiere schliefen. Kathi ging vorsichtig weiter. Nicht wegen der Tiere, sondern wegen des rutschigen, braun-gefleckten Untergrunds machte sie sich Sorgen. Teilweise schlitterte sie dabei mehr als sie lief, denn durch das ansteigende Gelände und das nasse Gras glich die Weide in ihrer Beschaffenheit eher einer Schwimmbadrutsche als einer Wiese. Inzwischen bibberte Kathi am ganzen Körper und fühlte ihre Zehen nicht mehr, aber sie musste weiter! Als sie die Strecke halb geschafft hatte, hörte sie ein Auto. Missmutig drehte sie sich um und sah zurück zur Flicken-Rennpiste.

Toll! Jetzt, wo ich fast durch bin, kommt jemand vorbeigefahren!

Zornig und ungläubig zugleich konnte sie beobachten, wie in einiger Entfernung – zu weit weg, um zu rufen oder zurückzurennen – derjenige sogar anhielt und offenbar nach dem Rechten schaute. Der Typ ging um das Auto herum und suchte offenbar nach dem Insassen. Dann stieg er wieder ein und fuhr weiter.

»Danke! Du hättest eher kommen müssen! *Scheiße nochmal!*«, rief Kathi hinaus in den Regen und wandte sich zum Weitergehen.

Ein riesiger Schatten schälte sich unvermittelt aus dem Dunkel vor ihr.

»SHIT!« Kathi sprang erschrocken zurück, rutschte aus und landete der Länge nach am Hang. Sie blickte auf, lachte erleichtert auf und begann sich umständlich aufzurappeln.

»Hast du mich erschreckt.«

Sie wurde von einer Kuh, die direkt vor ihr stand, mit verschlafenem Ausdruck gemustert.

»Hab ich dich geweckt? Sorry«, sagte Kathi leichthin und umrundete das Tier in respektvollem Abstand. Nicht jede Kuh war gleich und auch unter den friedlichsten Wiederkäuern gab es Exemplare, die es bestimmt nicht gut fanden, wenn ihnen jemand mitten in der Nacht einen Besuch abstattete.

»Kein Problem«, kam die Antwort.

Kathi fror in der Bewegung ein, spürte auf einmal, wie der Regen eisiger wurde und ihr die Kälte regelrecht in die Knochen fuhr. Ungläubig strich sie sich die Haare aus dem Gesicht und für einen Moment war sie zu keiner Regung mehr fähig.

Was? Nein. NEIN!

Eilig wandte sie sich zum Gehen.

Oh Gott, ist das kalt! Scheiße! Mir geht es nicht gut. Ich muss nach Hause. Nein. Alles ist gut. Heim. Trockene Sachen anziehen, die Schokolade – Marzipan, oder? Ja, bestimmt. Schokolade essen. Schlafen gehen. Alles gut. Nicht … nein. Da war nichts. Du bist nur müde!

Im Laufen rutschte Kathi erneut aus, fing diesen Sturz aber mit den Händen auf. Ihre Finger gruben sich in das eisige, faulende Grün. Sie kam zum Stehen und warf dem Tier hinter sich einen entsetzten Blick zu. Es folgte ihr gemächlichen Schrittes und schien genau zu wissen, dass es sie mit Leichtigkeit einholen konnte. Seine Silhouette hob sich dampfend vom Nachthimmel ab, während in den Häusern des Dorfes weit dahinter die letzten Lichter erloschen.

Das Herz schlug Kathi bis zum Hals.

Ich habe mich getäuscht! Es … war ein langer Tag! Aber … Nein! Habe ich … habe ich eine Stimme gehört? Habe ich WIEDER STIMMEN GEHÖRT?

Oben am Hügel angekommen, begann sie zu rennen. Sie konnte das Haus, einen Bau aus der Nachkriegszeit mit ihrem Appartement im ersten Stock, schon sehen.

Zu Hause. Da bin ich daheim. Da bin ich sicher. Da … da sind keine Stimmen mehr. Nicht mehr! Trockene Sachen, Schokolade … sollte ich den Arzt anrufen? Mitten in der Nacht? Nur … er hat gesagt, ich soll mich sofort melden, wenn das mit den Stimmen wieder anfängt. Jederzeit.

»Joshi, Joshi …«, gab sie sich selbst die Antwort. Sie wollte mit Joshi reden – egal wie spät es war! Er würde vorbeikommen und sie in den Arm nehmen und einfach für sie da sein. Wie immer.

Kathi drehte sich nicht mehr um, als sie sich unter dem Zaun hindurch duckte und dieses Mal doch einen Elektroschlag bekam. Alles war egal. Sie musste heim. Hinter dem Zaun konnte sie doch nicht dem Drang widerstehen, sich nochmal umzudrehen. Die Kuh war ihr gefolgt.

»Warum fürchtest du dich vor mir?«

Sie hatte eine tiefe, freundliche Stimme. Es war aber egal, ob die Stimme nett oder böse war. Es war falsch, Stimmen zu hören!

3

Also: Ich werde mich nicht blamieren! Ich werde professionell und ruhig die Lage sondieren und überlegt handeln. Ich werde – egal was sich mir für ein Szenario eröffnet – mit analytischem Geschick und … hoffentlich muss ich mich nicht übergeben.

»He! Wo willst du hin?«

Eine junge Frau in wadenhohen, eng anliegenden Stiefeln hechtete Andi hinterher.

Irritiert blieb er stehen und wartete, bis sie sich zu ihm heraufgekämpft hatte. Bei jedem Schritt rissen ihre dünnen, langen Absätze aufgeweichte Erde aus dem Boden. Etliche Klumpen blieben aufgespießt wie bei einem Schaschlik hängen.

Sie war groß, hatte ihre blonden Haare zu einem Zopf im Nacken gebunden und erreichte Andi – trotz ihres halsbrecherischen Sprints über rutschigen Untergrund –, ohne ein einziges Mal auszurutschen. Bei ihm angekommen, packte sie ihn sofort am Ärmel seiner Wachsjacke und zog ihn grob zur Seite.

»Du wirst dich da nicht reinschleichen, Freundchen, sondern genauso brav warten wie wir!«, keuchte sie atemlos und deutete auf die gut zwei Dutzend Fahrzeuge, die vor dem Zaun geparkt hatten. Ihre Augen blitzten zornig.

Andis Blick folgte ihrer Geste und er erkannte noch mehr Wagen, die sich dem Anwesen der Bachingers näherten. Vom Erscheinungsbild her konnte man sich die junge Dame gut in irgendeiner noblen Münchner Diskothek vorstellen – allerdings ohne Schlamm-Stiefel. Dass sie ihn so rüde anging, erinnerte Andi allerdings mehr an den Türsteher davor, der sich genötigt fühlte, einen uneinsichtigen Gast zurecht zu weisen, wenn nicht gar an einen Ultra-Fußballfan, der die offene Auseinandersetzung mit ihm suchte.

»Ähm, entschuldigen Sie, aber …«, begann er und verstummte gleich wieder, als ein Mann hinter einem der Vans vortrat.

»Janina, gibt's ein Problem?«, rief er der Hochhackigen zu.

Vermutlich einer der Kabelträger oder Packer, mutmaßte Andi. *Auf alle Fälle jemand fürs Hinlangen – groß und breit gebaut. Kein Schnösel von der Regie oder einer, der vor der Kamera steht.*

»Nein, ich denke nicht. Danke«, antwortete die junge Frau – Janina –, ließ von seinem Ärmel ab, bedachte Andi aber mit einem vernichtenden Blick. Dabei musste sie trotz der Absätze nach oben blicken, was dazu führte, dass der Regen ihre Schminke abzuwaschen begann.

»Scheiße! Wegen dir muss ich nochmal in die Maske! Kommst du jetzt bitteschön weg da? Später ist die Pressekonferenz und da kannst du deine Fotos machen! Wer bist du überhaupt? Ich hab dich hier noch nie gesehen! Und komm mir bloß nicht mit irgend so einem Scheiß wie ›Der-Schwager-meines-Nachbarn-war-mit-denen-befreundet‹. Du bleibst draußen wie wir anderen auch! Egal, für welches Bauernblatt du arbeitest oder ob du ein neuer YouTube-Star werden willst!«

Andi beeindruckten der Redeschwall und die Autorität, mit der sie sprach, gleichermaßen. Zudem war sie ziemlich attraktiv, obwohl ihr Make-up tatsächlich gelitten hatte. Von den Stiefeln ganz zu schweigen. Entweder hatte sie noch ein Ersatzpaar dabei oder ihr Kameramann würde sie nicht im Ganzen zeigen. Oder erst recht, denn die Stiefel zeugten eindeutig von ihrem engagierten Einsatz?

Er riss sich vom Anblick der zornigen Reporterin los und warf einen flüchtigen Blick auf sein Smartphone.

»Mist!«, entfuhr es ihm.

Der Anruf hatte ihn kurz nach zwei Uhr erreicht. Inzwischen war es fast Vier! Trotzdem hatte er sich die Zeit genommen, den Auflauf an Menschen, Fahrzeugen, Lichtern und Geräuschen unterhalb der Anhöhe auf sich wirken zu lassen, bevor er Teil des Ganzen werden wollte. Gut möglich, dass das auf seine Kollegen wirken würde, als ob er Zeit vertrödelte. Aber vielleicht fiel ihm schon hier etwas auf, das wichtig war.

»Kommst du endlich oder soll dich einer meiner Jungs abholen?«, drohte die Reporterin. Gleichzeitig begann sie mit einem Taschentuch ihr Gesicht abzutupfen, was angesichts des Regens ein unsinniges Unterfangen war.

Andi ignorierte sie und beobachtete wieder das Gewusel am Fuß des Hangs. Der unstillbare Hunger der Medien war ihm nicht neu, aber in dieser Größenordnung hatte er ihn noch nie erlebt!

Naja. Immerhin sind die Bachingers … wie sagt man? Kann man sie schon als C-Promis bezeichnen? Hat es nicht sogar schon einmal eine Reportage über sie gegeben? Jedenfalls sind sie in Südbayern sehr populär.

Die Antennen und Satellitenschüsseln auf den Dächern der Übertragungswagen hoben sich vor dem Nachthimmel deutlich ab. Sie bekrönten mediale Schlachtschiffe, vollgestopft mit modernster Technik und gerade so geparkt, dass genügend Raum zum gusseisernen Zaun blieb, vor dem die Sendeanstalten ihre Live-Reporter positionieren konnten. Im Hintergrund thronte das hell erleuchtete Anwesen der Bachingers. Die Zuschauer würden später das Chaos der Wagen nicht sehen, die Transporter der Technikcrew, die teuren Schlitten verschiedener Mediensternchen und die unzähligen kleinen Fahrzeuge der Kameraleute, Tontechniker, Fotografen und Zeitungsreporter. Dazwischen waren mittlerweile auch die ersten gewöhnlichen Gaffer eingetroffen. Die Szenerie bot ein Wirrwarr an Stimmen und Lichtern. Fehlten nur noch Imbissbuden, Musik und eine heitere Grundstimmung. Dann hätte man sich wie auf einem Festival gefühlt. Es lag ein Knistern in der Luft und eine kaum auszuhaltende Spannung und Vorfreude – die Jagd war eröffnet: Der Brezenbaron hatte seine Gattin tot im Badezimmer aufgefunden!

»Okay. Wenn du dich quer stellst, dann hol ich eben den Josef hoch und der …«

»Also, ich muss jetzt weiter. Viel Glück noch«, sagte Andi und ließ die verdutzte Reporterin hinter sich.

Janina. Der Name kommt mir bekannt vor. Irgendwo habe ich sie schon einmal gesehen. Nicht bei einem der großen Sender, vielleicht auf einem Regionalkanal? Egal. Ich muss mich beeilen. Und: Ich werde ruhig und professionell …

Nachdenklich setzte er seinen Weg fort, verfolgt von der wütenden Reporterin und einem ihrer Mitarbeiter, der hinterhergejapst kam. Der Regen fiel wie in dicken Schnüren, doch Andi hatte endlich die breite Kiesstraße erreicht, auf der er wesentlich besser voran kam als auf der aufgeweichten Wiese. Kurz darauf stand er bei den vier Polizeibeamten, die vor dem Tor die Stellung hielten.

»Guten Abend oder guten Morgen. Ich …«, begann Andi und wurde wieder unterbrochen. Diesmal vom Gefolgsmann der Reporterin.

»Freundchen! Stopp! Für dich gelten die gleichen Regeln wie für uns!«, rief er barsch.

»Haben die beiden Herren ein Problem?«, ging einer der Polizisten am Tor dazwischen. Er wirkte übermüdet und genervt. »Die Presse hat keinen Zutritt!«, fügte er hinzu und beobachtete aufmerksam, wie Andi seinen Ausweis aus der Innentasche seiner Jacke zog.

»Ich werde erwartet«, sagte Andi knapp, während der Uniformierte ihn mit einem abschätzenden Blick von oben bis unten musterte. Er nahm den Ausweis, warf einen Blick darauf und zückte mit mitleidigem Seufzen sein Funkgerät.

»Servus, Gustl. Hier Franz am Eingang. Erwarten wir einen Doldinger, Andreas, Kripo Darmstadt?«, gab er durch. An Andi gewandt wiederholte er ungläubig: »Darmstadt?«

»Ich bin erst gestern angekommen. Der neue Ausweis ist noch nicht da.«

»Wurde auch Zeit! Zefix!«, kam die knarrende Antwort aus dem Funkgerät.

»Das heißt wohl ›Ja‹«, bemerkte der Polizist trocken und winkte Andi durch. »Viel Spaß! Und ihr schleichts euch wieder!«, wandte er sich an die junge Reporterin mit ihrem Kollegen.

Andi spürte die verblüfften Blicke im Rücken, allerdings war ihm das mehr als egal. Er wusste selbst nur allzu gut, dass er nicht wie einer von der Kripo wirkte, geschweige denn wie jemand von der Mordkommission. Vor allen Dingen aber schätzten ihn die meisten Leute wegen seiner dunkelblonden Locken und seiner glatten Haut deutlich jünger als er war.

Vielleicht sollte ich mir doch einen Bart wachsen lassen? Aber … Ich muss mich konzentrieren! Ich werde ruhig und professionell …

Er atmete tief die kühle Luft ein und schritt zielstrebig zum Eingang der Villa. Dort waren mehrere Streifenfahrzeuge geparkt, zwei Krankenwagen und etliche Autos der Ermittler. Das des Gerichtsmediziners musste auch darunter sein.

Und ich hab brav unten geparkt. Peinlich. Beim nächsten Mal werde ich einfach durchfahren, meinen Ausweis vorzeigen und wie alle anderen vor dem Eingang halten.

Er passierte einen älteren Beamten neben einem dunklen Zivilfahrzeug und wollte ihm freundlich zunicken. Doch im gleichen Moment beugte der sich ruckartig vor, stützte sich auf der Kühlerhaube ab und erbrach sich. Andi wurde es flau im Magen.

Nein! Ich werde mich nicht erbrechen! Ich werde ruhig ... Oh Gott, was ist da drinnen nur vorgefallen?

Mindestens zwei weitere Polizisten vor dem Haus schienen ähnliche Probleme zu haben. Sie lehnten an der Mauer und wirkten benommen. Andi schluckte schwer.

Es ist nur eine Leiche. Ein verstorbener Mensch. Ich werde mir das Umfeld und die Tote ansehen und mit analytischem Geschick ...

Frau Ursula Bachinger war Andis vierte Leiche. Die erste war ein alter Hausmeister, der seinen Dienst plötzlich nicht mehr verrichtet hatte und nach drei Monaten tot in seiner Wohnung aufgefunden worden war. Der Anblick war furchtbar gewesen. Der Geruch und die Insekten noch schlimmer. Die zweite Tote war eine Hausfrau, die beim Fensterputzen aus dem achten Stock gefallen war. Das hatte weniger schrecklich als befürchtet ausgesehen. Wie hatte einer der Sanitäter das formuliert? »Äußerlich top in Schuss, aber innen Brei.«

Andi trat durch die doppelflügelige Tür ins Anwesen. Nur die dritte Leiche war ein Mordopfer gewesen, allerdings gab es da nicht viel zu ermitteln, denn der Täter stellte sich gleich nach der Tat der Polizei und gestand ganz offen ein, dass es seine »Pflicht« gewesen sei, »im Namen der Familienehre« seine jüngere Schwester zu erdrosseln.

Mit Mühe gelang es Andi, seine Gedanken wieder auf den aktuellen Fall zu fokussieren. Am wichtigsten war, dass er sich erst einen Gesamteindruck verschaffte. Er musste sich die Verstorbene ansehen – genauer untersucht wurde sie später vom Gerichtsmediziner – und das Umfeld der Toten musste nach Hinweisen abgesucht werden. Es kam immer wieder vor, dass die Spurensicherung etwas übersah. Dabei dachte Andi nicht an Gewebespuren oder Haare, sondern eher an ein verrutschtes Bild, hinter dem sich ein Wandtresor verbarg, aus dem offenkundig in Eile der Inhalt entfernt worden war. Solche Sachen eben.

Und ich muss mich dem zuständigen Dienststellenleiter vorstellen und den anderen Kommissaren. Dabei werde ich versuchen … nein: Ich werde ruhig und kompetent wirken, auch wenn ich erst 28 bin.

Im Inneren der Villa hatte jemand alle Lichter angeschaltet. Sie leuchteten jeden Winkel der Eingangshalle aus, die in ein geräumiges Wohnzimmer führte. Allein dieser Raum war schon größer als Andis ehemalige Zwei-Zimmer-Wohnung in Darmstadt. Der Marmorboden hatte sichtlich gelitten. Die Schlammspuren zahlreicher Schuhe zogen sich quer hindurch, da seit rund zwei Stunden Polizisten, Sanitäter und andere Leute ein und aus gingen. Andi folgte der Fährte aus Fußabdrücken, die durch das Wohnzimmer zu einer Treppe führten.

Wenn hier ein Mörder herumgeschlichen ist, dann wird es schwierig werden, Spuren zu finden, dachte er bitter.

Er blieb stehen, sah sich um und seufzte leise. So lebte man als Reicher also. Vitrinen und Schränkchen in warmen Holzfarben mit Schnörkeln, viel ausgestelltes Porzellan, Wände und Sofa in hellem Beige, Stuck an der Decke. Hin und wieder blitzten Goldelemente hervor. Das Firmenemblem – zwei vergoldete Brezen, die zu einem doppelten B verschlungen waren – hing mittig über einem Sofaelement der Wohnlandschaft. Eine alte Uhr, die auf einem Kamin platziert war, funkelte keck und erzählte jedem, der sie genauer betrachtete, dass man für den Preis eines Kleinwagens auch eine kleine Standuhr erwerben konnte. Mehrere Leselampen, die Knäufe der Kommoden und Bilderrahmen, alles war exklusiv. Die Gemälde an den Wänden bestanden aus nichtssagenden Quadraten und Linien in kräftigen, dunklen Farbtönen. Neben dem Kamin hingen Dutzende von Fotos, darunter viele Schwarz-Weiß-Bilder, kitschig gerahmt. Andi trat näher und achtete darauf, auf keinen der Teppiche zu treten, die locker im Raum verteilt lagen.

»Doldinger? Wenn Sie da unten sind, dann beeilen Sie sich, hier rauf zu kommen!«, donnerte eine Stimme von oberhalb der Treppe.

»Einen Moment noch, bitte«, gab er zurück und bekam ein paar gemurmelte Flüche zur Antwort.

Die Seele dieses Raums konnte Andi nur schwer greifen. Das war kein Begriff aus der Kriminalistik und er achtete auch peinlich genau darauf, ihn nicht im Beisein eines anderen zu benutzen, aber eine bessere Beschreibung war ihm noch nicht eingefallen. Mit »Seele« meinte er dieses diffuse Gefühl, das man bekam, wenn man eine unbekannte Räumlichkeit betrat. Eine Mischung aus der Energie und dem Geruch darin. War da Schweiß zu riechen? Hing der ungreifbare Dunst eines Ehestreits in der Luft? War das ein Raum, in dem es friedlich zuging und der Wohlbefinden in den Bewohnern auslöste?

Hier sind so viele Leute durchgelaufen … Hektik und Kühle. Es ist kalt hier drin. Aber das liegt an der offenen Eingangstür. Oder ist es etwas anderes? Einsamkeit? Traurigkeit?

Er schauderte unwillkürlich, als er die verblichenen Fotografien auf den Regalen und an den Wänden betrachtete. Die Leute darauf hatten eine steife Art, sich vor der Kamera zu positionieren, und kaltblickende Gesichter mit unergründlichen Mienen. Waren das die Eltern oder die Großeltern der Verstorbenen? Oder die des Hausherrn? Aus irgendeinem Grund fesselten Andi die alten Bilder mehr als die neueren. Konzentriert arbeitete er sich von Foto zu Foto. Die aktuelleren Aufnahmen, die Ursula und Bertram Bachinger zeigten, begannen etwa in den frühen Achtzigern, mutmaßte Andi. Die Kleidung, Schminke und vor allen Dingen die Haarschnitte ließen keinen anderen Schluss zu. Selbst der Brezenbaron Bertram Bachinger hatte einst eine flotte Dauerwelle getragen. Dazu passend einen Schnauzer und einen dunkelgrünen Anzug mit Schulterpolstern. Seine Frau Ursula war immer an seiner Seite, mit weißblonder Mähne, gewagtem Minikleid und natürlich ebenfalls mit beeindruckenden Schulterpolstern. Auf jedem der neueren Bilder gab es etwas Bemerkenswertes zu entdecken: eine prächtige Halskette der Hausherrin oder sie selbst vor einem schnittigen Sportwagen, das Paar gemeinsam vor einer Jacht oder unter Palmen. Ein Leben im Luxus, aufgebaut auf Brezen und Brötchen.

Semmeln, nicht Brötchen, ermahnte sich Andi, während sein Blick auf einem alten Familienfoto hängen blieb, das wohl aus den Nachkriegsjahren stammte. Darauf waren offenbar die Eltern von Bertram Bachinger zu erkennen samt ihren Sprösslingen. Anscheinend hatte der Brezenbaron noch zwei Schwestern. Die eine hatte auf dem Foto ihre Haare streng und ordentlich mit Spangen nach hinten gesteckt. Die andere, noch düsterer drein blickend, stand etwas abseits. Es war klar, wer das Lieblingskind des Vaters war. Das Familienoberhaupt ließ beide Hände auf den Schultern seines Sohnes ruhen.

»Zefix! Doldinger!«

Andi zuckte zusammen und fuhr herum. Auf der Treppe stand ein kleiner, untersetzter Mann im weißen Ganzkörperanzug aus Plastik, den er bis zur Brust geöffnet hatte. Der Kommissar hatte einen kurz gestutzten, dunklen Vollbart und struppiges Haar. Eine Lesebrille baumelte über seinem Bauch, sein Gesicht war rot und verschwitzt. An beiden Händen trug er Plastikhandschuhe.

»Brauchst du a Extraeinladung? Du kannst das später durchschauen! Jetzt hoch mit dir, damit wir endlich weiter machen können!«

»Gut, gut«, beschwichtigte Andi und folgte ihm ins erste Stockwerk.

Die Seele … es ist schwierig.

Oben war wesentlich mehr Betrieb als unten im Erdgeschoss. Andi erkannte Bertram Bachinger, den Witwer, der am anderen Ende des Ganges zusammengesunken auf einer Chaiselongue hockte, den Kopf schwer in beide Hände gestützt. Vier Männer standen bei ihm. Zwei trugen Uniform, ein leger gekleideter kniete vor ihm und redete auf ihn ein. Das war vermutlich der Psychologe. Ein anderer Mann in hochwertiger Freizeitkleidung, wie man anhand der Aufnäher erkennen konnte, und in wichtiger Haltung war wohl entweder ein Freund der Familie oder der Anwalt. Vielleicht auch beides.

»Hier geht's lang«, brummte der Kommissar von eben. »Ich bin der Gustl. Wir haben fortan das Vergnügen, zusammen zu arbeiten.«

Andis Verunsicherung nahm zu, denn er konnte nicht erkennen, ob das eben Gesagte Zynismus oder einfach nur eine Bemerkung war.

Gustav Schallhuber zog seinen rechten Handschuh aus und drückte Andi die Hand. »Kaum im Land und schon ein Fall.«

Im Land – stimmt. Bayern … gehört nicht wirklich zum Rest der Republik, schoss es Andi durch den Kopf.

Ungefragt bekam er von einem glatzköpfigen Kollegen, der sich mit einem knappen »Ich bin der Max« vorstellte, einen Ganzkörper-Plastikanzug und frische Handschuhe gereicht.

»Zieh das an«, befahl der Hauptkommissar und zog gleichzeitig den Reißverschluss seines Schutzanzuges nach oben. Andi tat es ihm gleich und wollte ihm ins Badezimmer folgen, aber sein Vorgesetzter stoppte ihn, bevor sie eintraten.

»Ich hoffe, du bist nicht so empfindlich wie die da«, knurrte er missmutig und deutete auf zwei andere Beamte, die an der Wand lehnten. Andi musste an den Polizisten denken, der sich unten zwischen den Fahrzeugen übergeben hatte. Er holte tief Luft, setzte zur Antwort an und hüstelte kurz. *Ich werde ruhig und professionell … ich werde mich nicht übergeben!*

Noch bevor er eintrat, waren vor dem Badezimmer eigenwillige Gerüche zu bemerken, die sich ungünstig vermischten. Was unten an Seele gefehlt hatte, war hier im Übermaß vorhanden:

Der Schweißgeruch der Beamten in Plastikanzügen vermengte sich mit abgestandener Luft. Irritation, Aufregung und Entsetzen waren darin zu finden. Und Trauer.

Andi blickte über seine Schulter zurück zum Witwer. Obwohl er noch kein Wort mit ihm gesprochen hatte, war er sich bereits jetzt sicher, dass die Trauer bei ihm nicht gespielt war. Als er sich zum Badezimmer wandte, änderte sich die Seele schlagartig: Spuren von Seife und Parfum waren zu bemerken und der strenge Geruch körperlicher Ausscheidungen. Für gewöhnlich leerten sich Darm und Blase beim Ableben. Über allem breitete sich ein nicht genauer zu bezeichnende Dunst aus. Als ob sich die Gedanken und Gefühle der Verstorbenen in einem letzten Aufbäumen im Raum verdichtet hätten.

Der bohrende Blick von Gustav Schallhuber nötigte Andi zu einer Antwort.

»Kein Problem. Das ist nicht meine erste Leiche«, beteuerte er, wobei er das Gesagte mit einem zuversichtlichen Nicken bestärkte. Dann schluckte er schwer.

»Willst du trotzdem eine Tüte? Oder Menthol? Du bist jetzt schon grün um die Nase«, behauptete der Kommissar, gab aber, ohne eine Antwort abzuwarten, den Eingang für Andi frei.

Ein Schritt in den Raum und dieser begann sich zu drehen. Mittig lag die Tote in grotesk verrenkter Haltung, so wie sie in ihren letzten Lebenssekunden gekämpft hatte.

Die Gegner waren überall. Klein und gemein, von Rache beseelt und mit der Absicht, ihr kein leichtes und schnelles Ableben zu gönnen, kam es Andi in den Sinn. Das klang vollkommen falsch und fühlte sich gleichzeitig richtig an. Er konnte sie beinahe sehen …

Die Szenerie floss in ihn hinein, erklärte sich ihm auf eine Art, die er verstand, aber nicht erklären konnte. *Angst, Zorn, Trauer, Rache … ein Mord aus Rache. Sühne! Ich … ich werde ruhig und professionell* … Andi fasste allen Mut zusammen, umrundete in respektvollem Abstand die Tote, warf einen Blick ins Bad … *Blut* … *das Handtuch … kleine, schmierige Flecken … Was für ein Angreifer … wie hat er … wie haben SIE* … Bilder kamen und gingen, legten sich um ihn, griffen in seine Eingeweide, quetschten sein Innerstes zusammen …

«Zefix! DOLDINGER!«

Andi würgte und wurde nach hinten weggerissen. Dabei zog er eine Spur erbrochener Galle hinter sich her. Um ihn herum standen die fluchenden Ermittler.

Mist! Oh, nein …

Die Scham war kaum zu ertragen.

Wie Minki.

Seine Katze hatte sich auch immer weitläufig verteilt, wenn sie einen Haarballen loswerden wollte oder wenn es zu heiß war oder wenn sie das Futter zu schnell hinunter geschlungen hatte.

Wie Minki …

4

Still und leer. So war es gut. So war es richtig. Ruhe … Frieden.

Eine Berührung an der Stirn weckte Kathi aus ihrem tiefen, traumlosen Schlaf.

Was … ?

Eine Locke, die ins Gesicht gefallen war, wurde beiseite gestreift. Argwöhnisch blinzelte Kathi und fühlte dann kühle Finger an den Schläfen. Schlagartig war sie wach! Mit einem Satz warf sie sich zur Seite, weg von dem Eindringling, und rollte, von ihrer Matratze polternd, auf den knarzenden Dielenboden.

Schließlich erkannte sie den Besucher: Ein junger Mann saß im Schneidersitz neben ihrer Matratze. Er war mittelgroß, schlank und hatte die Hälfte seiner Haare in schulterlange, braun-grüne Dreadlocks gefilzt. Die andere Kopfseite war mit dem Langhaarschneider auf acht Millimeter geschnitten, was in der Regel etwa alle drei bis vier Wochen Kathis Job war.

»Guten Morgen!«, begrüßte Joshi sie und grinste schief.

»Shit! Verdammt! Du hast mich zu Tode erschreckt!«

Wie ist er hier überhaupt reingekommen?

Immer noch jagte Adrenalin durch ihre Adern. Kathi atmete heftig aus und wischte sich mit dem Ärmel ihres Sweatshirts den Schweiß von der Stirn.

»Tschuldigung«, murmelte Joshi in gespielter Verlegenheit und zuckte mit den Schultern. Dabei trug er den gleichen Ausdruck auf dem Gesicht wie damals, als sie ihn im ersten Kindergartenjahr kennengelernt hatte. Eine klassische Sandkastenliebe, die mit einer Schaufel in seinem Nacken eher ungünstig gestartet war.

»Warum ist es bei dir so kalt? Ist die Heizung kaputt?«, fragte er und schüttelte sich demonstrativ.

Kalt? Mein Zimmer ist pudelwarm! Die Fenster sind geschlossen und ich bin nassgeschwitzt, dachte Kathi. Dann hatte sie plötzlich das Gefühl, dass sie irgendetwas Wichtiges vergessen hatte.

»Wie spät ist es?«, fragte sie anstatt zu antworten und schickte ein herzhaftes Gähnen hinterher.

»Weiß nicht.« Joshi schien wirklich zu frieren, denn er schlang die Arme um sich. »Vielleicht habe ich eine Erkältung«, überlegte er laut weiter.

Warm, kalt … Was für einen Tag haben wir eigentlich? Und wie spät ist es?

Grummelnd rieb sich Kathi die Augen, stand auf und betrachtete das eintönige Grau des Himmels draußen. Regen prasselte gegen das Fenster und floss in schmalen Strömen an den Scheiben herunter. Dass Joshi sie gleich nach dem Aufwachen nur in T-Shirt und Unterhosen sah, war okay. Erstens kannte er sie in unfrisiertem, verschlafenem Zustand mitsamt ihren Speckröllchen. Zweitens hatte ihn ihre Taille sowieso noch nie interessiert.

»Ich glaube, du hast deinen Wecker überhört, Schnecki. Hast du ihn überhaupt gestellt?«, erklärte er unbekümmert.

Wecker? Muss ich heute …

»Shit! Die Arbeit!«, rief Kathi aus.

Natürlich! Frühdienst! Spätestens, allerspätestens kurz nach Sieben im Küchlein*! ES IST SCHON HELL DRAUSSEN!*

Alarmiert griff sie nach ihrem Smartphone und erinnerte sich im gleichen Moment, dass sie es am Vorabend auf lautlos gestellt hatte. Vier Anrufe in Abwesenheit wurden angezeigt! Kathi fuhr sich mit der linken Hand durch die Locken und blieb darin hängen, während sie sich mit der rechten das Telefon zwischen Schulter und Ohr klemmte, um die Mailbox abzuhören. Sie stapfte zu der alten Bauernkommode, zog frische Unterwäsche, Pulli und Hose heraus und warf alles aufs Bett – eine durchgelegene Matratze mit merkwürdigem Eigenleben. Sie wanderte des Nachts. Eigentlich war ihr Platz in der linken hinteren Ecke des Raumes. Jetzt lag sie mittig. Kathi wusste, dass sie unruhig schlief. Immer. Jeden Morgen wachte sie woanders auf, aber solange das in ihrem Appartement geschah, war alles in Ordnung.

Okay, okay. Egal wie Joshi reingekommen ist ... Vielleicht hab ich vergessen, abzusperren? Ich muss ... oh, nein! Gundi wird stocksauer sein!

»Schau weg!«, befahl sie Joshi, zog – mit dem Smartphone am Ohr und auf einem Bein hüpfend – die getragene Unterhose aus und schlüpfte in die frische.

Ihr Freund war auch aufgestanden, ging zu dem wackeligen Holztisch unter dem Fenster, schob das alte Geschirr darauf zur Seite und setzte sich auf dessen Rand. Mit offenkundiger Faszination beobachtete er dabei Kathi, wie sie verzweifelt versuchte, das Smartphone zwischen Schulter und Ohr zu behalten und sich gleichzeitig umzuziehen.

»Schau weg!«, wiederholte sie, was Joshi ein Seufzen entlockte.

»Ach, Schnecki. Erstens brauchst du dich nicht schämen – du bist superschön, zweitens weiß ich, wie du ausschaust und drittens interessiert mich das sowieso nicht. Hast du Kaffee da?«

Kathi gab keine Antwort, denn im Moment war sie viel zu beschäftigt, den Verschluss des BHs rücklings zu schließen und dabei nicht das Smartphone zu verlieren. Joshi kam ihr kurz zur Hilfe und ließ sich gleich darauf wieder auf dem Tisch nieder.

»Kacke! Gundi ist richtig sauer ...«, murmelte Kathi vor sich hin, legte das Telefon ab und schlüpfte in das T-Shirt.

Eine Trachtenbluse brauch ich heute nicht. Keine Arbeit. Oder doch? Ich werde nochmal bei Gundi nachfragen und mich entschuldigen.

Sie drückte die Taste 2, auf der sie *Küchlein* gespeichert hatte und begann zeitgleich erneut zu hüpfen.

Die verdammte Jeans ist eingegangen!

»Hallo? Gundi? Es tut mir …«

Wenige Minuten darauf saß Kathi eingesunken auf der Matratze, mit geöffneter Jeans, weil der Knopf nicht zuging, und mit dem Smartphone in der Hand.

»Ärger dich nicht. Sie zieht dir zwei Urlaubstage ab. Für heute zum Ausschlafen und morgen fürs Autoreparieren. Ich find's gut so. Gundi ist nett.«

Joshi hatte sich neben ihr auf dem Rand der Matratze niedergelassen und einen Arm um sie gelegt. Erst jetzt bemerkte Kathi, dass er immer noch seine grünen Springerstiefel und den dunkelgrauen Offiziersmantel seines Opas mit den vielen Buttons trug. Ein uralter Mantel, der leicht nach Haschisch roch und den bunten Buttons mit Peace-, Love- und No War!- Motiven reichlich Platz bot. Eine schräge Kombi und Joshis Lieblingsoutfit seit Jahren. Lediglich die Farbe der Haare wechselte in regelmäßigen Abständen. Momentan war kaum noch was vom »Tannengrün« zu erkennen.

»Was soll's. Ich mach uns einen Kaffee«, seufzte Kathi und warf der Kaffeemaschine einen sehnsüchtigen Blick zu.

»Ich kann ihn auch machen und du könntest die Zeit nutzen, um aufzuräumen! Auf dem Tisch stehen drei Kaffeetassen, zwei Teller, drei Schüsseln und die Packung mit den Cornflakes liegt darunter! Der ganze Boden ist voll davon!«, tadelte Joshi mit Blick auf Kathis Essecke.

Ein Punk mit Putzfimmel. Soll ich ihm von letzter Nacht erzählen? Von dieser … Einbildung, diesem Hirngespinst? Eine sprechende Kuh.

Kathi schauderte, was Joshi falsch deutete.

»Siehst du! Viel zu kühl hier drin! Du wirst noch krank!«

Kathis Gedanken kreisten immer noch um die Kuh.

Es ist falsch, Stimmen zu hören! Joshi … er wird sich auch nur Sorgen machen.

Immer noch lagen die schlammbesudelten Hosen vor der Tür zum Bad – einem fensterlosen, gekachelten Raum mit Klo, winzigem Waschbecken und Dusche. Ein Stück weiter befand sich der durchnässte Pullover von gestern samt Trachtenhemd. Die fast-wasserdichte Softshelljacke hatte Kathi an der Dusche zum Trocknen aufgehängt, woran sie sich jedoch nicht mehr erinnerte. Ins Bad hinein zu ihren Stiefeln führte eine Spur aus getrockneter Lehmerde und Grashalmen. Kathis Blick folgte den Fußstapfen, die bereits bei der Eingangstür begannen.

Joshi klopfte ihr versöhnlich auf die Schulter.

»Wischen könntest du auch mal wieder. Soll ich dir helfen? Wenn wir das zusammen anpacken, dann sind wir schnell fertig. Okay?«

Die Erdabdrücke sind draußen bestimmt noch schlimmer! Sie werden unten vom Eingang, an der Wohnung der Vermieter vorbei, über die Treppe hinauf bis zu meiner Tür führen. Das gibt Ärger mit den Mollers!

Den Mollers gehörte der ehemalige Bauernhof, der jetzt als Wohnhaus für das alte Ehepaar plus Schwägerin samt ihrem kleinen kläffenden Köter diente und teilweise vermietet wurde. Kathi war eine der zwei dauerhaften Mieterinnen. Die meisten Ställe wurden als Lagerhalle mit Getränkemarkt verpachtet und vier weitere, einfache Zimmer wurden Feriengästen mit niedrigem Anspruch auf Komfort zur Verfügung gestellt – im ganzen Haus gab es kein WLAN und für diese Gäste nur ein Etagenklo und eine Etagendusche. Bei dieser funktionierte jedoch nur das Kaltwasser.

Theoretisch hatte Kathi einen eigenen Eingang über eine schmale Holztreppe außen am Gebäude, wofür sie allerdings den Schlüssel hätte finden müssen, denn der war wenige Tage nach ihrem Einzug vor zwei Jahren verschwunden. Dafür hatte sie zweimal den alten Moller bei sich im Zimmer erwischt, wie er »nach dem Rechten sehen wollte«. Einmal war er sogar auf einer Leiter vor dem Fenster gestanden – angeblich war die Regenrinne verstopft gewesen. Kathi hatte am selben Tag Klemmrollos gekauft, die sie innen angebracht hatte. Seitdem war die Regenrinne in Ordnung.

»Jetzt schau nicht so sauer! Ich mein das nicht böse. Du weißt doch, wie ich bin mit dem Aufräumen!«, missdeutete Joshi ihre Stille und gab Kathi einen Kuss auf die Stirn.

»Nee nee, ich … bin nicht wegen dir so.«

Der Ärger über den alten Moller und die Sorgen über die unheimliche Begegnung in der Nacht machten wieder einer anderen Frage Platz: »Sag mal, …«, sie drehte sich zu ihm und stach ihm mit dem Zeigefinger in den Bauch. »Wie bist DU eigentlich reingekommen?«

Joshi warf ihr einen überraschten Blick zu, dann runzelte er die Stirn, schien zu überlegen und sah dann zur Eingangstür. »Schnecki, ich glaub, wir kriegen Besuch.«

Schwere Schritte brachten den Holzboden im Hausflur zum Quietschen und näherten sich ihnen rasch. Stimmen fielen sich gegenseitig ins Wort. Kurz kam Kathi der Gedanke, dass vielleicht ein paar Männer etwas auf den Speicher schaffen wollten, doch dann klopfte es energisch an ihrer Tür.

»Frau Müüühlbauer!« Das war Alfons Moller. Er klang zornig. »Aufmachen!« Und ungeduldig.

Kathi stand auf und blickte zu Joshi, der es ihr schulterzuckend gleich tat.

»Na, da werd ich wohl wieder eine Standpauke zum Thema Herrenbesuche bekommen, gell, mein Schatzilein?«, flüsterte Kathi und zwinkerte ihm verschwörerisch zu.

»Kann gut sein, aber mach deine Hose zu!«, ermahnte er sie.

Shit! Irgendwie schaffte es Kathi, den Knopf zu schließen, fühlte sich dabei wie eine Presswurst und zog kurzerhand das weite T-Shirt darüber. Innerhalb kürzester Zeit auch den Reißverschluss zuzubekommen, schien aussichtslos. Es pochte erneut.

»Ist ja gut. Ich komme schon«, rief Kathi, sammelte hastig die Wäscheteile vom Boden auf, wobei beim Bücken der Knopf bedenklich spannte, und warf alles in die Dusche. Ein letzter Blick in die Runde – nein, kein BH mehr über, der dem Alten einen feuchten Traum bescheren würde. Mehr konnte sie jetzt nicht tun. Das Zimmer war sowieso ein Saustall, aber wegzaubern ging nicht.

Kathi öffnete die Tür. Direkt vor ihr baute sich der alte, feiste Bauer auf und starrte ihr ungeniert auf den Busen. Unwillig wanderte sein Blick dann nach oben und seine Augen verengten sich. Wieder mal fiel es ihr auf, wie klein der alte Moller war. Sogar kleiner als sie! Höchstens 1,55 Meter und wahrscheinlich hatte seine Taille den gleichen Umfang. Der Bauer deutete auf zwei weitere Männer, die mit angemessenem Abstand hinter ihm standen. Einen davon kannte sie ziemlich gut, der andere war ein junger Schönling.

Vielleicht ein Feriengast? Oder will der Moller meine Wohnung verkaufen? Der Typ sieht wie so ein Münchner Yuppie aus!

»Die beiden Herren sind von der Polizei!«, sagte Moller wichtig und beugte sich noch weiter nach vorne. Allerdings galt sein Interesse diesmal nicht Kathis Oberweite, sondern ihrem Zimmer. Wie beiläufig lehnte sich Kathi nach rechts an den Türstock und versperrte dem Alten somit den Blick ins Wohnungsinnere.

»Äh, ja? Ich weiß. Und?«

»Entschuldigen Sie uns bitte.« Gustl Schallhuber legte seine Hand Moller auf die Schulter und schob ihn zur Seite.

»Kathi, wir müssen uns kurz unterhalten. Das ist übrigens mein neuer Kollege Andreas Doldinger.«

»Äh, okay?«

Kathi wurde nervös und ihre Gedanken begannen zu rasen.

Wenn Gustl allein gekommen wäre, okay … um zu schauen, ob es mir gut geht. Aber mit einem »Kollegen«? So ernst wie er guckt, soll das kein Verkupplungsversuch werden. Es ist was Offizielles! Hab ich Mist gebaut? Oder ist es wegen meinem Auto? Oder weil ich … nein, das können sie nicht wissen.

Beim letzten Stammtisch der ehemaligen Hopfenköniginnen der Region hatte *Miss Hopfen 2010* so laut über Kathi Witze gemacht, dass sie ihr heimlich in den Prosecco gespuckt hatte. Er hatte der Hopfenadeligen trotzdem geschmeckt, denn nach wenigen Minuten war das Glas leer gewesen. Aber das war fast einen Monat her …

»Herr Moller, wenn Sie so freundlich wären und uns alleine lassen würden«, wandte sich der neue Polizist an Moller und nickte ihm auffordernd zu. »Danke. Vielen Dank!«

Er klingt auch wie ein Yuppie-Typ! Wo kommt der denn her?

Kathi warf Gustl einen vielsagenden Blick zu und er verdrehte zur Antwort die Augen.

Eigentlich konnte Kathi Typen wie Doldinger, die aussahen, als ob sie frisch aus einem Katalog gestiegen waren, aus Prinzip nicht leiden, aber für das Moller-Abservieren sammelte der Schönling Pluspunkte.

»Aber wie ich Ihnen schon gesagt habe! Gestern auf d' Nacht war die Sauerei hier noch net gwesen!«, zeterte Moller. »Heimlich in der Nacht hat se sich reingschlichen! Als ob se was zum Verbergen hat!«

»Ja! Genau so isses!«, kam die Bestätigung ein Stockwerk tiefer von seiner Ehefrau.

»Herr Moller, danke, diese Information habe ich mir notiert. Aber wie ich Ihnen schon mitgeteilt habe, hat Frau Mühlbauer das Recht, zu jeder Tages- und Nachtzeit ihre Wohnung zu verlassen oder zu betreten«, erklärte der junge Polizist seelenruhig.

Kathi wusste nicht, ob sie diese Art zu reden furchtbar finden sollte oder klasse. Denn der Teint des alten Bauern wurde dunkelrot und die kleinen Augen glänzten wütend.

Macht das der Yuppie-Bulle mit Absicht, dass er so redet? Oder doch nicht? Moller flippt gleich aus!

Diese Erkenntnis war amüsant, allerdings erinnerte sich Kathi gleich wieder daran, dass die beiden Beamten nicht vor ihrer Tür standen, um Moller zum Explodieren zu bringen, sondern weil es ein Anliegen gab, dass IHR galt.

»Gustl, ihr seid doch nicht wegen der Fußstapfer …?«, begann sie mit unverhohlenem Misstrauen.

»Können wir jetzt zu dir rein?«, schnitt Schallhuber ihr ungeduldig das Wort ab. Seine Frage war zwar freundlich, gleichzeitig schloss sie aber ein Nein aus.

»Es ist nicht aufgeräumt«, entschuldigte sich Kathi.

»Aufgeräumt?« Gustl grinste. »Des hätt mi auch gwundert.«

Die beiden Männer kamen in ihr Zimmer und bevor Moller folgen konnte, schloss der jüngere Bulle mit Nachdruck die Tür vor dessen Nase, wie Kathi angenehm überrascht zur Kenntnis nahm.

»Vielen Dank, dass Sie uns empfangen. Mir ist bewusst, dass …«, begann er sich zu erklären.

»Doldinger! Ruhe!«, schimpfte Gustl und beide schwiegen für einen Moment.

Mit professionellem Interesse wanderten die Blicke der Kommissare über Kathis Habseligkeiten, während Joshi sich im Schneidersitz neben der Matratze niederließ und mit unverhohlenem Misstrauen die Neuankömmlinge musterte.

»Nein, ich habe immer noch nichts!«, maulte Joshi ihnen entgegen. Und mit Blick auf Kathi fügte er hinzu: »Die zwei, der Gustl und der Hübsche, haben mich schon heute Morgen gefilzt!«, bemerkte er noch und grinste schief. »Der Neue hätte gerne noch weiter machen können.«

Kathi fragte sich, wie häufig Joshi pro Woche angehalten wurde. Hier im Ort allerdings kaum noch – jeder kannte ihn.

Habe ich … nein. Im Moment hab ich auch kein Gras. Joshi hat mir vor zwei, drei Wochen … das bisserl ist schon weg. Oder ist es schon länger her? Shit. Ich muss ihm noch beichten, dass ich es aufgeraucht habe …

Der Schönling zückte Notizblock und Kugelschreiber.

»Sie sind Kathi Mühlbauer, geboren am …«

Gustl winkte ab.

»Doldinger, des brauch ma net. Die junge Dame ist mir bekannt.«

Kathi lächelte schief.

»Wir sind irgendwie verwandt«, erklärte sie.

»Irgendwie. Ja, stimmt.«

Der »Hübsche«, wie Joshi Doldinger nannte, schien mit der Erklärung zufrieden zu sein und musterte weiter das Zimmer. Er wirkte aber nicht wie einer der Hollywood-Ermittler, die akribisch jede Ecke absuchten, sondern eher … wie Monk! Kathi erinnerte sich an die Serie, die sie – auch mit Joshi zusammen – immer gerne gesehen hatte.

Er macht das wie Monk! Fehlt nur noch, dass er irgendeinen Tick hat und beginnt, Desinfektionsmittel zu sprühen oder schiefe Dinge gerade zu stellen!

»Geht's dir gut?«, fragte sie Gustl unvermittelt, aber mit ehrlichem Interesse, während Doldinger sich weiter in Monk-Manier den Raum besah und dabei auch ins Bad blickte.

»Jaja, bis auf die Tatsache, dass ich verschlafen hab und Gundi stocksauer ist. Aber was wollt ihr von mir?«

Kathi beobachtete beunruhigt, wie der Yuppie-Monk interessiert den getrockneten Schlamm auf dem Boden musterte und sich Einmalhandschuhe überzog, die er zusammen mit einem versiegelten Plastikbeutel aus seiner Jackentasche holte. Im Beutel befanden sich verschiedene Röhrchen und einzeln verpackte Stäbchen. Hoch konzentriert begann er, damit Proben von böseligem Erdreich in die Behältnisse zu füllen.

Kathi wurde nervös. In genau solchen Plastiktüten brachte ihr Joshi manchmal Gras.

»Kurz und knapp, Kathi: Was hast du gestern Nacht gemacht?«, fragte Gustl ernst.

»Bist du jetzt meine Mama, oder was?«, platzte es aus ihr heraus. Joshi begann zu kichern. Beschämt biss sie sich auf die Lippen und erntete von Gustl Schallhuber einen bösen Blick, der ihr klar sagte: Wir sind hier nicht bei Oma Lore zum Kaffee, sondern es ist eine offizielle Befragung!

Kathi räusperte sich verlegen und bemerkte, dass der Monk-Kommissar verblüfft zu ihnen herüber sah.

»Weg war sie! Den ganzen Abend bis in die Nacht war sie weg!«, tönte es von vor der Tür.

Gustl nickte Doldinger zu. Der verstand und schritt zum Eingang, um Moller zu vertreiben.

»Ich hatte Spätdienst. Das heißt, so um Mitternacht war ich fertig. Kurz den Gastraum durchwischen … Es muss so um 0.30 Uhr gewesen sein, als ich vom *Küchlein* losgefahren bin, ja, und dann hat mich diese Scheißkarre …«, Kathi räusperte sich. »Also ich hatte eine Panne. Ich meine, dieses Lämpchen ist angegangen, dann hat es komische Geräusche gegeben, der Motor ist ausgegangen und ich habe den Wagen rechts auf der Landstraße nach Bachernberg geparkt. Da steht er noch.«

Gustl nickte und kramte eine zerknitterte Landkarte aus einer seiner Jackentaschen. »Wo war das?«

Doldinger kam dazu, was Joshi offensichtlich erfreute. Er hatte sich in der Zwischenzeit im Schneidersitz auf Kathis Matratze gesetzt – mit Schuhen! – und sein Blick hatte sich auf das Hinterteil des Yuppie-Monks geheftet. Ihm schien das, was sich in der eng sitzenden Jeans befand, zu gefallen.

»Ich bin zuerst die Straße runter und dann über die Weide.« Kathi erinnerte sich an die Kuh, verschwieg diese Begebenheit, die mit

Sicherheit nur eine Einbildung gewesen war, und fuhr fort. »Darum der Dreck. Ich habe den halben Untergrund mitgeschleppt.«

Doldinger und Schallhuber warfen sich einen vielsagenden Blick zu.

»Kanntest du Ursula Bachinger?«

Die Frage von Gustl kam ohne Überleitung und schien wichtig zu sein.

»Wen?« Kathi musste kurz überlegen.

»Die Brezenbaronin, Schnecki. Die Tante mit den großen Titten und den Wurstlippen, die immer wieder betont, dass sie ›auch nur eine einfache Bürgerin‹ ist«, rief Joshi von seinem Matratzenplatz aus. Keiner der Polizisten kommentierte das Gesagte, dafür schien sich der Neue immer unwohler zu fühlen. Ihm waren anscheinend Joshis interessierte Blicke nicht entgangen.

Der Punk und der Yuppie-Bulle … das wäre mal ein schräges Paar! Beide schöner als die Brezentante.

»Ja, ach so die. Was ist mit der? Ich kenne sie nur vom Gerede in den Stammtischrunden und aus der Zeitung.«

»Sie ist tot«, sagte Gustl und wartete auf Kathis Reaktion.

Doldinger drehte sich zum Fenster und atmete hörbar durch. Er schien die Brezenbaronin mit etwas anderem in Verbindung zu bringen als Titten oder Wurstlippen.

Hoffentlich speit der mir nicht in die Wohnung!, dachte Kathi alarmiert.

Gustl schien immer noch auf eine Antwort zu warten, obwohl er eigentlich gar keine Frage gestellt hatte.

»Tot? Aha. Und was hat das mit mir zu tun?«

»Du hast deinen Wagen um etwa 0.45 Uhr am äußersten Grundstücksrand der Bachingers geparkt und bist dann querfeldein – ohne Umwege? – nach Hause gegangen«, wiederholte Gustl ihre Aussage.

»Ja ... stimmt. Die andere Seite grenzt an das Grundstück der Bachingers.« Kathi wurde nervös. »Aber das habe ich nicht betreten. Ich bin links die Weide hoch!«

»Und dann bist du hier geblieben und hast die Wohnung nicht mehr verlassen? Auch nicht über die äußere Treppe?«

Kathi verwünschte die Mollers. Hätte sie die äußere Treppe nehmen können, dann hätten sie wahrscheinlich nichts mitbekommen von ihrer schlammigen, nächtlichen Ankunft. Und hätte die blöde Karre sie bis nach Hause gebracht, würde sie jetzt auch nicht befragt werden!

»Ich hab dann geschlafen.« Sie atmete tief durch. »Sag mal Gustl: Glaubst du etwa, dass ich – ICH – die olle Brezentante ...«

»Nein. Aber es ist egal, was ich glaube. Dein Wagen war zur falschen Zeit am falschen Ort.«

»Waren Sie in Begleitung oder hat Sie jemand dabei gesehen, der Ihre Angaben bestätigen kann?«, mischte sich Doldinger ins Verhör.

»Die Alten haben doch meine Ankunft bemerkt! Die kleben sowieso immer am Fenster«, maulte Kathi.

Wann ist eigentlich Joshi gekommen? Und wieso wollen Gustl und der andere nichts von ihm wissen?

»Und ich bin auch erst in der Früh gekommen. Hab auf dich unten gewartet, aber du hast ja verschlafen, Schnecki«, erklärte sich Joshi, obwohl er gar nicht gefragt worden war.

»Okay. Dann passt das so«, befand Gustl, ohne ihn eines Blickes zu würdigen.

Hat er Krach mit Joshi oder warum ignoriert er ihn?

»Wir müssen allerdings die Schuhe und die Kleidung von gestern mitnehmen«, ergänzte er und unterbrach Kathis aufkeimenden Protest mit einem weiteren scharfen Blick, während Doldinger bereits ihre Stiefel in die Tüte packte.

Als Kathi seine Frage bejahte, ob auch der Pullover und die nasse Softshelljacke in der Ecke von gestern waren, verschwanden auch sie in einer weiteren Tasche. Zwischendrin hielt der junge Kommissar immer wieder inne und atmete tief durch, so als ob eine alte Erinnerung ihn quälte oder als ob er einen gewaltigen Kater hatte. Wahrscheinlich Letzteres. Der Typ war echt seltsam und entdeckte unnötigerweise auf seiner Tüten-Tour auch noch eine alte, verwaschene Unterhose.

»Nicht von gestern?«, fragte er knapp.

Kathi fühlte, wie ihr das Blut in die Wangen schoss, und schüttelte den Kopf, woraufhin Doldinger das Teil hastig mit dem Fuß beiseiteschob. Auf Kathi wirkte es, als ob das auch ihm peinlich war. Oder er verabscheute Jazzpants vom Wühltisch.

Seine Freundin trägt bestimmt nur Spitze oder so ein Höschen mit Minimum an Stoff, für das man so viel zahlt wie ich im ganzen Jahr für ein Dutzend Unterhosen! Aber … Gustl glaubt, dass ICH etwas damit zu tun habe?

Joshi sah zu ihr herüber und nickte grimmig. Offenbar hatte er eben denselben Gedanken.

»Ich kann es immer noch nicht glauben, dass du mich verdächtigst!«, sprach Kathi ihre Bedenken aus.

Gustl antwortete mit einem gequälten Seufzen.

»Nein, tu ich nicht! Hab ich dir doch schon gesagt! Aber wir MÜSSEN dich befragen und wir MÜSSEN den Kram einpacken, weil das unser JOB ist! Himmelhergottnocheins!«, fluchte er. »Wir gehen jetzt wieder und du bekommst deine Sachen natürlich – sogar gereinigt – wieder zurück. Solange keine Spuren von der Bachinger drauf sind, was ich bezweifle. Also, du kennst die Floskel aus dem Fernsehen: Bleib in der Nähe und für uns verfügbar. Wir sehen uns«, schloss er. Sein Blick, genauer gesagt die hochgezogenen, buschigen Augenbrauen, vervollständigten den Satz mit den stummen Worten: Mach da jetzt kein Drama draus!

Doldinger verabschiedete sich ebenfalls.

»Ihr Auto haben wir abschleppen lassen. Sie werden es die kommenden Tage zurückbekommen, sobald wir mit den Untersuchungen fertig sind. Entschuldigen Sie vielmals die Störung.«

Dann verließen die beiden die Wohnung und wirkten nicht überrascht, als Moller erneut vor ihnen stand. Alle drei marschierten schließlich nach unten, während Kathi und Joshi gemeinsam den sich entfernenden Schritten und Stimmen lauschten.

»Ich fasse es nicht«, stammelte Kathi ungläubig.

Inzwischen stand sie am Fenster und beobachtete Gustl und den Yuppie-Monk, wie diese vom Mollerschen Ehepaar beim Gehen umkreist wurden. Dabei redeten die Alten gleichzeitig auf die Kommissare ein, wobei nur Doldinger immer wieder in stoischer Ruhe zu antworten schien.

»Tatsächlich! Er geht einfach! Ich hätte nie gedacht … also, dass ich einen Bullen … wobei mich die Uniformen grundsätzlich schon anmachen. Das hat was! Aber er da in seiner orangen Allwetterjacke und … Hast du gesehen, wie eng die Jeans war?«, fragte Joshi begeistert. Er lehnte seitlich an Kathi und nun sahen beide der Vierergruppe hinterher.

Theatralisch begann Joshi zu winken. »Servus, goldgelockter Jüngling. Auf Nimmerwiedersehen …«

In Kathi brodelte es immer noch.

»Ich fass' es nicht! Ich werde verdächtigt? Wegen was? Die Brezeltante ist umgebracht worden? Und die meinen, dass ich … Wieso eigentlich nicht du? Du hast grüne Haare und Piercings!«, stichelte sie.

»Die Farbe ist fast draußen. Sie sind beinahe braun! Wir müssen sie wieder färben, Schnecki. Aber schau doch mal … Jetzt steigt er ein! Goodbye, Traum meiner schlaflosen Nächte! Schade, dass du keine Uniform angehabt hast«, hauchte Joshi völlig überzogen, ignorierte ihre Frotzelei und wandte sich schließlich wieder Kathi zu.

»Gefällt dir dieser Doldinger nicht? Doch! Schon! Aber … ach, jetzt mach dir keinen Kopf! Das darfst du nicht persönlich nehmen.«

Gedankenversunken schob Kathi die Matratze zurück in die Ecke, in die sie gehörte, schüttelte die Kissen auf und faltete die Decke zusammen.

»Sie haben dich noch nicht mal gegrüßt! Ich finde das unhöflich.«

»Vor ein paar Jahren noch haben wir im ganzen Dorf ACAB gesprüht – All Cops are Bastards! Schnecki, DAS ist unhöflich«, befand Joshi, was aus seinem Mund seltsam klang.

Er stand immer noch am Fenster und wirkte, als ob er darauf hoffte, dass der »goldgelockte Jüngling« nochmal zurückkommen und ihm seine Telefonnummer zustecken würde.

»Warum ich? Nur wegen der beschissenen Panne?«, maulte Kathi und war sich bewusst, dass das auch die Antwort war.

»Mach dir nix draus. Aber wenn du an die Telefonnummer von dem Schnuckelchen kommen solltest …«

Kathi kam zu Joshi ans Fenster sah hinaus. Aber im Hof waren nur noch die Mollers mit zwei Nachbarn und tratschten.

»Joshi!«, sagte sie scharf. »Erstens: Das ist ein Bulle! Und zweitens ist der hetero!«

»Das ist bei vielen Männern nur so eine Phase …« Joshi grinste breit und begann, in ihren Küchenvorräten zu kramen. »Wo hast du das Gras versteckt?«

5

Frau Schmitt bemerkte den Besucher, noch bevor er dazu kam, die bunt bemalte Kuhglocke vor dem Eingang zu läuten. Mühsam kam sie zum Stehen, hustete, dann trottete sie zur Haustür und wartete dort geduldig.

Das ist nicht Kathilein. Sie besucht Liebelore meistens erst später und ihre Schritte klingen anders.

Die Schritte, da war sie sich sicher, stammten von einem Mann! Frau Schmitt kannte ihn und freute sich, dass er schon zurück war, und als das durchdringende Geräusch der Glocke erklang, bellte sie zweimal, ganz so, als ob sie annehme, ihr Frauchen höre schwer. Sicher war sicher.

»Jaja. Moment«, war Liebelores Stimme zu vernehmen.

Sie zündete eines von den stinkenden Ästchen an, die lange qualmten und sehr unangenehm in Frau Schmitts Hundenase stachen.

Räucherstäbchen nennt Frauchen den Zweig.

»Du hast zwei Stunden, Lore Mühlbauer. Zwei Stunden, bis die Kundin kommt«, flüsterte Liebelore dabei zu sich selbst und schnupperte dann in der Luft. Dann wurde Frau Schmitt von ihr mit einem argwöhnischen Blick bedacht. »Toll. Jetzt riecht es hier nach Kaffee, Sandelholz UND nassem Hund«, seufzte sie und nestelte an ihrer Bluse.

Vor einer halben Stunde waren sie von ihrem letzten Spaziergang zurückgekommen und trotz gründlichen Abtrocknens mit einem Handtuch war – wie immer – Restfeuchtigkeit im langen Haar der Hündin zurückgeblieben.

Fragend beobachtete Frau Schmitt das Gebaren. Frauchen zitterte etwas, was aber nicht an Krankheit oder Kälte lag, sondern daran, dass sie sich auf Herrnvalentin freute.

»Immer mit der Ruhe! Er muss warten«, ermahnte Liebelore sich selbst, als die Glocke wieder erklang.

Frau Schmitt bellte diesmal nicht mehr, sondern tapste in die Wohnküche, wo sich neben dem Kachelofen ihr Körbchen befand. Die alte Schäferhündin blieb davor stehen, fixierte ihr Frauchen mit schief gelegtem Kopf, gab ein leises »Wuff« von sich und sah dann zur Eingangstür und wieder zurück zu Liebelore.

»Ja, mein Mädchen, Frauchen macht schon auf.«

Gemessenen Schrittes ging Lore zur Tür und öffnete diese.

»Doktor Müller? Sie habe ich nicht erwartet«, log sie.

Frau Schmitt konnte trotz der stinkenden Stäbchen den Paarungsgeruch, den das Frauchen abgab, riechen.

»Guten Abend, Frau Mühlbauer. Darf ich eintreten?«

Seine Stimme war tief und weich. Ganz anders als dann, wenn Herrvalentin mit anderen Männern, die er »Bauern« nannte, stritt oder Frau Schmitt eine Spritze gegen die Schmerzen verabreichte.

»Wie ist das Befinden?«, fragte er scheinbar besorgt.

Frau Schmitt fiepte leise. Die Stimme von Herrnvalentin schwankte und er schaute anders auf Liebelore, als wenn sie gemeinsam beim Essen saßen. Sie sahen sich in die Augen. Beide Zweibeiner atmeten ziemlich schnell.

Paarungsverhalten!

Dann sah Herrvalentin über Frauchens Schulter hinweg zu Frau Schmitt im Körbchen, wie die Hündin misstrauisch bemerkte.

Er hat aber keine Spritze in der Hand!

»Wie ich sehe, geht es der alten Dame besser«, bemerkte er mit Blick auf die Schäferhündin.

Gemeinsam kamen sie in die Küche, wo Frau Schmitt den Doktor mit einem tiefen Grummeln begrüßte.

Keine Spritze! Ich will keine Spritze!

»Ja, die Goldimplantate in der Hüfte helfen.«

Frau Schmitt seufzte, als sie bemerkte, dass er tatsächlich keinerlei Interesse an ihr zeigte, wobei ihre Lefzen beim Ausatmen flatterten. Erleichtert schloss sie die Augen.

Heute keine Spritze. Liebelore und Herrvalentin reden komisch. Sie spielen ein Paarungsspiel.

Das bedeutete, dass niemand etwas von ihr wollte. Im Gegenteil. Würde sie sich einmischen, würde sicher ein Pantoffel nach ihr geworfen werden! Also rollte sie sich, nur leise maulend, in ihrem Körbchen zusammen.

»Und Ihnen geht es auch gut?«

Doktor Valentin Müller redete immer noch so, als ob er Liebelore nicht kannte, griff in seinen Arztkoffer, was die Hündin aufmerksam verfolgte. Aber er brachte nur ein Stethoskop zum Vorschein. Das war ein Ding, das nicht wehtat! Außerdem interessierte er sich immer noch nicht für sie. Näher als notwendig trat er an Liebelore heran.

»Ich werde Sie sicherheitshalber abhören«, sagte er mit verschwörerischem Unterton. »Erschrecken Sie nicht, es ist kalt«, fügte er hinzu.

Beide rochen inzwischen sehr intensiv nach Paarung und atmeten laut. Herrvalentin strich mit dem Stethoskop über den Oberkörper von Liebelore und begann, ihr Hemd zu öffnen. Frauchen keuchte leise auf, Frau Schmitt pupste, was aber beide Menschen ignorierten. Normalerweise schimpften sie.

»Sie sind sehr krank. Sehr, sehr krank«, keuchte Herrvalentin.

Er schob Liebelore nach hinten, bis sie mit ihren Pobacken an den Rand des Esstisches stieß.

Frau Schmitt hatte ihren Kopf wieder gehoben und gähnte ausgiebig.

»Und Ihrer Hüfte? Bei Ihnen ist alles in Ordnung? Vielleicht ...«

Liebelore keuchte auf. »Vielleicht sollten Sie das kontrollieren.«

Sie öffnete den Knopf seiner Hose und griff hinein.

Unvermittelt horchte die Hündin auf, rappelte sich von ihrem Platz hoch und trapste gemächlich zur Tür.

Noch ein Besucher.

Schon erklang die Kuhglocke. Frau Schmitt hörte Herrnvalentin hastig von Liebelore herunterrutschen.

»Erwartest du Gäste?«, raunte er ihr entsetzt zu.

Mit einem Bellen erinnerte Frau Schmitt die beiden daran, dass jemand vor der Tür stand.

»Ja, in zwei Stunden! In zwei Stunden hat die Seilhuber einen Termin bei mir! In zwei Stunden!«, zischte Liebelore verärgert.

Frau Schmitt kam zurück. Beide Menschen sortierten hektisch ihre Kleidung, wobei sie leise vor sich hin schimpften.

»Wuff.«

Der Besuch ist immer noch vor der Tür!

»Ja, is recht. Ich weiß!«

Liebelore schlüpfte in ihre Holzclogs, strich sich ein paar weißgraue Locken aus dem Gesicht. Mit einem letzten Blick zur Küche vergewisserte sie sich, dass auch Herrvalentin empfangsbereit war. Er guckte griesgrämig über seinen Brillenrand hinweg, der silberne Schnauzer zuckte.

Herrvalentin will sich immer noch paaren. Aber da ist noch eine Frau draußen. Ich kenne sie auch. Sie ist laut.

»Ich komme schon«, rief Liebelore melodiös dem Eingang entgegen. Dann öffnete sie.

»Hannelore!«, rief die Besucherin so laut aus, dass Frau Schmitt unwillig zu knurren begann. »Können wir wieder was machen? Ich vermisse ihn so sehr!«

Frau Schmitt konnte von ihrem Platz aus erkennen, wie sich ein runder Körper, gehüllt in grünen Loden, Liebelore entgegen warf und sie mit beiden Armen umschlang. Frau Schmitt begann lauter zu knurren und erntete sofort einen Knuff in die Seite von Herrnvalentin, der neben ihr in die Hocke gegangen war.

»Benimm dich!«, zischte er.

»Ich halte das nicht mehr aus! Diese Einsamkeit! Ich bin so alleine!«, schluchzte die Dazugekommene.

Dann sah die füllige Dame auf und entdeckte Herrnvalentin in der Küche bei Frau Schmitt. Der bückte sich sofort und griff sich Frau Schmitts Schnauze, um ihr Zahnfleisch zu untersuchen.

Warum tut er das? Ich lass ihn machen. Er ist ranghöher.

Jeden anderen hätte Frau Schmitt sofort zurechtgewiesen, aber auf eine Auseinandersetzung mit Herrnvalentin wollte sie es nicht ankommen lassen. Sie beäugte ihn ungnädig, was die Besucherin nicht bemerkte. So plötzlich sein Interesse an ihrem Zahnfleisch gekommen war, so schnell war es wieder verschwunden. Valentin stand auf, ging zur Besucherin und reichte ihr die Hand.

»Servus. Geht's gut?«

»Oh, Herr Doktor Müller. Entschuldigen Sie.« Walburga Seilhuber schniefte schwer. »Sie haben ja getan, was Sie konnten! Sie sind ein so guter Doktor! Sie haben für meinen Erwin so viel getan!«

Erwin?

Frau Schmitt erinnerte sich an Erwin.

Laut und klein. Ängstlich.

Das und die Tatsache, dass er ein Rüde war und uralt obendrein – noch älter als sie! –, hatten dazu geführt, dass sie ihn die letzten Jahre ignoriert hatte. Da lohnte sich kein Kampf. Allerdings war er ihr gehörig auf die Nerven gegangen mit seinem Gekläffe! Die dicke Frau begann wieder zu schniefen.

»Ja, er war ein guter Hund«, bekräftigte Herrvalentin und begann seine linke Hand zu massieren. Die Narben, die der »gute Hund« hinterlassen hatte, waren immer noch zu sehen. »Ich denke, ich werde die Damen jetzt alleine lassen. Der Doktor kann jetzt nichts mehr für sie tun.«

Die Besucherin schnäuzte geräuschvoll in ihr Stofftaschentuch, während Herrvalentin Liebelore einen gewichtigen Blick zuwarf. Interessiert beobachtete Frau Schmitt das Verhalten. Manchmal war es schwer zu verstehen, was es bedeutete. Würde jemand Fremdes sie selbst so ansehen, würde sie ihn sofort wegen dieser Respektlosigkeit beißen! Aber Liebelore schien den merkwürdigen Augenkontakt zu verstehen.

»Danke, Doktor. Ich werde mich bei Ihnen melden, sollte Frau Schmitt wieder Schmerzen haben«, versprach Lore. Ihre Stimme klang merkwürdig. So als ob sie etwas sagte, aber etwas anderes meinte. Ähnlich wie »Wage es, von diesen Plätzchen eines zu klauen!«

»Mein lieber, guter Erwin …«

Walburga Seilhuber hatte inzwischen ihren Mantel aufgehängt und schlurfte mit hängenden Schultern in Richtung Wohnzimmer. Liebelore, Herrvalentin und Frau Schmitt blickten ihr hinterher, bis sie darin verschwunden war. Ein Sessel quietschte. Frau Seilhuber saß.

»Wann seid ihr fertig mit dem Hokuspokus?«, zischte Herrvalentin leise, zog Liebelore zu sich und gab ihr einen Kuss. »Falls du einen Zauberstab brauchst …«

Lore schnaubte scheinbar empört und sah auf seine Hose hinab. Dann grinste sie. »Spar dir deinen Saft auf! Kann gut sein, dass ich mich heute Abend nicht wohl fühle, Doktor …«

Geht es ihr nicht gut? Doch, ihr geht es gut. Sie wollte sich paaren, überlegte Frau Schmitt verwirrt.

»Hannelore? Soll ich uns einen Kaffee aufsetzen?«, drang die ungeduldige Stimme der Besucherin aus dem Wohnzimmer. Der Sessel quietschte wieder. Liebelore seufzte.

»Ich komme schon«, rief sie und schob Herrnvalentin zur Tür hinaus. An Frau Schmitt gewandt fügte Liebelore in schärferem Ton hinzu: »Du bleibst in der Küche!«

6

Die kalte Luft brannte in Andis Lungen, was aber nicht unangenehm war. Es war ein bekanntes, befreiendes Gefühl. Erfrischend und vor allen Dingen: reinigend! Es war still um ihn. Er konnte nur seinen eigenen Atem hören, der ihm stoßweise entwich. Dazu kam das Geräusch, das seine Schuhe auf dem regennassen Asphalt erzeugten. Zwei Schritte einatmen, zwei Schritte ausatmen. Nach gut fünfzehn Minuten in flottem Tempo fiel die Anspannung von ihm ab und es breitete sich in ihm allmählich Ruhe aus. Andi hielt die schnelle Abfolge der Schritte bei, obwohl seine Waden und Oberschenkel schmerzten und ihn daran erinnerten, dass er in den vergangenen Wochen das Laufen arg vernachlässigt hatte.

Die Tote kam ihm immer wieder in den Sinn, die völlig widernatürliche Art, wie sie dagelegen hatte, ihr panischer Blick und die Frage, die er sich zum x-ten Mal stellte: Wie? Wie ist sie umgekommen? Und wieso war er sich so sicher, dass es viele Angreifer waren? Die Spurensicherung hatte Abdrücke entdecken können, die weder zum Opfer noch zu den Fußabdrücken ihres Mannes passten. Dieser hatte im Haus Pantoffeln getragen. Es waren Spuren von Arbeitsschuhen gewesen. Doch die hatten sich noch am gleichen Tag als die eines anderen Beamten herausgestellt, der als erster, mit gezogener Waffe und einem lapidaren »Vielleicht ist der Mörder noch im Bad«, quer durch den Raum ins Badezimmer marschiert war.

Und unwahrscheinlich, dass diese Katharina Mühlbauer damit irgendwas zu tun hat. Glaubt Oberkommissar Schallhuber auch nicht. Trotzdem. In ihrem Zimmer war etwas Düsteres. Kaum zu greifen. Ein ... Schatten der Vergangenheit? Haben nicht andere Kollegen hinter vorgehaltener Hand etwas von »Psychosen« und »harter Kindheit« gesagt? »Komplett durchgeknallt«?

Andi lief weiter die Straße entlang und bald verstummten die Klagen seiner Beinmuskulatur, dafür verkrampften sein Nacken und seine Oberarme zunehmend. Ohne das Tempo zu verlangsamen, schüttelte Andi die Arme aus. Erst jetzt bemerkte er, dass er die Schultern wie zum Schutz hochgezogen hatte – und beide Hände zu Fäusten geballt.

Zuerst war Andi der Hauptstraße gefolgt, einer zweispurigen Dorfstraße, flankiert von Souvenir- und Trachtenläden, die aber jetzt, Anfang November, bis auf wenige Stunden am Tag geschlossen blieben. Kaum jemand trieb sich draußen herum. Trotzdem waren der Supermarkt geöffnet, ein Kiosk, zwei Gasthöfe, der Metzger, der Bäcker (der gleichzeitig eine Postfiliale in Miniaturformat enthielt), ein Bio-Laden und ein Blumengeschäft. Die Straßenbeleuchtung war bereits eingeschaltet und hinter den zugeklappten Holz-Fensterläden war nur wenig Licht auszumachen. Einer der Gasthöfe schien gut besucht zu sein, denn fast alle Parkplätze im Hof waren belegt und aus den gekippten Fenstern war der melodische Klang von Zithern zu hören. Beim Vorüberlaufen erkannte Andi einige Männer und Frauen in Tracht und fühlte mehr denn je, wie fremd er hier war. Die Berge, die Wälder, die Weiden – trotz des nieselig-grauen Novemberwetters war die Gegend ein Idyll.

Sicher, auch hier kommen Leute ums Leben ... aber ... so? Wie nur? Was war die Todesursache? Bis jetzt heißt es »Herzstillstand«, obwohl ... im Nacken und im großen Zeh sind Verletzungen – wie Bisse.

Aber die waren zu klein, um als Ursache für den plötzlichen Tod in Frage zu kommen. Nachdenklich und schon wieder mit einem flauen Gefühl im Magen lief Andi weiter.

Die Sonne ist schon fast untergegangen. Dabei ist es erst ...

Er warf einen Blick auf sein Armband, das nicht nur die Pulsfrequenz und die Schrittfolge, sondern auch die gelaufene Zeit und die Uhrzeit angeben konnte.

Oh, doch schon 16.44 Uhr.

Kurz vor dem Ortsrand bog Andi spontan auf einen Weg ein, der leicht bergauf führte und, soweit er es von unten erkennen konnte, zwischen Weiden und Wiesen hinauf und dann am Waldrand entlang lief. Bunte Holzschilder wiesen Wanderer darauf hin, in wie vielen Kilometern und in welcher Zeit man die nächste Hütte oder Alm erreichen konnte.

Der Weg sieht gut aus. Eine gute Strecke.

Da das seine erste Laufeinheit in seiner neuen Heimat war, musste er noch eine geeignete Runde finden, um die gewohnten acht Kilometer hinzubekommen. Andi tippte, dass es heute nur etwa fünf Kilometer werden würden.

Ich hänge am Schluss noch eine halbe Runde dran. Dann ...

Noch während er vom Asphalt auf den Schotterweg wechselte, wurde sein Blick von dem dunklen Dickicht unterhalb der Bäume angezogen. Noch war der Weg von Kuhweiden flankiert – die auf der einen Seite war leer, auf der anderen standen die Tiere in Grüppchen beieinander und grasten friedlich vor sich hin. Hinter den Weiden würde der Weg nach links abbiegen und am Waldrand entlangführen. Dunkelgrüne Wipfel wuchsen in die Nacht, wobei sich ihre Schatten wie ein finsterer Mantel am oberen Rand des Hangs niederlegten. Weiter oben, in dämmriges Licht gehüllt, waren die Gipfel der Berge zu erkennen – nackter Fels und Eis. Sie wirkten trügerisch nah.

Andi verlangsamte sein Tempo und sein Blick blieb wieder auf dem pechschwarzen Unterholz haften, dem er immer näher kam. Er war versucht, stehenzubleiben, schüttelte dann aber den Kopf und schaltete kurzerhand seine Stirnlampe an. Natürlich lief er weiter, obwohl er seine aufkommende Unruhe beim Anblick des finsteren Gehölzes nicht leugnen konnte.

Kurze Zeit später war er oberhalb des Dorfes. Obwohl der Waldrand von unten nah ausgesehen hatte, wirkte es von hier oben, als ob sich die Häuser in unerreichbarer Ferne befänden.

Naja. Ich brauche mir keine Sorgen zu machen. Ich hab mein eigenes Licht, dachte Andi und schämte sich zugleich für seine Beklommenheit.

Das nächste Mal laufe ich eher los oder nehme eine andere Strecke ...

Nebel hing schwer über den Feldern. Darin befand sich die Herde dickfelliger Kühe, die gemächlich wiederkäuten. Fast alle hatten sich im kurzen Gras niedergelassen. Dicke Wolken warmer Atemluft hüllten ihre Schädel ein und die Körper dampften. Der Klang der Glocken trug für andere sicher zum beschaulichen Feeling bei, aber Andi musste spontan an Totenglocken denken. Unbewusst hatte er angefangen, schneller zu atmen, was dazu führte, dass er aus dem Takt geriet.

Blödsinn! Ich ... analytisch! Ich muss mehr mit dem Kopf an die Dinge heran gehen! Die Kühe. Bestimmt gehören sie zu einem Biobauernhof, sonst stünden sie im Stall. Der Almabtrieb ist doch sicher schon ein paar Wochen her, oder? So etwas wird hier auf dem Land auch immer groß gefeiert. Stehen Biokühe auch in den Wintermonaten draußen? Oder werden sie erst am Abend rein geholt? Was gehen mich überhaupt diese Kühe an?

Die Antwort war einfach: Sie lenkten Andi von dem mulmigen Gefühl ab, das in ihm immer stärker wurde, je länger er am Waldrand entlanglief.

Der Wald …

Unvermittelt sah er nach rechts in das dunkle Gestrüpp am Fuß der Tannen und Fichten. Seine Kopflampe schien hell, aber der Lichtkegel war zu klein. Er reichte gerade mal aus, um Autofahrer zu warnen, dass hier jemand lief, oder um den Fußweg zwei, drei Meter weit auszuleuchten, nicht aber, um durch das Unterholz zu dringen. Trotz des unguten Gefühls joggte er weiter, wobei das Licht seiner Lampe immer wieder vom Weg, der sich in einen matschigen Trampelpfad gewandelt hatte, zum Dickicht hin und wieder zurück zum Weg wechselte.

Schließlich verlangsamte er sein Tempo und blieb bei einer wurmstichigen Bank stehen, um sich umzusehen. Im Moment wäre ihm allerdings nichts lieber gewesen, als einfach sehr schnell weiterzulaufen.

Ich … fürchte mich, stellte Andi irritiert fest. *Aber das ist kindisch.*

Er atmete tief durch, versuchte, sich zu entspannen und legte ein Bein auf der Lehne der Bank ab. Dann beugte er sich vor, umfasste mit beiden Händen das griffige Profil seiner Laufschuhe und zog seinen Oberkörper nach vorne. Aus dem Wald erklang ein Knacken. Beunruhigt drehte er den Kopf in die Richtung, aus der das Geräusch gekommen war, konnte aber selbst im Schein der Lampe nicht erkennen, wer oder was es erzeugt hatte.

Ein Tier. Irgendein Tier! Bestimmt kein Pilzesammler und mit hundertprozentiger Sicherheit NICHT der Mörder von Ursula Bachinger!

Nach einer halben Minute wechselte er das Standbein und dehnte das andere.

Es knackte erneut und ein Rascheln folgte, das ziemlich nah klang und immer lauter wurde.

Da rennt jemand durch den Wald!

Das Geräusch endete abrupt, dafür jagte sein Puls, obwohl Andis Herzschlag bei so einer Dehnpause für gewöhnlich schnell in seine Ruhefrequenz wechselte. Sein Herz hämmerte regelrecht und im Nacken- und Rückenbereich britzelte es, als ob er lauter kleine Stromschläge abbekäme. Langsam zog Andi sein Bein zurück, stellte sich stabil hin und richtete sein Augenmerk vollkommen auf den kleinen Bereich, den er im Lichtkegel am Waldrand erkennen konnte und aus dem das Geräusch gekommen war.

Hecken, Farne … Tiere! Das müssen Tiere sein! Das sind bestimmt Rehe oder Wildschweine, ein Hase … nein. Der wäre nicht so laut gewesen. Es ist größer …

Die letzten vierundzwanzig Stunden waren nicht besonders glücklich für ihn gelaufen. Angefangen hatte es mit der Verspätung am Tatort, dann hatte er diesen verunreinigt, weil beim Anblick der verunstalteten Toten sich ein Teil seiner Galle – *gut, dass ich vorher nichts gegessen hatte* – auf den Teppich und in eines der Waschbecken verteilt hatte.

Ich habe genau die Stelle vollgekotzt, an der die meisten Fingerabdrücke waren!

Nach einer Weile hatte sich sein Magen wieder beruhigt und er war unter den verärgerten Blicken seiner Kollegen für eine letzte Begutachtung von Frau Bachinger noch einmal in das Badezimmer gegangen, bevor man ihre Leiche in die Gerichtsmedizin nach München brachte. Diesmal waren es Käfer gewesen, die die verbleibende Galle in ihm hatte hochkommen lassen. Zumindest hatte er es diesmal vor das Badezimmer geschafft und in eine Tüte gebrochen, die ihm der Oberkommissar fluchend unter das Kinn gedrückt hatte.

Käfer. Woher sind sie gekommen? Frühestens nach einigen Tagen dürfte es Käfer geben! In einer so sauberen Wohnung und bei diesen Temperaturen erst sehr viel später!

Aus sämtlichen Körperöffnungen der Verstorbenen war Getier gekrabbelt und gekrochen! Jemand musste es dort platziert haben! Eine andere Möglichkeit war ausgeschlossen.

Es knackte erneut im Gestrüpp. Einen Moment verharrte Andi starr vor Schreck, dann gab es für ihn kein Halten mehr. Er lief los, beschleunigte seine Schritte. Das Rumoren im Magen versuchte er zu unterdrücken und auch die Vorstellung, dass ihn jemand aus dem Wald beobachtete.

Was soll da schon sein. Irgendein Tier. Aber das ist jetzt egal. Konzentriere dich und geh analytisch an die Sache ran und spekuliere weniger! Was sagen die Fakten im Fall Ursula Bachinger?

Diese Gedanken bewirkten, dass er sich beruhigte. Ursula Bachinger. Allem Anschein nach war es ein Unfall gewesen. Die Frau war zusammengebrochen, zuerst mit der Schläfe gegen das Waschbecken geprallt, dann mit dem Hinterkopf gegen einen Schemel gestoßen und schließlich auf den Badvorleger gestürzt. Daraufhin ist sie mit dem Kopf unglücklich auf dem Schieferboden gelandet, wenige Zentimeter neben dem Teppich, und dort hatte sie einen Schädelbruch erlitten. Ob die Verstorbene in diesem Moment noch bei Bewusstsein war, wusste Andi nicht. Zuvor hatte sie noch versucht, den Sturz mit der Hand abzufangen, woraufhin diese gebrochen war.

Knacken. Rascheln. Knacken.

»WAS?« Mit einem erschreckten Keuchen sprang Andi im Laufen zur Seite, so nah war das Geräusch diesmal – es folgte ihm!

Ein ausgebüchster Hund? Ein Reh würde mir doch nicht NACHLAUFEN? Der Täter?

Definitiv nicht! Im Gegensatz zu den Schauermärchen, in denen im Wald irgendwelche Bösewichte auf einen warteten, waren die Statistiken ganz klar anderer Ansicht: Da wartete niemand auf dich! Die Täter kamen in den meisten Fällen aus dem nächsten Umfeld – Freunde, Familie! Sie lauerten nicht im Wald! Trotzdem brach ihm der Schweiß aus.

ES LÄUFT MIR IMMER NOCH NACH!

Inzwischen war seine Schrittfolge kein Joggen mehr – Andi rannte! Neben ihm knackte es immer wieder. Dann erklang ein schrilles Fiepen, gefolgt von einem Knacken. Das stammte aber nicht von Ästen.

Das sind Knochen!

Andi merkte, wie in ihm blanke Panik immer mehr Überhand gewann, obwohl ihm gleichzeitig sein Verstand sagte, dass dieses Tier, offenkundig ein Jagdtier, nun seine Beute gefunden hatte – und die war NICHT ER! Trotzdem wollte er nur noch schnellstmöglich weg von hier!

Er rannte inzwischen so nah an der Weide entlang, dass er aufpassen musste, nicht links am Hang in den Stacheldraht abzurutschen. Weiter bergab konnte er die asphaltierte Straße erkennen, gerade noch so, denn mittlerweile war die Sonne komplett untergegangen und um ihn herum alles in Dunkelheit gehüllt. Der Trampelpfad führte direkt darauf zu und von dort kam er auf schnellstem Weg hinunter ins Dorf, in sein Hotelzimmer, unter die Dusche und in sein Bett.

Ich bin seit über 36 Stunden auf den Beinen.

Rascheln. Knacken. WIEDER BEI IHM! Andi japste, sprang nach links, weg vom Wald, und verlor das Gleichgewicht, als erst der eine, dann der andere Fuß auf dem glitschigen Gras am Abhang ausglitt. Noch im Fallen drehte er sich zur Seite, so dass er nicht auf den Bauch plumpste, sondern den Sturz mit Knien und Händen abbremste.

Für einen Moment hatte er dank des Schrecks sogar seinen Verfolger vergessen und Andi war einfach nur froh, dass er noch vor dem Stacheldraht der Weide seinen Sturz aufgefangen hatte. Dann erinnerte er sich daran, dass etwas im Wald ihm nachlief.

»HE! VERSCHWINDE!«, schrie er so laut es ging dem Dickicht entgegen, rappelte sich auf und kletterte vorsichtig nach oben zum Weg, wobei er das Unterholz nicht aus den Augen ließ.

Ein normales Wildtier verfolgte keine Menschen. Und wenn es ein ausgebüchster Hund war, sollte er sich entweder beeindruckt zeigen und das Weite suchen oder zumindest knurren, bellen …

… irgendetwas tun, damit ich endlich weiß, was es IST!

Da er völlig konzentriert auf den Wald mit dem … was auch immer … darin war, erschrak Andi umso mehr, als plötzlich hinter ihm dumpfes Poltern und schwerfälliges Galoppieren zu hören war. Er sah über seine Schulter zurück zur Weide: Alle Kühe waren aufgesprungen und stoben gleichzeitig von ihm fort.

Sie flüchten vor mir? Oder …

Neue Geräusche kamen aus dem Dickicht. Kein Knacken von Ästen oder Knochen, sondern etwas, das er noch nie gehört hatte. Es klang am ehesten wie das Klackern von Kastagnetten.

Kein Hund!

Andi duckte sich keuchend, der Schein der Lampe suchte weiter nach dem Verursacher, gleichzeitig tastete er an seine Hüfte, aber seine Dienstwaffe war sicher verstaut im Waffenkoffer auf dem Zimmer. Er warf einen Blick zurück zu den Kühen. Sie bildeten mittlerweile einen einzigen Haufen aus dampfenden Leibern. Selbst aus der Entfernung konnte Andi die von Angst erfüllten, geweiteten Augen erkennen – oder meinte sie zu erkennen. Er sah zurück zum Wald, zur Dunkelheit HINTER dem Lichtkegel. Darin war eine Bewegung zu erkennen, geduckt, lauernd und plötzlich wollte er nicht mehr wissen, wer oder was die Geräusche produzierte. Er wollte nur noch weg!

Er spurtete los. Jeder hätte erkannt, dass er auf der Flucht war und nicht etwa Sport betrieb, obwohl er im Jogging-Outfit unterwegs war. Immer wieder sah er sich um. Manchmal konnte er ein Rascheln hören.

ES FOLGT MIR!

Er kam unbeschadet auf der Straße an, die vom Dorf aus hoch in den Wald und vorbei an einer alten Jagdhütte führte. Als ob seine

Beine ihm nicht mehr gehorchen wollten, blieb er stehen. Ein Jeep kam vom Dorf, passierte Andi und steuerte auf die Jagdhütte zu, die zwischen den alten Nadelbäumen noch kleiner wirkte, als sie war. Der ganze Wald schien darauf zu lasten … Der Jeep bog ein auf den kleinen Weg, der die letzten Meter zur Jagdhütte führte. Ein Mann stieg aus und ging auf die Hütte zu. Andi konnte lediglich seine Silhouette erkennen. Er stolperte rückwärts, während er das Geschehen verfolgte. Dabei schoss sein Blick vom Waldrand zur Jagdhütte und zurück. Dort oben bei der Hütte läutete eine Kuhglocke – offenbar die Klingel. Unwillkürlich sah Andi zur Kuhweide zurück. Die Tiere glotzen immer noch zum Waldrand.

Sehen sie etwas, das ich nicht erkenne?

In diesem Moment schob sich eine kleine Gestalt aus dem Dickicht, etwa 50 Meter von ihm entfernt.

Das … ist das ein Kind? Ein Mädchen? Was macht sie um diese Uhrzeit noch da draußen?, kam ihm in den Sinn. *Sie ist höchstens acht oder neun,* schätzte er.

Andi wollte ihr eine Warnung zurufen. Doch von einem Moment auf den anderen fror er. Als ob binnen eines Sekundenbruchteils die Luft um zehn Grad oder mehr abgekühlt hätte. Mit frostigen Klauen kroch sie in ihn. Die Kühe brüllten durcheinander – ein Geräusch, das er so zuvor noch nie gehört hatte –, während die kleine Gestalt langsam weiter ging. Allerdings nicht in Andis Richtung. Sie schien sich für die Jagdhütte zu interessieren.

Sie … bestimmt wohnt sie da. Sie … hat sie überhaupt etwas an?

Obwohl er sich in so einem Fall um das Kind hätte kümmern müssen, war er nicht fähig, sich ihm auch nur einen Schritt weit zu nähern. Im Gegenteil. Ohne es zu wollen, ging er weiter die Straße hinunter. Hinter sich die panisch muhende Herde.

Das Kind rannte plötzlich los, wobei seine Bewegungen viel zu schnell und irgendwie widernatürlich wirkten. Wenige Meter vor der Jagdhütte stoppte es urplötzlich, ging auf alle Viere und verkroch sich auf diese Art irgendwo ins Dickicht gegenüber des Hauses.

»Was … ist das … ich …«

Ich muss von hier fort! SOFORT! Ich … werde, wenn ich im Zimmer zurück bin, Meldung erstatten! Sie sollen eine Streife schicken, die nachsieht, ob alles okay ist. Es … keine unmittelbare Bedrohung. Da war ein Kind! Kein, kein … das kann kein Kind gewesen sein!, dachte Andi, während er bereits Richtung Dorf rannte.

Die Kühe auf der Weide brüllten immer noch, die Stimme eines Bauern gesellte sich dazu, der auf die »brunzdummen Viecher« schimpfte und der offenbar um seinen Zaun fürchtete. Andi sprintete, fühlte sich wie Beute, der ein Raubtier jeden Moment von hinten in den Nacken springen und dem es seine Zähne in die Halswirbel bohren würde.

Sie war so schnell, erinnerte er sich entsetzt. *Viel schneller, als ich je laufen könnte …*

7

Der Traum klebte an Lores Bewusstsein, ähnlich wie das durchgeschwitzte Nachthemd an ihrem Körper. Sie öffnete die Augen und brauchte einen Moment, um zu realisieren, wo sie sich befand – und dass alles in Ordnung war.

»Was für ein Mist war das gewesen?«, flüsterte sie zu sich selbst und strich ihre silbergrauen Locken aus dem Gesicht.

Du bist eine tolle Hexe!, dachte sie zynisch. *Kannst noch nicht mal deine eigenen Träume deuten! Aber andere Leute volllabern! Bravo!*

Flüchtig blickte sie zu Valentin, der neben ihr lag und von ihrem Alptraum offenbar nichts mitbekommen hatte, denn seine Atmung veranstaltete ein unrhythmisches, aber zufriedenes Konzert aus Blubbern, Rasseln und Pfeifen.

Lore beobachtete ihn eine Weile, während sie die Schaumstoffstöpsel aus ihren Gehörgängen pulte. Valentins Schlafgeräusche waren nunmehr um ein Vielfaches lauter, was sie aber im Moment nicht störte. Der unangenehme Beigeschmack, den der Traum in ihr hinterlassen hatte, tat es jedoch schon! Was hatte sie geweckt? Nur der Alptraum, oder war es vielleicht Frau Schmitt, die von ihrer altersschwachen Blase geplagt wurde und nochmal raus musste? Normalerweise durfte die Hündin neben Lores Bett nächtigen. Einzig wenn Valentin zu Besuch war, wurde der Hund aus dem Schlafzimmer verbannt. Guter Sex war definitiv unmöglich, wenn sich alle paar Minuten eine kalte Hundeschnauze auf Bauch, Rücken oder andere Körperteile legte!

Lore stand auf und schlich zur Tür. Auf halben Weg wurde ihr bewusst, was sie tat und sogleich trat sie fester auf.

So ein Blödsinn! Als ob meine Schritte einen Dr. Valentin Müller aus seinem Solo-Konzert reißen könnten!

Unvermittelt begann sie zu frösteln, was nicht nur am durchgeschwitzten Nachthemd lag.

Habe ich wegen Gustls Besuch so schlecht geschlafen?

Kurz bevor sie ins Bett gegangen war, war Oberkommissar Schallhuber mit zwei weiteren Polizeibeamten bei ihr vorbei gefahren und hatte vor und um die Hütte herum nach dem Rechten gesehen. *Warum?* Er hatte etwas von einem Mädchen erzählt, das hier irgendwo herumgelaufen sei – nackt. Zumindest hatte ein anderer Kollege so eine Beobachtung gemacht. Lore hatte ihm versichert, dass hier nirgendwo nackte Kinder waren und der Kollege vermutlich überarbeitet war oder sich getäuscht haben musste. Er hatte erleichtert gewirkt und ihr zugleich bestätigt, dass nirgendwo ein Kind vermisst wurde. Trotzdem war das Ganze eigenartig.

Aber deswegen träume ich doch nicht so etwas!

Die Bilder des Traums erschienen vor ihrem inneren Auge. Scheußliche Bilder!

Ich war darin. Und Joshi, der arme Junge! Kathi hatte doch so sehr an ihm gehangen und eigentlich wäre er ein hübscher Kerl, wenn er sich eine ordentliche Frisur gemacht hätte!

Nachdenklich verfolgte Lore, wie sich Valentins Silhouette im Rhythmus seines Atems hob und senkte. Ihr Blick schweifte weiter, über die holzvertäfelten Wände, die Fotos, das Trockengesteck auf dem Bauernschrank und schließlich zum Fenster. Die schweren, altmodischen Gardinen waren nur halb zugezogen, was in dieser Nacht ausreichte, weil es draußen stockdunkel war.

Joshi wollte mir etwas sagen, glaube ich, aber dann sind all diese Tiere gekommen … Fasane, Rebhühner, Hasen, Rehböcke, Eichelhäher … Sie waren tot und doch nicht tot. Sie haben mich angeglotzt und ich habe sie genommen, ihre … Sie schauderte. *… mit eigenen Fingern habe ich ihre Bäuche aufgerissen und sie mit Stroh befüllt und dann an die Wand gehängt. Meine Finger waren voller Blut! Joshi hat versucht, mich zu stoppen, aber ich habe ihn weggeschoben und weiter gemacht. Dann hat er hinter mir alle Tiere, die an der Wand hingen, herunter gerissen und sie im Boden verscharrt. Und ich habe versucht, noch schneller noch mehr Tiere auszustopfen …*

Lore begann zu frieren. Sie nahm ihren Morgenmantel vom Stuhl, zog ihn an und schloss ihn mit dem Gürtel.

Was für ein scheußlicher Traum! Warum bin ich aufgestanden?

Ihr eigentliches Vorhaben hatte sie beinahe vergessen.

Stimmt. Ich wollte nach Frau Schmitt schauen. Der Traum … ach, was! Ich werde mir morgen beim Frühstück weiter den Kopf darüber zerbrechen!

Mit diesem Gedanken verließ sie das Zimmer.

Im Gang roch es nach Holz, ein wenig nach den Räucherstäbchen, die sie heute verwendet hatte, und nach der Wärme, die der schwere Kachelofen ausströmte. Ihre tastenden Finger fanden den Lichtschalter im Gang auf Anhieb und obwohl Lore wusste, was für ein Anblick sie erwartete – sie kannte ihn ihr Leben lang und er gehörte zur alten Jagdhütte wie die Kuhglocke an der Eingangstür –, entfuhr ihr dennoch ein erschüttertes Stöhnen. Sobald das warme Licht erstrahlte, waren dutzende Blicke auf sie gerichtet.

Wie im Traum!

Rehböcke, Fasane, Marder, Eichhörnchen, Hermeline, Eichelhäher und noch anderes Getier. Von den größeren Tieren war nur der Kopf präpariert worden, die kleineren saßen im Ganzen auf einer Wurzel oder anderem. Aus leblosen Plastikaugen starrten sie ihr entgegen – nur für Sekundenbruchteile. Dann war es wie immer. Stumm und tot glotzten die Tiere ins Leere, dekorativ auf verschnörkelten Platten, über- und nebeneinander aufgereiht an den Wänden des Gangs. Das ganze Haus steckte voller Trophäen! Es war die Hütte ihres Großvaters, der passionierter Jäger gewesen war. Lore kannte jedes Viecherl, wie sie es nannte, das er hier ausgehängt hatte. Früher, als sie als Kind zu Besuch gewesen war, hatte sie manchmal heimlich eines der Eichhörnchen und das Rotkehlchen aus ihren Befestigungen gelöst, um damit zu spielen. Und jetzt jagten ihr dieselben Tiere Angst ein?

Reiß dich zusammen!

Valentin bestätigte scheinbar ihren Argwohn, indem er zweimal grunzte und sich auf die andere Seite drehte, wie das Quietschen des Bettes ihr verriet.

Lore sammelte Mut und ging den Gang hinunter. Nichts geschah, was sie irgendwie seltsam fand. Egal. Sie musste nach Frau Schmitt sehen und … ein Schatten am Treppenansatz hob sich und verzog sich nach unten.

»Mein liebes Fräulein Schmitt!«, flüsterte Lore mit drohendem Unterton.

Es hatte über ein halbes Jahr gedauert, Frau Schmitt abzugewöhnen, wie ein Wachhund vor der Schlafzimmertür zu warten, bis sich diese wieder öffnete, damit sie flink hineinhuschen konnte. »Hab ich dich auf frischer Tat ertappt, was?«, murmelte sie und fühlte Heiterkeit in sich aufsteigen. Nach so viel Schrecken fühlten sich die Ungezogenheiten ihrer Hündin wie Balsam auf der Seele an.

Im Erdgeschoss wollte Lore gleich zur Haustür gehen, um die Hundedame mit ihrer nervösen Blase nach draußen zu lassen, jedoch hielt sie inne und sah sich fragend um. Wo war Frau Schmitt? Normalerweise hätte sie jetzt ungeduldig scharrend vor der Tür ausgeharrt, aber der Hund war nicht da. Auch der Korb in der Küche neben dem Kachelofen war verwaist. Dafür stand die Tür zum Wohnzimmer weit offen.

Hatte ich die nicht geschlossen?

Unwillig ging Lore darauf zu und je mehr sie sich näherte, desto intensiver wurde der Geruch von Räucherstäbchen, Weihrauch und der Kräutermischung, die sie am Tag abgebrannt hatte. Sie dachte an Walburga, deren Dackel gestorben war. Sie hatte für ihre Freundin ein großes Ritual veranstaltet mit viel Räucherungen, Kerzen, den üblichen magischen Gegenständen wie einem Kelch, einem Dolch, einem Stab, einem Spiegel und einer Feder, drapiert auf einem Pentagramm …

Leuten wie ihr konnte sie gut helfen. Solche Menschen brauchten gute Worte und vor allen Dingen jemanden, der ihnen zuhörte. Eigentlich hatte Lore sich bis jetzt auf Liebeszauber und ein bisschen Weissagen beschränkt. Dass jemand eine Botschaft von verblichenen Angehörigen oder verstorbenen Haustieren erhalten wollte, war für sie Neuland.

Irgendwie ist es so kalt hier unten …

Und das, obwohl der Ofen in der Küche immer noch Wärme ausstrahlte, die eigentlich ausreichte, um auch diesen Raum hier auf einer vernünftigen Temperatur zu halten. Auch wenn Lore fror, wurde ihr plötzlich heiß. Hastig zog sie die Wohnzimmertür zu, eilte zurück zur Treppe und erstarrte mitten in der Bewegung, als sie dort etwas Unerwartetes entdeckte: Ein Tier saß auf der untersten Stufe und es war nicht Frau Schmitt! Lore stieß vor Schreck einen spitzen Schrei aus, presste sich sofort beschämt die Hand auf den Mund.

Ach, du Dummerchen! Das ist … ah, ja! Ein Hermelin! Schau, nichts Schlimmes. Wie ist es nur hier reingekommen?

»Husch! Raus mit dir, bevor die Schmidi dir den Garaus macht!«

Lore öffnete die Eingangstür, griff sich einen der Regenschirme und jagte das Tier nach draußen. Das kleine Raubtier verschwand sofort im Dunkeln. Irritiert blickte sie ihm hinterher.

Ein Ohr ist halb abgerissen … wie …

Valentins lautes Schnarchen von oben wirkte auf sie nunmehr wie eine rettende Insel in einem Schreckensmeer. Gleich einem stetig nagenden Wurm bohrte sich die Angst in ihre Wirbelsäule. Stück für Stück. Lore hatte bereits den Treppenansatz erreicht, wo zuvor der Hermelin gesessen hatte, als sie noch einen Blick auf Frau Schmitt erhaschen konnte, zumindest auf die Silhouette von ihr, wie sie sich in ihrem Körbchen neben dem Ofen zusammenrollte.

»Braves Mädchen, braves Mädchen«, hörte sich Lore mit dünner, alter Stimme sprechen. Es klang so gar nicht nach ihr. Aber das war jetzt egal. Sie musste zurück zu Valentin. Dort, nur dort, war sie sicher!

Sie erreichte das Schlafzimmer, drehte sich zu den glotzenden Tierköpfen hinter sich und ihr Blick fixierte das Hermelin, das dort hing – im Ganzen auf einem alten knorrigen Zweig. Tot. Ausgestopft. Und …

… ein Ohr ist halb abgerissen. Er sieht aus wie …

Sie eilte ins Schlafzimmer und zog fest die Tür hinter sich zu.

»Lore?« Verschlafen richtete sich Valentin im Bett auf und rieb sich die Augen. »Was ist los? Alles in Ordnung?«

Mit einer Hand tastete er nach seiner Brille, die auf dem Nachtkästchen an seiner Seite lag.

»Alles gut.« Sie kletterte rasch ins Bett. »Ich dachte nur …«

Das tote Hermelin war unten! Ich habe es gesehen!

»… ich dachte nur, dass die alte Dame raus muss.«

»Frau Schmitt?«, Valentin gähnte, dann schnaubte er belustigt. »Ich glaub, die ist unterm Bett.«

Unterm Bett? Sie war doch eben in ihrem Körbchen?

»Lore? Alles in Ordnung? Was schaust du so?«

Die Welt schien sich für einen Moment langsamer zu drehen. Die Ohren waren ein Stück tauber und rauschten, als ob Lore wieder ihre Schaumstoffstöpsel hineingesteckt hätte. Sie dachte an den Schatten im Körbchen und daran, was denn nun unter ihrem Bett liegen würde. Noch bevor die Angst überhand nehmen könnte, hatte sich Lore neben das Bett gekniet und sah darunter.

Es war tatsächlich Frau Schmitt, die dort lag. Eine leicht übergewichtige, alternde Schäferhündin, die seit Jahren nicht mehr unter das Bett gepasst hatte, weil sie einfach zu groß geworden war. Aber jetzt hatte sie sich darunter gequetscht und hechelte angstvoll. Sie hatte die Ohren an den Kopf gepresst, die Augen weit aufgerissen und zitterte am ganzen Körper.

In der Küche liegt etwas anderes …

8

Der Tag hatte grau und trüb begonnen und war es geblieben. Kathi stand vor dem Bioladen ihrer Mutter und hatte ihre Hände tief in die 14,99 Euro-Super-Softshelljacke geschoben. Sie fror und war unschlüssig, ob sie tatsächlich hineingehen sollte.

»Ceres – alles bio und fair« stand in geschwungenen Lettern auf der Schaufensterscheibe. Dahinter prangte auf einem Bett aus Stroh ein großer Weidenkorb, darin eine bunte Mischung von Lebensmitteln. Dinkelvollkornmehl, Agavendicksaft zum Süßen, Einmachgläser mit handgerührten Marmeladen, Sojamilch und noch mehr Zutaten für ein vollwertiges, veganes Frühstück. Auch einige Brote, dunkelbraun aus ganzem Korn ... Missmutig massierte Kathi den rechten Kieferknochen. Genau so einem Ding hatte sie es zu verdanken, dass sie vor einem halben Jahr eine verdammte Wurzelentzündung bekommen hatte, nachdem sie sich fast den Zahn an dem »ganzen Korn« ausgebissen hatte! Natürlich hatte ihre Mutter eine andere Erklärung dafür parat gehabt: Es waren die negativen Energien, die sich in Kathi aufgestaut hatten und auf diese Art und Weise einen Weg gesucht und gefunden hatten, sich auszudrücken.

Na, wenn sie meint ...

Kathis Blick wanderte über die restliche Auslage. Auf einem Regal aus geöltem Olivenholz lagen verschiedene Heil- und Kraftsteine aus für alle möglichen Wehwehchen. Darüber hingen handgestrickte Babyjäckchen aus Alpakawolle, auf dem Boden des Schaufensters waren allerlei Bücher über Engel und Schutzgeister aufgestellt und dahinter, gleich neben dem Weidenkorb, thronte ein umgedrehter Wurzelstock – auch aus Olivenholz –, an dem sich handgefertigter Silberschmuck mit Halbedelsteinen und ohne befand. Alle Waren wurden durch kleine Neonlampen, die seitlich und oberhalb befestigt waren, ausdrucksvoll beleuchtet.

Dafür dass ihre Mutter kein Geld für eine professionelle Schaufensterdekorateurin hatte, machte sie das ziemlich gut, befand Kathi. Soweit sie wusste, wurde immer zu Neumond die Auslage verändert.

Das steigert den Umsatz … jaja, ich weiß.

Tatsächlich trug sich der Laden selbst und Gertrud »Tara« Mühlbauer benötigte seit über zwei Jahren keine Zuschüsse mehr vom Sozialamt, um über die Runden zu kommen. Im Ladeninneren war eine Bewegung zu erkennen. Eine Frau sah auf und zu ihr nach draußen.

Okay, sie hat mich entdeckt. Ich muss wohl reingehen. Ich muss sowieso.

Kurz vor dem Eintreten blieb Kathis Blick an einem Aufkleber hängen, der auf Augenhöhe an der Tür angebracht war: »Dieser Laden arbeitet frei und nicht mit Sekten zusammen!« stand darauf. Kathi seufzte und trat ein.

Der Duft von Sandelholz und Citrus empfing sie. Der eine Geruch kam von einem Buddha, zu dessen Füßen sich ein Halter für Räucherstäbchen befand, der andere kam von der Theke, die die Ladeninhaberin gerade mit einem Spray und einem Lappen bearbeitete. Sie blickte ihr entgegen, legte sofort die Putzutensilien beiseite und stürmte auf Kathi zu.

»Wie schön, dass du vorbeischaust!«, rief ihre Mutter etwas zu enthusiastisch aus.

Kathi wurde kräftig umarmt und für einen Moment meinte sie tatsächlich, so eine Art von »positiver Energie« zu fühlen, die zu ihr geschickt wurde. Genau in dem Augenblick, als die Umarmung unangenehm wurde, ließ ihre Mutter von ihr ab und trat einen Schritt zurück. Mit durchdringendem Blick wurde Kathi gemustert, samt ihrer Kleidung und vermutlich auch ihrem »Energiefeld«, das Gertrud »Tara« Mühlbauer mit ganz offensichtlich missbilligte.

»Du isst zu viel und ungesund!«, erklärte sie, während Kathi noch darüber rätselte, ob ihre Mutter immer noch täglich ihr Yoga-Workout praktizierte. Sie wirkte zumindest so drahtig wie vor einem halben Jahr, als sie sie das letzte Mal gesehen hatte. Vermutlich passten beide Oberschenkel ihrer Mutter in ein Hosenbein ihrer eigenen Hosen.

»Du weißt, dass die konventionell hergestellte Nahrung ohne Licht und Liebe und ohne Leben ist?«

Gertrud »Tara« Mühlbauer stemmte ihre Fäuste in die schmalen Hüften und nickte, ihre eigenen Worte bekräftigend. Sie war gerade mal so groß wie Kathi, hatte aber, anders als ihre Tochter Kathi und ihre Mutter Lore, blaue Augen und glatte, blonde Haare, die inzwischen in einen Grauton übergingen. Sie trug ein ärmelloses oversized Oberteil aus grobem Leinen – Kathi fand das etwas zu kühl für November –, das sie selbst genäht hatte.

»Die Nahrungsmittelindustrie will uns krank machen! Gesunde Menschen werden nicht gebraucht! Nur kranke Menschen sind verzweifelt genug …«

»Ich weiß«, unterbrach sie Kathi und biss sich gleich darauf auf die Lippen. *Shit! Jetzt fängt sie erst recht an! Lass sie ausreden, sag »Ja« und warte, bis sie fertig ist, sonst stehst du morgen noch hier! Diskutier nicht mit ihr! Verdammt!*

Tara Mühlbauer hob ihr Kinn an und bedachte ihre Tochter mit einem tadelnden Blick.

»Da könntest du gleich mit einem Löffel das Billigmehl in dich hineinstopfen … Das hat genauso viel Nährwert. Oder Sägespäne!«

»Ja, Mama, und es tut mir leid, dass ich dich so lange nicht mehr besucht habe«, log Kathi und hoffte, dass ihre Mutter ihr das abnahm. »Ich hatte viel zu tun in letzter Zeit.«

Sie versuchte ein entschuldigendes Lächeln und musste gleichzeitig daran denken, wie klar strukturiert der Tagesablauf ihrer Mutter war. Das hatte Vorteile, denn dadurch war es für Kathi ein Leichtes, ihr aus dem Weg zu gehen.

»Du hast schweres Karma auf dir lasten, mein Kind«, behauptete »Tara« Mühlbauer und sah ihre Tochter streng an. »Darum will ich dir deine Unwahrheiten nicht verübeln.«

Verdammt! Sie kann meine Gedanken lesen!

Ihre Mutter verschränkte die Arme vor der Brust und musterte Kathi weiter. »Harte Zeiten hast du hinter dir und schwere Prüfungen werden dich dein Lebtag begleiten.« Ihre Mutter nickte andächtig.

Kathi stutzte und überlegte einen Moment, an wen sie diese Art zu sprechen erinnerte. Dann begann sie zu kichern.

»Sorry, Mum. Du hörst dich an wie Meister Yoda. *Star Wars*!«

Kathi lachte weiter. Das Gefühl war eigenartig, aber gut.

Tara schnaubte empört auf, dann besann sie sich wieder ihrer inneren Mitte, zumindest vermutete Kathi, dass sie das tat, holte sich Lappen und Spray und begann, damit eines der Regale zu putzen.

»Wann bekomme ich mein Auto wieder?«, fragte sie, ohne sich umzudrehen, und Kathis Lachen wandelte sich in ein verlegenes Räuspern.

Shit! Sie KANN Gedanken lesen! Oder ich bin so leicht zu durchschauen. Letzteres. Definitiv Letzteres.

Ihre Mutter bearbeitete indes den Regalboden mit einer Intensität, die an Aggression grenzte. So als ob sie jeden Keim und jede »dunkle Energie« hundertprozentig vernichten wollte. Im Rhythmus ihres Wisch-Ausbruchs wippte ihr die schwere Kette mit Halbedelsteinen gegen das Dekolletee. Sie bestand aus Rauchquarzen gegen die negativen Energien, Bergkristallen für die positiven Energien und Onyxen für Kraft und Energie überhaupt und als Schutz gegen Böses. Und sie wog gut und gern ein halbes Kilo, mutmaßte Kathi. Wenn ihre Mutter morgens Nackenschmerzen haben sollte, dann lag das bestimmt nicht an »negativen Schwingungen«, sondern an dem Steinschmuck. Ihre Mutter warf ihr über die Schulter hinweg einen deprimierten Blick zu.

»Also? Es geht doch um mein Auto, oder?«, fragte sie bissig.

Ihr Temperament hatte sie eindeutig an ihre Tochter weitergegeben. Kathi schwieg beschämt und Tara Mühlbauer legte den Lappen beiseite.

»Wenn du noch etwas anderes brauchst, hier aus dem Laden, dann nimm es dir, schreib es aber vorne auf meinen Notizblock, damit ich weiß, was fehlt. Da hinten die Naturkost-Ecke ist neu! Du musst mehr gesunde Sachen essen! Und such dir einen anderen Arzt! Ich könnte dir einen Heiler in Garmisch-Partenkirchen empfehlen. Rechnung an mich. Diese ganzen Medikamente sind nicht gut für dich!«

So schnell, wie der Ärger gekommen war, war er wieder verflogen. Tara gab ein Seufzen von sich und lächelte. Erleichtert atmete Kathi auf.

»Die Chemikalien in den Tabletten von diesem Münchner Arzt machen dich kaputt, mein Engelchen!« Ihre Mutter klang zutiefst besorgt.

Aber sie sorgen dafür, dass ich keine Stimmen mehr höre und keine Rasierklingen mehr brauche, um mich besser zu fühlen!, widersprach Kathi in Gedanken, während ihre Mutter ihr die Autoschlüssel bereits in die Hand drückte.

»Fahr bitte vorsichtig und versprich mir, besser auf dich Acht zu geben! Ich ruf dich an, wenn ich das Ding wieder brauche.«

Kathi gab ihr einen Kuss auf die Wange.

»Danke, Mum.«

»Bis der Wagen zurück ist, wirst du meine Anrufe annehmen, weil ich mir sonst mein Auto wieder hole! Alles klar?!« Tara lächelte triumphierend und setzte noch einen obendrauf: »Außerdem verpflichtest du dich, mindestens jeden zweiten Sonntag zu einer kurzen Meditation bei mir vorbei zu kommen …«

« … vor Sonnenaufgang, mit nüchternem Magen und einer positiven Grundhaltung …«, beendeten Mutter und Tochter den Satz gleichzeitig – die eine mit einem seligen Lächeln im Gesicht, die andere rieb sich wieder den Kiefer.

Kathi hoffte inständig, dass die Polizei schnell, sehr schnell mit der Untersuchung ihres Wagens fertig sein würde.

9

»Dieses beschissene Kaff kotzt mich an!«

Alles stinkt nach Mist, überall ist Dreck und die Mädchen … Scheiße! Kennen die kein Make-Up? Oder wenigstens Schuhe mit Absätzen?

Boris ließ das Fenster seines nagelneuen *Audis* herunter, um sich eine Zigarette anzuzünden. Das kaum hörbare Summen der Elektrik stimmte ihn milder. Es war ein gutes Geräusch. Im Gegensatz zum Dorfleben war der Wagen perfekt! Okay, Bergidyll und diese Sachen waren nett, aber er brauchte das pulsierende Leben der Großstadt – nicht das biedere München, sondern Frankfurt, Berlin, besser noch Amsterdam oder London! Aber egal. Jetzt war hier sein Job …

Bachernberg! Das klingt schon so, als ob die Familie untereinander heiratet!

Aber die Arbeit war gut bezahlt, auch wenn Boris jeden Abend irgendwelchen verfluchten Mist von seiner großen Liebe – dem Wagen – waschen musste. Der sah nicht nur aus wie ein Traum in poliertem Schwarz und glänzendem Chrom, nein, er roch auch nach Erfolg und Ruhm und Geld! Beim Klang des Motors bekam Boris Gänsehaut und die glatten Ledersitze erinnerten ihn an die makellosen Schenkel der Ladys, die ihm vor vielen Jahren den Weg in die »besseren Kreise« geebnet hatten. Die Zeiten der Balkankriege waren ein Traum gewesen, wenn man Geschäfte mit den jungen

Damen gemacht hatte. Egal ob sie aus Serbien, Mazedonien oder Albanien gekommen waren.

Und hier …

»He! Sie da! Des is kei Parkplatz net. Des is a Einfahrt!«, krächzte es plötzlich neben Boris.

Er blickte in das runzlige Gesicht einer Oma in nichtssagender, beige-grauer Kleidung. Sie stützte sich schwer auf einen Rollator, an dessen Seiten ein paar vergilbte Stoffrosen baumelten. Im Korb daran stapelte sich diverses Tierfutter und anderes. Offenbar teilte sich die Oma ihre Wohnung mit Katzen, Hunden, Wellensittichen und einem Mann. Zwischen *Whiskas*, *Frolic* und anderem Fraß klemmte eine Dose Männer-Rasierschaum. Es musste ein Mann im Haus sein. Die Alternative dazu war, dass sie sich selbst damit rasierte. Boris schluckte seinen Ekel herunter, genauso wie das Verlangen, auszusteigen und der alten Schachtel ihr verfluchtes Tierfutter ins Maul zu stopfen. Stattdessen lächelte er und nickte ihr zu.

»Guten Tag. Keine Sorge, ich fahre hier gleich weg. Ich hole nur meine Tochter ab«, behauptete er betont freundlich und sehr laut. Es war anzunehmen, dass die Alte nicht mehr gut hörte.

Normalerweise stimmte diese Pauschalantwort die Leute friedlich. Manche lugten auf den Rücksitz des Wagens und entdeckten dort einen pinkfarbenen Kindersitz, eine Puppe und ein paar Spielsachen. Die perfekte Tarnung. An so einen netten Vater verschwendete man keine weitere Aufmerksamkeit. Aber hier, in diesem verdammten Kaff, tickten die Uhren anders.

»Wie hoast de Tochter?«, bohrte die Alte nach und schien glatt darüber nachzudenken, welches Kind in der Nachbarschaft es wohl sein könnte. »I kenn Sie net. Wer san Sie? Und wie hoast des Madl?«

Boris Lächeln fror ein und er griff nach seinem Handy, während er gleichzeitig das Fenster hochfuhr. Die Zigarettenpause musste warten.

»Ich bekomme einen Anruf. Vielen Dank«, log er, startete den Wagen und brauste los.

Diese Bauern! In einer Großstadt passierte ihm so etwas nie! Niemals! Nicht mal in München – und das war nur ein größeres Dorf mit U-Bahn und zweitklassigen Puffs! Jedenfalls konnte er da den ganzen Tag im Auto sitzen und in Ruhe seine Zielperson observieren. Lediglich die eine oder andere Politesse galt es zu besänftigen, ansonsten interessierte sich niemand für ihn. Aber hier …

Keine drei Minuten später parkte Boris wieder am Anfang der Kirchstraße. Die Alte war weg und dieser lächerliche kleine *Smart for Two* mit seinen vielen Aufklebern stand immer noch in der Einfahrt.

Sie ist noch da!

Erleichtert fuhr er das Fenster nach unten und zündete sich seine Zigarette an.

Katharina Mühlbauer, auch eine von denen, die noch nichts von Make-up und anständigen Schuhen gehört haben!

Die Mutter eine Bioladen-Emanze, die Großmutter eine Wahrsagerin, der Vater erfolgreicher Sektenguru und die Tochter … vielleicht eine psychotische Mörderin? Gut, die Familie Mühlbauer war selbst in großstädtischen Maßstäben gemessen außergewöhnlich schräg. Was seinen Auftraggeber, Herrn Bachinger, veranlasste, in dem kleinen, pummeligen Mädchen die Mörderin seiner Gemahlin zu vermuten, verstand Boris jedoch nicht. Allerdings war das auch nicht sein Job.

Mein Job ist es, ein Auge auf sie zu haben. Öde. Warum kann ich sie nicht einfach irgendwo abpassen und mit Sturmhaube und ein bisschen Grobheit die Wahrheit aus ihr herauskitzeln? Die Sache wäre in wenigen Minuten klar …

Er und zwei andere Kollegen sollten der Reihe nach eine ganze Liste von möglichen Kandidaten observieren und alles dokumentieren, da Bachinger davon überzeugt war, dass die hiesige Polizei unfähig war, die Umstände des Todes seiner Frau aufzuklären.

Boris gähnte, obwohl es erst Nachmittag war, dann streckte er sich und holte erneut sein Smartphone aus der Jackentasche.

Sicher ist sicher. Vielleicht brauche ich bald wieder eine Erklärung, warum ich hier stehe.

Zwischendrin warf er einen Blick über die Armatur hinüber zu dem alten Bauernhaus.

Ich werde kein Nickerchen machen! Oh nein! Wie peinlich und unprofessionell wäre es, wenn mir diese Katharina entkommen würde! Da hinten am Ende der Straße ist der Hof und ihre Wohnung ist ganz oben zur Hofinnenseite – ungünstig. Sie ist in der Wohnung, seit sie heute Morgen mit dem Auto zurückgekommen ist. Was tut sie da? Den ganzen Tag Chips fressen und fernsehen? Hat sie einen PC? Jedenfalls ist sie zu Hause und nicht auf der Arbeit! Vielleicht trifft sie sich später mit jemandem und fährt fort? Oder bekommt Besuch?

Boris stellte sein Smartphone in die Halterung und holte sein Laptop hervor.

Ein bisschen Filme gucken, dann ist es nicht so langweilig …

Das Smartphone begann zu summen und gleich darauf ertönte die Titelmelodie von *Star Wars*. Das Display zeigte als Anrufer »Imperator«. Boris drückte die Freisprechtaste.

»Ja, ich bin dran …«, begann er und wurde sofort unterbrochen.

»Kommen Sie! Kommen Sie, sofort! Da ist wer bei der Garage! Jetzt! Kommen Sie!«

Hätte Boris nicht gewusst, dass sich hinter dem Pseudonym »Imperator« Bachinger verbarg, so hätte er niemals seinen Auftraggeber erkannt. Die Stimmlage war viel zu hoch und hatte eine Art hysterischen Flüsterton. Er startete den Wagen.

»Haben Sie schon die Polizei …«

»Ja! Aber bis die da sind … Kommen Sie! Schnell!«

»Und was ist mit dem Zielobjekt?«

»EGAL! KOMMEN SIE!« Der millionenschwere Brezenbaron quiekte beinahe.

Boris' Sorge wuchs. Angenommen, es gab dort tatsächlich jemanden, der es auf Bachinger abgesehen hatte …

Ein abgemurkster Bachinger kann mich nicht mehr bezahlen!

»Scheiße! Ja, ich bin auf dem Weg!«

Mit quietschenden Reifen schlitterte der Wagen auf die Straße hinaus. Regen hatte eingesetzt und verlieh dem sowieso schon neblig-grauen Spätnachmittag die heitere Note einer Beerdigung. Boris schaltete das Licht an und versuchte, Bachinger anzuwählen. Ohne Erfolg. Mal hatte er keinen Empfang, dann wiederum war die Leitung belegt.

»Lass dich bloß nicht umlegen!«, knurrte Boris, während er aus dem Handschuhfach einen Elektroschocker und eine Schreckschusspistole hervorholte. Den Schocker verstaute er in der Jackentasche, die Pistole klemmte er sich unter den Gürtel.

»Scheiße! Scheiße! Scheiße!«

Fluchend überholte er einen Milchlaster und sah vor sich einen bescheuert aussehenden, mintfarbenen Kleinwagen, der ihm entgegenkam. Knapp vor der hässlichen Plastikschüssel schlug Boris das Lenkrad hart rechts ein und war wieder auf seiner Spur.

»Nicht abkratzen! Nicht abkratzen …«, keuchte er zwischen zusammengepressten Zähnen.

Ich brauche das Geld! Verdammt noch mal!

Zehntausend hatte er alleine dafür bekommen, dass er den kommenden Monat zu jeder Tages- und Nachtzeit Bachinger zur Verfügung stand – und das im Voraus! Eine weitere Null kam hinzu, wenn er allein den Fall aufklärte! Jetzt, da er aus dem Geschäft mit den Ladys ausgestiegen war, musste er jede Einkommensquelle nutzen, die sich ihm anbot. Schließlich hatte er hohe Ausgaben, da der Lebensstil, den er pflegte, ziemlich kostenintensiv war. Eigentlich hätte er auch heute noch gerne seine Damen am Laufen gehabt, aber die Zeiten änderten sich und gegen gut organisierte Familienbanden aus dem Osten konnte er als Alleinunternehmer nicht viel ausrichten. Auch zwanzig Jahre im Boxring halfen nicht viel, wenn man 'ne Knarre am Schädel hatte.

Bei einem einzelnen Gegner, der es auf seinen Auftraggeber abgesehen hatte, sollte es jedoch keine Probleme geben. So einer wäre nicht der Erste, dem er die Nase nach innen stampfen würde!

»Glotzt nicht so dämlich!«, entfuhr es Boris, als er an den letzten Weiden vor dem Grundstück der Bachingers vorbeiraste. Was glaubten die Viecher, was er da machte? Die Rallye von Dakar? Boris zeigte den Kühen im Rückspiegel den Stinkefinger. Die standen immer noch mitten im Regen auf ihrer Matsch-Scheiß-Weide und stierten ihm nach. Dann kam die Abzweigung zum Anwesen. Schon von Ferne entdeckte Boris das weit geöffnete Tor.

»Wie kann man so ein Volltrottel sein und dabei reich werden?«

Vielleicht würde er eines Tages auch so ein Grundstück besitzen. Seine Wohnung in München war zwar ganz nett, aber eine kleine Villa in Grünwald wäre definitiv besser. Das Tor würde zu jeder Tages- und Nachtzeit gesichert und geschlossen sein. Und natürlich videoüberwacht! Dazu mindestens zwei freilaufende, beißfreudige Schäferhunde …

Die *Star Wars*-Melodie erklang und brach gleich wieder ab, während Boris den Kiesweg hinauf brauste. Das Adrenalin im Blut trieb ihm den Schweiß auf die Stirn. Noch während er auf dem rutschigen Untergrund vor dem Anwesen seinen Wagen zum Stehen brachte, kam Bachinger aus der Haustür und stürmte ihm entgegen. Er war, trotz des strömenden Regens, nur mit Bademantel und Pantoffeln bekleidet und hielt in der einen Hand sein Smartphone, in der anderen eine Pistole. Beide Hände zitterten so stark, dass Boris überlegte, ob er ihm die Waffe abnehmen sollte.

»Gott sei Dank! Sie sind da!«, heulte Bachinger.

Seine Augen rollten wie irre in den Augenhöhlen und das kurze, sonst sehr gepflegte Haar stand wirr in alle Richtungen ab. Boris sprang zur Seite, als Bachinger wieder mit seinen Händen fuchtelte.

»Dort lang! Er ist zur Garage!«

Für einen kurzen Augenblick wirkte Bachinger wieder ganz im Besitz seiner geistigen Fähigkeiten, denn er drehte die Pistole und hielt sie mit dem Knauf Boris entgegen, damit dieser sie nehmen konnte. Boris schnaubte.

»Brauch ich nicht«, entgegnete er, warf einen Blick auf den Anbau und entdeckte dort tatsächlich die Umrisse eines Mannes, der sich in den Schatten drückte. Sein Puls beruhigte sich, denn er war sich sicher, dass sich ein Professioneller nicht so verhielt. Der Eindringling war sicher entweder ein Jugendlicher, der eine dämliche Mutprobe erfüllen musste, oder irgendein Obdachloser, Zigeuner oder was auch immer, der einen Unterschlupf gesucht hatte.

»Oh, Mann«, seufzte Boris.

Wenn der Bachinger immer so reagiert, dann ist es nicht mehr weit bis zum Herzinfarkt. Alles wegen so einem Penner …

»Gehen Sie ins Haus und warten Sie auf die Polizei. Sicherheitshalber schließen Sie sich in einem Zimmer ein und warten auf mich oder eben die Bullen.«

Dann zog Boris den Reißverschluss seiner Jacke zu, steckte die Finger seiner rechten Hand in die Löcher des Schlagrings, der ihm seit vielen Jahrzehnten gute Dienste erwiesen hatte, und ballte eine Faust. Mit federnden Schritten sprintete er los, wobei der Klang seiner schweren Schritte auf nassem Kies vom strömenden Regen verschluckt wurde.

Kurz darauf hatte er die Garage erreicht und baute sich breitbeinig davor auf. Er sah keinen Sinn darin, Deckung zu suchen oder sich heranzuschleichen. Der Kerl wusste, dass er da war, und ein Profi war es nicht. Ein zugedröhnter Teeny war sicher nicht im Besitz einer Schusswaffe und falls doch, wäre er zu unerfahren im Umgang damit. Boris warf einen schnellen Blick zurück zu Bachinger, der bereits im Haus verschwunden war.

Lasst die Spiele beginnen!

Boris wischte sich mit dem linken Unterarm über das nasse Gesicht und grinste breit.

Nett sein! Wenn er dich nicht angreift, dann lass die Finger von ihm! Aber ein bisschen Prügel sollten notfalls nicht schaden!

»Okay, Mann. Ja, draußen regnet's! Aber du kommst jetzt sofort da raus und verpisst dich! Lass dich hier nie wieder blicken, sonst mach ich Brei aus deiner Visage! Du hast dem alten Herren einen gehörigen Schrecken eingejagt!«, brüllte Boris über das Heck von Bachingers silberner *Mercedes*-Limousine hinweg.

Wieso hat die Garage überhaupt offen gestanden? Hat der Bachinger seit dem Tod der Gemahlin immer »Tag der offenen Tür« oder sowas? Wenn er genauso nachlässig ist mit den Haus- und Nebeneingängen … so ein Vollidiot!

Von weitem ertönten bereits Polizeisirenen.

»Jetzt ist der Spaß zu Ende, Freundchen! Zeig dich!«

Boris wurde unruhig. Er hatte keine Lust auf ein Zusammentreffen mit den Bullen. Notfalls war er der neue Hausmeister von Bachinger. Zumindest hatte er das mit dem alten Brezenbaron so abgesprochen.

Um diese Jahreszeit wurde es am Nachmittag schnell dunkel und in der Garage war alles nur schemenhaft zu erkennen. Boris' Blick tastete die Seitenwände nach einem Lichtschalter ab, fand aber keinen. Die Außenbeleuchtung des Anwesens war zwar üppig, reichte aber gerade mal bis zur Mitte des Garageninneren, wobei der in dicken Schnüren fallende Regen zusätzlich Licht raubte.

»Wenn du nicht sofort …«, brüllte Boris und verstummte abrupt, als sich ein Schatten hinter der Motorhaube erhob.

Die kurze Bewegung reichte aus, um zu erkennen, dass der Unbekannte keinerlei Angriffsabsichten hegte. Er schien in sich versunken zu sein, ignorierte Boris oder war zu high, um ihn zu bemerken.

»… so ist es gewesen. Ja. Jetzt erinnere ich mich …«, erklang die verwunderte Stimme eines jungen Mannes.

»Hä?«

Boris kniff die Augen zusammen und machte ein paar zögerliche Schritte nach vorne. Es kam ihm der Gedanke, den Schlagring abzuziehen und den Bubi da hinten einfach am Schlafittchen zu packen und mit ein paar Klapsen auf den Hinterkopf nach draußen zu befördern. In dem Moment entdeckte er einen Lichtschalter und betätigte diesen. Grelle Neonröhren erstrahlten.

Offenbar hatten sich Boris' Augen doch besser an die Dunkelheit angepasst, als er gedacht hatte, denn das Licht blendete ihn kurzzeitig, was ein professioneller Einbrecher ausgenutzt hätte. Doch der Typ stand immer noch an Ort und Stelle und bestätigte damit Boris' Vermutung, dass es irgendein beschissener Penner oder Junkie sein musste. Und was für einer! Ein dünner, langer Typ mit braungrünen Dreadlocks, die ihm über die Schulter fielen. Der Punk trug eine zerfetzte Jeansleggins im Zebra-Style, darüber einen zerschlissenen, dunkelgrauen Mantel mit bunten Buttons und quietschgrüne Boots. Mit einem genervten Brummen streifte Boris den Ring ab, steckte ihn in die Hosentasche und ging auf ihn zu.

»Oh, Mann, du kleiner Wichser! Die Bullen sind gleich da, aber glaub nicht, dass die Zeit nicht noch reicht, um dir ein paar gehörige …«

Der »kleine Wichser« wandte sich Boris zu, sah ihn aber nicht an, sondern blickte staunend umher. An der linken Augenbraue steckten drei Piercings, je ein weiteres hing am linken Nasenflügel und im rechten Mundwinkel.

»Es war so schnell vorbei … erst das Licht, so grell. Dann dunkel. Dann Licht …«, flüsterte der Punk, sah hinunter auf die Motorhaube und strich mit der Hand darüber. »Die ist neu.«

Boris rümpfte die Nase. So dreckig wie der Typ war, musste er stinken wie 'ne tote Ratte. Tat er aber nicht. Boris roch nur den typischen Garagenduft: Schmieröl, Wachs für das Chrom und etwas Benzin. Von draußen hörte er hinter dem Rauschen des wasserfallartigen Regens, wie mehrere Fahrzeuge vor dem Eingang der Bachinger-Villa hielten.

»Mann, hast du ein Glück«, schnaubte Boris ehrlich verärgert. »Du glaubst nicht, wie unglaublich gerne ich dir deine Scheiß-Zecken-Fresse poliert hätte!«

Boris war inzwischen so nahe bei dem Punker, dass er ihn hätte packen können.

»Hinter dir«, sagte der Punk knapp.

»Glaubst du, ich falle auf dein dämliches Ablenkungsmanöver …«

»Boris?«

Eine Frauenstimme. Boris erstarrte, fühlte plötzlich nur noch eine ihm völlig unbekannte klirrende Kälte in seinem Nacken, die sich langsam aber zielsicher in seine Glieder ausbreitete. Die Stimme hinter ihm war hell und traurig und auf einmal schien sich alles nur noch in Zeitlupe abzuspielen. Er drehte sich zu der Frau und erkannte sie sofort. Elisa. So hatte das Mädchen geheißen.

War ein gutes Mädchen gewesen. Ukraine oder Weißrussland. Irgendwo von dort war sie gekommen. Ich habe sie gegen eine Brasilianerin getauscht. WAS ZUR HÖLLE TUT SIE HIER?

Damals hatte ein Kumpel von ihm etwas »eher Slawisches« gesucht, Boris' Kundschaft wiederum wollte frisches südamerikanisches Blut. Beide Mädchen waren noch recht unverbraucht et voilà hatte der Deal gestanden. Diese dumme Kuh Elisa hatte aber rumgezickt und Mecki war dann wohl zu grob zu ihr gewesen.

»Du bist doch tot?«, flüsterte Boris, erinnerte sich an den Punk hinter ihm, was ihn aus seiner Erstarrung löste. Sein Blick flog jetzt regelrecht zwischen den beiden hin und her.

Die Polizei hat damals mehrere Verdächtige in die Leichenhalle geführt, erinnerte er sich und konnte sich im ersten Moment nicht erklären, warum er genau daran dachte.

Wahrscheinlich hatten die Bullen das getan, weil sie seine Reaktion auf die tote Frau sehen wollten. Elisa hatte die gleiche Hautfarbe gehabt wie jetzt … wie weißer Marmor. Darunter etwas Dunkles? Ein bläulich-grüner Schimmer darauf? Die Haut glänzte wie poliert. Leicht schmierig.

Der verlotterte Punk beäugte Boris nunmehr seinerseits.

»Lass die Finger von Kathi!«, drohte er.

Kathi? Katharina Mühlbauer? Woher weiß er davon? Er … er droht mir? Er wagt es, MIR zu drohen?

»Du hast mich belogen. Du hast schlimme Dinge gemacht und du hast mich auf dem Gewissen«, flüsterte die Frau, Elisa. Die ruhige Art, in der sie sprach, verunsicherte Boris. Nervös sah er vom Punk zu ihr hinüber. Beide standen keine zwei Meter von ihm entfernt. »Ich bin nicht die Einzige, die du getötet hast.«

Ja. Sie … mausetot. Nein … nicht ich, Mecki hat … WAS PASSIERT HIER?

Boris schnappte nach Luft, wollte etwas antworten, so etwas wie »Verdammte Schlampe! Verpiss dich!«, aber dann erkannte er zwei weitere Frauen, die hinter Elisa zum Vorschein kamen. Sie schälten sich aus dem Regen, der wie ein Vorhang vor der Garage wirkte. Ein Vorhang, der Welten trennte. Eine der Frauen war dunkel, die andere heller …

Malika und Shirin …?

Mit angstvollem Stöhnen wich Boris nach hinten gegen die Wand aus.

»Du wirst Kathi nichts tun«, wiederholte der Punk. Dabei sah er immer wieder zur Kühlerhaube des *Mercedes.* »Ich erinnere mich.«

Kathi. Elisa. Malika und Shirin. WAS …? Spinn ich jetzt komplett?

»Du hast uns sehr weh getan«, flüsterten auf einmal alle drei Frauen im Chor, die Stimmen knisterten wie Pergament.

Panisch zog Boris seine Pistole und richtete sie auf das Frauen-Trio …

ICH? ICH fürchte mich? Vor irgendwelchen Tussis?

Toten Tussis obendrein … Von draußen hörte er die Polizisten, die wenige Meter weiter Stellung bezogen hatten und ihm – *nur MIR?* – befahlen, die Hände hoch zu nehmen, sich nicht zu rühren, den ganzen Bullenkram halt. Beinahe, aber nur beinahe, hätte er um Hilfe gerufen.

Die drei Frauen kamen näher, fixierten ihn aus kalten, glitschig-grauen Augen und Boris begann zu zittern. Er fühlte sich unfähig, irgendetwas zu tun. Selbst atmen war nicht möglich!

»Du wirst Kathi nichts antun!«

Verdammte Scheiße! Der ist auch noch da!

Gleich Hyänen in Menschengestalt kamen die drei Frauen auf ihn zugeschlichen. Die Häupter hatten sie gesenkt, bereit zum Angriff …

Anstatt den dreien einfach die Schädel wegzupusten, wich Boris panisch nach hinten aus – im Moment war ihm der Punk lieber! – und prallte mit Wucht gegen den Arbeitstisch und das Regal. Er taumelte weiter, stolperte über eine Kabelrolle, sah noch im Fallen, wie das Regal kippte und ein darauf abgelegter Schlagbohrer abrutschte.

»Jetzt gehörst du uns, jetzt …«, hörte Boris die Pergamentstimmen der drei Frauen.

»Du wirst Kathi nichts antun«, wiederholte der Punk.

Boris ging zu Boden, sah noch den schweren Bohrer direkt auf sich zustürzen … dann war es zu spät. Der Knauf des Geräts drückte sein Nasenbein ein und seine Stirn nach innen. Einen Augenblick darauf wurde er unter dem Regal und all den einst wohlsortierten Werkzeugen begraben.

10

»Da träumt sie mal schlecht und schon wird das Haus leer geräumt«, grummelte Valentin vor sich hin.

Am Morgen nach dem schlechten Traum hatte Lore sofort beschlossen, das Haus von allen Tier-Präparaten zu befreien. Das war gestern gewesen. Sie hatte daraufhin Handzettel gefertigt, kopiert und aufgehängt oder in Geschäften ausgelegt, die auf einen spontanen »Hausflohmarkt bei der Mühlbauer-Hütte« hinwiesen. Obwohl das sehr kurzfristig war, hatte die Werbung offenbar ausgereicht, denn die ersten Interessierten kamen bereits.

Nebel stand über den Feldern, nachdem es die vergangene Nacht geschüttet hatte. Das November-Einheitsgrau schien an diesem Samstagmorgen eine Pause eingelegt zu haben, denn der Platz vor der Jagdhütte war zwar voller Pfützen, aber in kühles Sonnenlicht getaucht.

Lore und Valentin hatten sechs Tapeziertische aufgebaut. Dazwischen standen drei wackelige Garderobenständer. Bis auf einen Tisch, auf dem sich altes Besteck, Geschirr aus Steingut, Keramikkrüge und Vasen mit Bauernmalerei drängten, waren alle anderen reichlich bestückt mit Tier-Präparaten. Vom einfachen Sperling, der mit weit geöffnetem Schnabel stumm zwitschernd auf einer Wurzel saß, über das obligatorische Hirschgeweih bis hin zum imposanten Eberkopf, der dreinblickte, als ob er sich selbst im Tod noch wünschte, es seinem Mörder heimzuzahlen. Natürlich war da auch das Hermelin mit dem kaputten Ohr.

… das in der Nacht auf der Treppe gesessen hat!

Lore beschloss, noch einmal umzustellen und alle Singvögel beieinander zu platzieren.

Daneben andere kleine Tiere … ach, ihr Armen.

Es war das erste Mal, dass sie mit den Präparaten so etwas wie Mitgefühl hatte.

Aber egal! Ich hab das geträumt! Für andere deute ich Träume und meiner war ganz klar: Das tote Viechzeug muss weg!

Sie begann mit einem Wedel die Tiere abzustauben.

Zwischen den ausgestopften Wesen aus Wald und Flur standen die Garderobenständer wie buckelige, haarige Mahnwachen. Das Ausmisten hatte insgesamt fünf Pelzmäntel zum Vorschein gebracht. Zwei Nerze und ein Blaufuchs waren dabei, bei den restlichen beiden hatte Lore sich lediglich vergewissert, dass sie nicht zu sehr von den Motten zerfressen waren. Welche Tiere das einmal gewesen waren, wusste sie nicht. Insgesamt schienen die Mäntel aber alle in solidem Zustand zu sein, genau wie die Präparate.

Hoffentlich wirke ich auch, als sei ich in einem »soliden Zustand«! Die letzten zwei Nächte … Die Hölle! Und die Schmidi spinnt immer mehr! Wird halt auch alt …

Sie blickte zu Frau Schmitt hinüber, die sich auf der Fußmatte am Hauseingang zusammengerollt hatte und sichtlich die Morgensonne genoss. Obwohl die Haustür offen stand, konnte Lore auf diese Weise sicher sein, dass sich kein Besucher ungebeten hinein wagen würde – Frau Schmitt mochte es nicht, wenn man über sie hinwegstieg und machte denjenigen dann gerne mit einem wohldosierten Schnappen darauf aufmerksam. Lore sollte es also zumindest hören, wenn jemand versuchte, das Haus zu betreten. Dann und wann kam es vor, dass Städter das Jagdhaus für eine Art Freilichtmuseum oder Café hielten und einfach hineinspazierten.

Lore schloss so gut wie nie ab, was nicht nur Valentin ärgerte, sondern auch Gustl. Seit Jahren schimpfte er über ihre »fahrlässige Naivität«, wie er es nannte.

Na, er ist halt auch Oberkommissar und nicht nur Valentins Cousin.

Von Berufs wegen musste er übervorsichtig sein. Aber gleichzeitig war er ein Kunde von ihr! Und alle ihre Kunden durften, wenn sie etwas auf der Seele hatten, hereinkommen. Das wusste auch Frau Schmitt, die gegenüber den meisten Menschen ein ausgeprägtes Desinteresse an den Tag legte – sofern sie nicht über sie hinwegsteigen oder sie anfassen wollten.

Inzwischen war Lore dazu übergegangen, mit einem Handbesen die Mäntel zu säubern.

Ich helfe schon so lange den Leuten. Kartenlegen, Weissagen, aber diese magischen Rituale begeistern sie noch mehr. Alles für die Liebe, die Gesundheit … naja, zum Arzt müssen sie trotzdem gehen. Da bestehe ich drauf! Ich bin doch kein Scharlatan! Oder zumindest kein schlimmer. Aber mit Gustl ist das manchmal schwierig.

Der Oberkommissar brauchte manchmal ihren Rat, wenn es um einen konkreten Fall ging. »Erzähl das bloß niemanden!«, befahl er dann immer. Im Gegensatz zu allen anderen Besuchern wollte Gustl »Fakten«. Kam er mit einem Fall nicht weiter oder war ihm etwas schleierhaft daran, dann kamen Lores Tarot-Karten zum Einsatz. Und offenbar funktionierte das. Lore hatte keine Ahnung wieso, aber die Sachen, die sie beim Kartenlegen erzählte, ergaben für die Klienten Sinn. Für sie selbst klang es nach einem ausgesprochenen Schmarrn!

Vor etwa zwanzig Jahren hatte sie mit dem ganzen magischen Kram angefangen, nachdem sie eine Talkshow mit einer »Hexe« gesehen hatte. Lore gefiel einfach der Gedanke, Leute zum Ratschen im Haus zu haben, die auch noch Ratschläge von ihr wollten.

Ganz im Gegensatz zu Trude!

Ihre Tochter hörte nie auf sie und weigerte sich vehement, Tipps anzunehmen.

Geld interessierte Lore nicht. Sie hatte ein Sparschwein, da konnten die Leute was reintun – egal ob und wie viel – und fertig. Interessanter waren die Geschichten, die ihre Kunden erzählten, und die Abgründe, die sich hinter den vielen scheinheiligen Fassaden auftaten. Besser als jeder Roman! Möglicherweise lag es auch daran, dass die Dörfler nicht mehr den alten Pfarrer zum Beichten hatten. Dem Neuen misstrauten sie, seit sie ihn vor ein paar Jahren dabei erwischt hatten, wie er Samstagnacht mit Perücke und hochhackigen Stiefeln aus dem Pfarrhaus geschlichen war.

Fertig!

Lore stemmte beide Hände in die Hüften, wobei sie in der einen den Staubwedel und in der anderen den Handbesen hielt. Sie trat ein Stück von den Tischen zurück und nickte zufrieden.

Sieht gut aus!

Es war kurz vor halb neun und die ersten Besucher schlenderten bereits zwischen den Ständen herum. Einige Kinder waren darunter. Eines begann zu kreischen, weil der Opa das Eichhörnchen nicht kaufen wollte, während ein anderes, ein kleiner Junge, mit Hingabe in der Nase des Ebers pulte. Lore kam der Gedanke, dem Rotzlöffel eins auf die Finger zu geben, als hinter ihr eine glockenhelle Stimme erklang.

»Das ist abscheulich! Ein Kabinett des Grauens! Das ist eine ganz schlechte Energie hier«, befand Trude, die auch von ihrer Mutter nur noch »Tara« genannt werden wollte, und umarmte Lore.

Es folgte ein obligatorisches Küsschen rechts und eins links, dann zog Trude den Rand ihres Schals weiter hoch und rutschte tiefer hinein. Der Paschmina wirkte nun wie eine kuschelige, lavendelfarbene Rüstung.

»Wieso bist du dann gekommen? Du bist hier aufgewachsen und weißt, was in deinem Elternhaus alles herumhing!«, antwortete Lore gekränkt. Beschämt erinnerte sie sich daran, dass nicht nur ihre eigene Mutter und ihre Tanten die Mäntel getragen hatten, sondern auch sie selbst. Aber das war etwa vierzig Jahre her und sie eine junge Frau!

Das war die Mode eben! Das hat man so gemacht!

»Ja, genau. Wie kann man einem Kind das nur antun!« Tara warf einen anklagenden Blick auf den Opa am Tisch nebenan, der seiner Enkeltochter anscheinend nun doch das Eichhörnchen kaufen wollte. »Barbarisch!«, urteilte sie.

Der ältere Herr blickte verunsichert von ihr zu Lore und nahm dem Kind das Tier wieder aus der Hand. Augenblicklich begann es zu brüllen. Lore zog Tara von den Ständen weg.

»Du verdirbst mir das Geschäft! Wenigstens spende ich das Geld dem Tierheim – ist das okay für dich?«, zischte Lore.

Der Opa mit dem Brüllkind nickte ihr aufmunternd zu.

»Nur fünf Euro«, rief Lore zu ihm hinüber. Das Schreien endete augenblicklich.

»Ich wollte … mit dir über Kathi reden«, sagte Tara zögerlich, während sich Lore den Fünf-Euro-Schein in die Bauchtasche schob.

»Was ist mit ihr?«

Der Flohmarkt war vergessen und auch die kleine Auseinandersetzung. Kathi war wichtiger.

»Sie wird wieder … seltsam. So wie früher.«

»Wie meinst du das? Erzähl mir jetzt aber bloß nicht, dass du sie beim Rauchen erwischt hast oder dabei, wie sie heimlich einen Burger gegessen hat!«

Empört straffte Tara die Schultern. »Nein! Eher wie damals.«

»Als sie ein Kind war oder … später?«, hakte Lore nach.

Kathi war schon immer eigen. Aber so ist das halt. Als Kind hat sie schon mit allen Tieren und Pflanzen geredet … aber sie hat nicht versucht, sich umzubringen.

Das hatte erst später begonnen. Mit den Stimmen. Lore runzelte die Stirn. Hörte und sah Kathi wieder irgendwelche Dinge? War sie nicht in Behandlung bei diesem berühmten Münchner Arzt?

»Glaub mir, Mama …« Echte Verzweiflung zeichnete sich in Trudes Mine ab.

Sie nennt mich »Mama« – oh, Mist! Dann ist es wirklich ernst!

»Ich versuch alles, um an sie ran zu kommen, aber sie ist so sehr in ihrer eigenen Welt gefangen. Der Gustl muss sie in die Ermittlungen wegen der Brezenbaronin einbeziehen … irgendwelche ›Dinge, die unklar sind‹, sagt er. Als ob die Kathi damit was zu tun haben könnte! Sie hat noch nie irgendeiner Seele etwas zuleide getan!«

Klar, außer sich selbst …

Dann wurde ihr plötzlich das einohrige Hermelin direkt vor das Gesicht gehalten.

»Hallo? Hallo! Wie viel denn nun?«

Lore blickte in die ungeduldige Mine eines anderen älteren Herrn. Sie kannte ihn aus dem Dorf. Vom Ratsch. Daher wusste sie auch, dass er drei Ehen hinter sich hatte und Sozialhilfe bekam, obwohl ihm mehrere Grundstücke gehörten. Wie er das angestellt hatte, blieb ihr schleierhaft.

»Äh, 25?«

»Zehn passt«, murmelte der Mann, wartete keine Antwort ab, sondern drückte Lore einige Münzen in die Hand und trollte sich. Sprachlos blickte ihm Lore hinterher.

Kathi …

Sie war anders als andere Kinder gewesen. Spätestens als sie mit sechs Jahren einen ganzen Tag damit verbracht hatte, sich mit einem Gebüsch zu unterhalten, war Lore das klar geworden.

Aber das war zu der Zeit, wo sich ihre Eltern getrennt haben. Das bringt ein kleines Kind halt durcheinander.

Zu ihrem Vater Xaver hatte Kathi seitdem keinen Kontakt mehr. Das hatte ein Gericht bestimmt. Der Richter hatte die Ansicht der Mutter geteilt, dass es besser für das Kind sei, bei der Mutter mit ihrem Bioladen zu bleiben als in der Sektenkommune, deren geistiger Führer Kathis Vater Xaver Bichler war, der sich aber nur noch »Shiva Sonnensohn« nannte.

»Kathi wirkt wie gejagt! Als ob sie Angst hat. Sie sieht sich ständig um, redet mit sich selbst! Die Gundi vom *Küchlein* hat die letzten Tage auch mit mir darüber geredet. Wenn das so weiter geht, muss sich Kathi einen anderen Job suchen, weil die Gäste schon komische Fragen stellen.«

»Falls sie den Job verliert, zieht sie einfach zu uns«, befand Lore und deutete einer jungen, ganz in schwarz gekleideten Frau mit beiden Händen an, dass sie für den ausgestopften Raben 20 Euro wollte.

Dann fiel ihr Blick auf ein kleines Mädchen, das alleine dastand. Wie alt war sie? Sieben? Acht? Ihre Kleidung wirkte verlottert und ... sie war barfuß! Für einen Moment fühlte Lore Sorge und Mitleid – immerhin war es November –, dann erkannte sie noch etwas anderes:

Sie ... schnüffelt an den Präparaten! Igitt! An dem Fuchs!

»Was ist denn das schon wieder für ein Balg«, murmelte Lore misstrauisch, während sie fühlte, wie sich die kleinen Härchen auf ihren Unterarmen aufstellten.

Trude seufzte ein weiteres Mal. Mit Mühe wandte sich Lore vom Anblick des merkwürdigen Kindes ab und wieder ihrer Tochter zu.

»Wir finden da schon eine Lösung für Kathi. Du kannst derweil reingehen, einen Tee aufsetzen oder ›das Universum um Hilfe bitten‹ oder so«, schlug sie sarkastisch vor und erntete einen giftigen Blick.

»Dass gerade du so daher redest!«

Beleidigt wandte sich Trude zum Gehen.

»Und vergiss nicht, Frau Schmitt erst »Sitz« machen zu lassen! Erst dann gehst du an ihr vorbei!«, rief Lore ihrer Tochter hinterher.

Lore wandte sich um und suchte als erstes nach dem kleinen Mädchen von eben. Es war weg – und auch der ausgestopfte Fuchs.

»Ja Kruzefix!«

Hastig sprang Lores Blick von einem Besucher zum nächsten. Inzwischen hatten sich fast ein Dutzend Leute eingefunden, von denen sie die meisten zumindest vom Sehen her kannte. Valentin stand weiter unten und stritt mit einem jungen Mann, der seinen SUV so abgestellt hatte, dass Valentin nicht mehr ausparken konnte.

Wo ist das Kind hin? Und wo ist mein Fuchs?

Sie entdeckte das Kind am Waldrand etwas weiter bergauf. Das Mädchen drückte sich zwischen braunblättrigen Brombeerhecken hindurch, wobei sich ihre viel zu große Jacke, ein fleckiges, verwaschenes Etwas, in den Dornen verfing. Das Kind zog jedoch unbeirrt weiter und das Gebüsch gab nach. Unter dem linken Arm des Kindes waren ganz deutlich das Hinterteil und der starre, buschige Schwanz des Präparats zu erkennen.

»Wirst du wohl hierbleiben!«, rief Lore und hastete los.

Von der Jagdhütte her erklang ein alarmiertes Bellen von Frau Schmitt. Sie hatte die Aufregung ihres Frauchens bemerkt und trabte mit gespitzten Ohren Lore hinterdrein, die bereits die Hecke erreicht hatte.

»Du kleine …«, mühsam verkniff sich Lore das Schimpfwort – *Mistgöre!* – und versuchte, sich ihrerseits zwischen den langen, mit Dornen gespickten Armen des Gebüschs hindurch zu zwängen.

Irgendwo da hinten versteckt sich das Balg! Was sind das nur für Eltern, die ihr Kind ohne Schuhe … Bestimmt Waldorfschule! Barfuß im November! Eigenbestimmung und so etwas … AHA! Da ist sie!

»Bleib stehen!«, rief Lore dem Mädchen zu.

Überraschenderweise stoppte das Kind, ging in die Hocke und setzte den Fuchs auf den Boden – direkt neben …

Da liegt noch ein toter Fuchs? Oder? Der ist doch tot? Wieso … ?

Lore zog ihren Ärmel aus dem Gestrüpp, hielt dabei den Blick auf das Kind gerichtet. Dann hatte sie sich befreit, wagte sich aber nicht näher heran. Etwa drei bis vier Meter vor ihr hatte das Mädchen zu summen begonnen. Die langen, strähnig-braunen Haare fielen vornüber und verbargen ihr Gesicht.

»Bist du eine starke Zauberin?«

Hinter den Haaren blitzte etwas in ihren Augen auf und sie legte ihren Kopf schief und wich auf allen Vieren vor Lore zurück.

Die … die ist verrückt! Was … ?

Gleich darauf näherte sich das Kind ihr wieder. Dabei grinste es breit und entblößte die Zähne. Sie waren rotbraun.

»Wir glauben, … du bist nicht so stark.«

Das Mädchen schnüffelte prüfend in Lores Richtung und nickte. Dann kam es noch näher, wobei es beide Hände auf die zwei Füchse legte.

»Sie … sind am schönsten, wenn sie noch ihre Lichter haben. Findest du nicht?«, wisperte es, ohne aufzusehen.

Lore fühlte plötzlich, wie schwer ihre Gliedmaßen sich anfühlten und dass sie zu keinem vernünftigen Gedanken mehr fähig war, so merkwürdig, nein, grausig war das Bild, das sich ihr bot. Unfähig, sich zu rühren, harrte Lore in kniehohem, verfaultem Farn und Blattwerk aus. Ihr Atem begann zu zittern.

Zauberin? Welches … Licht? Das Kind. Das ist doch verrückt!

Hinter ihr, auf der anderen Seite des Gebüsches, das sie und das Mädchen von der normalen Welt zu trennen schien, stieß Frau Schmitt einen fast menschlichen Schrei aus. Aus den Augenwinkeln erkannte Lore, dass die Hündin zu ihnen herüber starrte – geduckt und mit gefletschten Zähnen, das Fell gesträubt. Frau Schmitt schien hin und her gerissen von dem Wechsel ihrer Gefühle – Flucht oder Angriff?

Sie … will mich schützen, dachte Lore träge und sah widerwillig zurück zu dem Kind mit den Füchsen.

»Nicht stark! Wir sind sicher! Wir haben Hunger!«, wisperte das Mädchen.

Der ausgestopfte Fuchs wurde von ihr hochgehalten, prüfend gemustert, wobei ihre Haare zurückrutschten und den Blick auf ein hageres Gesicht freigaben. Ihre Haut hatte einen grau-weißen Teint. Sie schnupperte mit geschlossenen Augen am Präparat und legte es wieder auf den Boden zurück. Dann packte es den Kadaver am Nacken.

»Schau den hier an, Zauberin«, flüsterte sie. Ihre Stimme klang wie trockenes Laub – sie knisterte beim Sprechen.

Sie hat immer ihre Augen zu … ihre Finger sind so lang und dünn …

Der andere Fuchs war bestimmt schon einige Stunden tot, denn er war noch nicht verwest, aber vollkommen starr. Sein Hals war komplett aufgerissen, so dass Luft- und Speiseröhre und ein paar Adern aus der klaffenden Wunde hingen. Auch der Bauch war zerfetzt.

Lore war unfähig, ihren Blick abzuwenden. Dennoch hörte sie von sehr weit her Valentins Stimme, wie er Frau Schmitt zurechtwies, was in Fluchen überging. Anscheinend wollte er ihr eine Leine anlegen, aber sie entwischte ihm dabei immer wieder.

Von einem Augenblick auf den anderen wurde sich Lore bewusst, dass er sie nicht sehen konnte, hier hinter dem Gebüsch. Hier … in einer anderen Welt.

»Wir wollen, dass du näher kommst.«

Ihre Augen sind immer noch geschlossen … sie sind so … groß.

Lore fühlte ein Brennen in sich – das absolute Verlangen, sofort wegzulaufen oder zumindest um Hilfe zu rufen, aber ihr Hals fühlte sich an, als ob jemand ihn mit Stroh vollgestopft hätte. Wie die

Präparate. Es kratzte, drückte und sie bekam nur mit Mühe Luft, aber keinen Ton heraus.

Nur ein verrücktes Mädchen. Nur ein verrücktes … Kind.

»Sie sind beide tot.«

Mit der rechten Hand hielt das Mädchen das ausgestopfte Tier und ließ es wie eine Puppe tanzen und hüpfen, das gleiche tat sie mit der Linken mit dem Kadaver. Sie sah ihn mit geschlossenen Augen an und von einem Moment auf den nächsten hatte sie ihn mit beiden Händen gepackt und ihre Zähne in den Leib des Tieres geschlagen wie ein ausgehungerter Wolf. Lore stöhnte auf und wollte wegsehen, aber das gelang ihr nicht. Das Mädchen wandte sich wieder ihr zu. Mund und Kiefer waren mit altem Blut verschmiert.

»Wir haben IMMER NOCH Hunger! DAS LICHT IST WEG!«

Diesmal war ihre Stimme so laut und durchdringend und so voller Gier und Verlangen. Lore war sich sicher, dass es alle Leute vor der Hütte gehört haben mussten! Aber niemand schien zu reagieren. Nichts geschah. Sie war alleine.

In ihr stieg Übelkeit auf und etwas anderes. Ein Gefühl wie der heiße Atem eines Löwen, der sein Maul aufgerissen hatte, um seine Fangzähne in sein Opfer zu schlagen.

»Wir wollen, dass du NOCH NÄHER kommst.«

Die Stimme klang nun lieblich, in völligem Gegensatz zu dem grotesken Verhalten. Lores Füße bewegten sich gegen ihren Willen.

»Du hast uns geholfen.« Das Kind ließ den Kadaver achtlos fallen. »Wir haben Hunger. Hunger. Hunger«, flüsterte es dabei vor sich hin.

Geholfen? Ich habe nicht …

»Was willst du von mir? Wer bist du? Träume ich?«, krächzte Lore so leise, dass sie selbst kaum ihre Worte hören konnte. Ihr Atem ging wie der eines schlecht trainierten Läufers, schwer und keuchend, das Zittern hatte sich auf ihren ganzen Körper ausgebreitet und sie hatte den Eindruck, dass der Wald schwankte.

Die Kleidung des Mädchens – ein einfaches, langärmliges, weißes Kleidchen und die zerschlissene Jacke – war verdreckt, genauso wie das Kind selbst. Je näher Lore dem Mädchen kam – *ICH GEHE AUF SIE ZU!* –, desto schmutziger wurde es. Die verfilzten Haare hingen inzwischen wie krustige Schlangen an ihr herab.

Lores Hände und Füße fühlten sich wie Eisklumpen an, dafür brannten ihr Magen und ihre Wirbelsäule. Ihr Kopf schmerzte und in den Ohren summte es. Oder war es wieder dieses Kind? Machte das Kind die Geräusche?

Es ist kein Kind!

»Lass mich in Ruhe«, hauchte Lore.

Das Mädchen beugte sich hinab. Jetzt war Lore nah genug bei ihr, um zu sehen, wie lang die Fingernägel des Kindes plötzlich waren. Krallen, die sich in den Kopf des Kadavers gruben und erst das eine, dann das andere Auge mit einem schmatzenden Geräusch daraus lösten. Sie ließ die Augen auf ihrer flachen Hand herumkullern, kicherte kehlig und stopfte sie sich schließlich in den Mund.

Lore sah sie schlucken und begann ihrerseits zu würgen.

»Hunger. Wir haben Hunger. Das Licht war gut. Aber die Augen sind nicht mehr schön. Wir wollen schöne Augen!« Mit diesen Worten nahm das Kind das Präparat vom Boden und pflückte erst das eine, dann das andere Glasauge aus dem Kopf.

»Die sind hübsch. Schau nur, schau nur, was wir für schöne Augen haben.«

Das Mädchen wandte sich an Lore. Der Geruch des Wesens war unbeschreiblich. Ein beißender Gestank, den Lore noch nie zuvor gerochen hatte, oder doch?

Schließlich stand das Wesen auf. Sein Gesicht verfärbte sich gräulich.

Vollkommen erstarrt konnte Lore weder atmen noch den Blick von den Augen des Undings nehmen: Es öffnete sie.

Da sind keine Augen, erkannte Lore entsetzt.

Es gab nur kleine Runzelhöhlen, in die sich das Mädchen die braun-orangen Fuchsaugen aus Glas steckte.

»Kein Licht, aber schönere Augen. Wie schön wir nun sind«, sang die Kreatur und mimte einen Tanz, bei dem sie ihre Arme und Beine disharmonisch zucken ließ.

Schwindel erfasste Lore unvermittelt und so stark, dass sie in die Knie ging und mit einem Keuchen nach hinten weg sank. In ihren Haaren ziepte es, als sie sich in der Dornenhecke verfingen, dann landete sie weich auf dem Rücken zwischen Gestrüpp und Farnkraut. Über sich erkannte sie die Baumwipfel, wie sie sich immer schneller um sie drehten. Die Fratze des Mädchens erschien mit seinen riesigen, orange-braunen Glasaugen und nahm ihr die Sicht.

»Wir sicher. Kleine Zauberin ist nicht stark. Wir Hunger. Wir Zauberlicht …«

Ein Knurren erklang, gefolgt von Rascheln und – sehr nah – Heulen. Ein Schatten sprang über sie hinweg.

Schmidi …

Über Lore senkte sich segensreiches Vergessen.

11

Ja, ich habe etwas Merkwürdiges beim Joggen beobachtet. Der Oberkommissar ist der Sache persönlich nachgegangen und es war wohl alles in Ordnung.

Andi verschränkte seine Finger ineinander und starrte gedankenverloren auf das weiß-rote Karomuster der Tischdecke. Diese Begegnung ließ ihm keine Ruhe. Für alles gab es eine Erklärung! Immer! Aber nicht dafür.

Noch nicht.

Es ist auch eigenartig, dass das beim Haus der Mühlbauers war. Dieses Kind … Ich habe die Vermisstenmeldungen der letzten Wochen durchgesehen … oder habe ich mich doch getäuscht? Vielleicht war das nur ein Hase … Nein! Ich verwechsle kein Kind mit irgendeinem Wildtier! Ich …

Er erschrak, als ein großer Teller mit dampfenden Käsespätzle unvermittelt in seinem Blickfeld erschien. Dann wurde dieser hörbar auf den Tisch geknallt und das Besteck daneben geworfen.

»Guten Appetit!«

Andi blickte zu der Bedienung auf, deren dunkle Augen wütend funkelten. Der Tonfall des Gesagten hätte genauso gut zu einem »Verpiss dich« oder »Erstick daran« gepasst.

»Noch ein Wunsch?«

Auch das war keine Frage, sondern eher ein »Iss und verschwinde!«

Er schluckte schwer und sein Blick blieb einen Moment auf dem Essen ruhen, dann wanderte er zu seinem alkoholfreien Weißbier dahinter. Von Bekannten im Ordnungsamt wusste Andi, dass es unangenehme Auswirkungen haben konnte, wenn man auf Kriegsfuß mit Koch oder Kellner stand. Im harmlosesten Fall bekam man angewärmte, zusammengekratzte Reste, aber es gab auch welche, die in die Getränke spuckten … oder pinkelten. Letzteres traute er seiner Bedienung allerdings nicht zu.

Zaghaft bedankte Andi sich bei der Bedienung und erntete ein wütendes Schnauben. Kathi Mühlbauer hatte ihm offensichtlich noch nicht verziehen, dass sie im Rahmen der Ermittlungen zum erweiterten Kreis der Verdächtigen zählte. Alles reine Routine, wobei die Recherchen über die junge Frau Mühlbauer schon einige Merkwürdigkeiten ans Tageslicht gebracht hatten.

»Wissen Sie, Frau Mühlbauer, wir …«, setzte Andi zu einer Erklärung an, aber die junge Frau war bereits am Nachbartisch zugange – mit einem bemühten Lächeln im Gesicht.

Vorsichtig stocherte er in seinen Spätzle, bemerkte allerdings nichts Verdächtiges.

Obwohl es außerhalb der Saison war, konnte sich das *Küchlein* nicht über ausbleibende Kundschaft beklagen. Die Wirtin hatte, im Gegensatz zu vielen anderen ländlichen Gaststätten, ein funktionierendes Konzept entwickelt: Ein Teil des Raums war offenkundig für die Alteingesessenen gedacht, die Stammtischler, die sich laut debattierend beim Schafkopfen hinter ihrem Bier aufbauten, das in grauen Krügen aus Steingut serviert wurde. Diese Plätze kamen ohne unnötigen Schnickschnack aus, die Stühle waren wackelig und die Bezüge der Eckbänke durchgesessen und fleckig. Den vorwiegend älteren Herren schien das zu symbolisieren: »Fühl di wie dahoam«. Und das taten sie.

Mit etwas Abstand zu den Stammgästen kamen einige Tische, auf denen außer Salz und Pfeffer, Essig und Öl inmitten einer weihnachtlich anmutenden Komposition aus Tannenzweigen, Strohsternen und Lametta auch eine brennende Kerze stand. Es wirkte einladend und sauber. Die Stühle und Bänke waren neuwertig und ordentlich gepolstert – schließlich sollte man lange verweilen.

In einem Nebenraum befand sich die »Lounge«. Andi hörte das Kichern junger Mädchen, obwohl er am anderen Ende des Raums neben einem Tisch mit vier lautstarken Herren saß. Jene schimpften ausgelassen über ausländische LKW-Fahrer und einer über technische Probleme mit seinem Pflug. Keinen der vier störte es, dass sie gleichzeitig sprachen, doch als ein beschwipstes Grölen von der »Lounge« zu ihnen drang, wechselte das Gesprächsthema neben Andi nahtlos zu »der Jugend«.

Kurzentschlossen fasste er sich ein Herz und begann zu essen. Die Spätzle schmeckten und kurz darauf hatte er sie weggeputzt.

Hausmannskost, frisch zubereitet. Eindeutig.

Andi verstand nicht viel vom Kochen, aber er war sich sicher, dass es weder aufgewärmt noch vergiftet war.

Gut. Zurück zu meinen Nachforschungen. Was für eine Erklärung könnte es geben?

Er war sich selbst nicht schlüssig, was ihn im Moment mehr umtrieb: die Frage, wie Ursula Bachinger gestorben oder was da bei Anbruch der Nacht aus dem Wald gelaufen war. Bei ersterer Frage schien alles auf einen Kreislaufzusammenbruch und einen unglücklichen Sturz hinzudeuten, aber ihr Gatte war felsenfest von einem Mord überzeugt und auch der Oberkommissar hatte griffige Argumente, die dafür sprachen und die auch Andi erkannt hatte: Vor dem Sturz hatte es einen Kampf gegeben! Und dieses … Mädchen?

Vielleicht … Pfadfinder? Nein. Auf keinen Fall laufen die halbnackt in der Nacht herum!, verwarf er seine Überlegungen gleich wieder.

Eine junge Dame betrat die Gaststätte und sah sich suchend um. Sie trug Pumps mit Absätzen, bei denen er sich fragte, wie man darin überhaupt laufen, geschweige denn sich Ende November auf vereisten Gehwegen vorwärts bewegen konnte. Die langen Beine der Frau schimmerten in einer Nylonstrumpfhose und endeten in einem sehr kurzen, schwarzen Rock. Blondes Haar fiel auf eine weite, himbeerfarbene Jacke aus Loden. Als die Dame ihm wieder den Rücken zuwandte, wanderte sein Blick auf ihren Hintern.

Die passt hier nicht rein. Wer ist das? Von irgendwo her kenne ich sie. Zu elegant für eine Touristin und für eine Weinkönigin auch. Haben die hier Weinköniginnen?

Andi zuckte kaum merklich zusammen, als der suchende Blick der jungen Frau auf ihn fiel. Beschämt wollte er schon wegsehen, doch ihre Augen leuchteten erkennend auf und sie stolzierte zielstrebig auf ihn zu. Der Gasthof verwandelte sich in einen Catwalk und die Raumtemperatur stieg um mindestens zehn Grad.

Also, bitte! Reiß dich zusammen!, befahl sich Andi selbst und setzte sich gerade.

Mit einem entwaffnenden Lächeln auf den Lippen kam sie vor ihm zum Stehen. »Herr Doldinger.«

Andi stand ruckartig von seinem Platz auf, wobei er gegen die Tischplatte stieß und die kleine Vase mit dem Weihnachtsgesteck darin umwarf. Glücklicherweise war es ein Trockengesteck und deshalb kein Wasser im Behältnis. Hastig stellte er es wieder auf. Das halb ausgetrunkene Weißbierglas war stehen geblieben.

»Ähm, ja«, antwortete er und versuchte ein ungezwungenes Lächeln. Seine Verwirrung schien ihr zu gefallen. Offenbar passierte ihr das öfters und sie genoss den Moment der Irritation.

»›Von Janina: Täglich neu – die News für dich‹«, half sie ihm nach und streckte ihm die Hand entgegen. »Wir sind uns vor der Bachinger-Villa begegnet.«

Andi atmete erleichtert durch, da er sie nun erkannte. Dann schüttelte er ihr die Hand.

Die energische Dame im Regen. Pumps in knöcheltiefem Matsch.

»Erwarten Sie noch jemanden oder darf ich mich setzen?«

»Ähm, ja. Entschuldigung. Ähm. Natürlich«, stotterte er und bemerkte obendrein, dass er sie immer noch anstarrte.

Du benimmst dich wie ein pubertierender Teenager!

Andi konzentrierte sich darauf, zumindest beim Hinsetzen nicht noch einmal gegen den Tisch zu stoßen. Janina hatte indes ihre Handtasche auf die Bank ihm gegenüber gestellt und schlüpfte betont langsam aus ihrer Jacke. Andi sprang wieder auf.

»Entschuldigung.«

Er half ihr aus dem himbeerfarbenen Loden. War das noch üblich? Einer Frau aus der Jacke helfen? Irgendwie kam er sich wie sein eigener Großvater vor. Oder erwarteten das nur Szene-Girls und C-Promis wie Janina … Wie war eigentlich ihr Nachname? Höchstens beim Durchzappen war er mal bei diesem Sender hängen geblieben, auf dem eine Mischung aus Lokalnachrichten, Kochshows und regionalem Small-Talk lief.

Andis Gedanken sortierten systematisch die Infos, die ihm einfielen, was dazu führte, dass er sich wieder sicherer fühlte. Wie ein Kriminalist, nicht mehr wie ein Schuljunge. Lessing! Ihr Nachname war Lessing! Schallhuber hatte von ihr erzählt und sie dabei immer »das neugierige Fräulein Lessing« genannt. Es geschah anscheinend öfters, dass sie ihre Nase in laufende Ermittlungen steckte. Zufrieden über diese Erkenntnis ließ er sich wieder an seinem Platz nieder.

»Darf ich Ihrer Freundin etwas bringen?«

Diesmal war die Stimme von Kathi so zuckersüß, dass sie noch bedrohlicher wirkte als zuvor. Sie stand neben dem Tisch, bedachte die beiden von oben herab mit einer Grimasse der Freundlichkeit. Obwohl sie ihre schwarzen Locken im Nacken zusammengebunden hatte, rahmten einige Strähnen ihr Gesicht ein, was nett ausgesehen hätte, wenn sie dabei nicht gewirkt hätte, als ob sie am liebsten ein Küchenmesser aus dem Bund ihrer Schürze zöge. Im Gegensatz zu den anderen Bedienungen trug Kathi kein Dirndl, sondern eine moderne Trachtenbluse, Jeans und eine schwarze Schürze mit breiter Gürteltasche darüber. Aber wie alle anderen hatte sie kein Küchenmesser dabei. Ihr Blick konzentrierte sich inzwischen auf die Reporterin. Die beiden Frauen taxierten sich, Janina kniff ihre Augen kurz zusammen, dann hellte sich ihre Miene auf und sie wirkte wie auf Knopfdruck entspannt und fröhlich. Andi konnte sich gut vorstellen, dass es ähnlich aussah, wenn sie auf Sendung ging. Eben noch den Text lesen, Nase pudern, dann: drei, zwei, eins …

»Ein stilles Wasser, bitte«, entgegnete Janina.

»Die Karte?«

»Vielen Dank. Nein. Nur das Wasser. Danke.«

»War's das?«

Das galt Andi. Er nickte, Kathi drehte sich wortlos um und ging von dannen. Janina blickte ihr hinterher und lächelte immer noch. Als Kathi sich weit genug entfernt hatte, seufzte die Reporterin.

»Bauern«, stellte sie knapp fest und warf Andi einen verschwörerischen Blick zu. Erwartete sie eine Antwort?

»Ähm, Frau Lessing, wieso treffe ich Sie hier?«

Die Frage kam offenbar nicht überraschend. Die Reporterin beugte sich vor und gewährte einen beunruhigend tiefen Einblick in ihr Dekolleté.

»Ich habe etwas, das Sie wollen«, flüsterte sie geheimnisvoll.

Andi errötete.

»Ich dachte, dass wir uns austauschen könnten«, setzte sie noch eins drauf.

»Eine Information gegen die andere«, stellte sie nach einigen klammen Sekunden klar.

Zack – die Missverständnisse waren vom Tisch und Andi atmete erleichtert auf.

»Ähm, Ihre Recherchen in allen Ehren, Frau Lessing. Aber wir arbeiten nicht in dieser Form mit der Presse zusammen. Es tut mir leid.«

Es tat ihm tatsächlich leid, aber Vorschrift war Vorschrift und er war hier neu und durfte sich keine Patzer erlauben. Und sich mit einer Fernsehreporterin einzulassen, die den Ruf hatte, leidenschaftlich in interessanten Kriminalfällen herumzuschnüffeln, war mit Sicherheit keine gute Idee!

»Was wissen Sie über das Vorleben von Frau Bachinger?«

Das Wasser wurde gebracht und das Gespräch verstummte für einen Moment. Diesmal wirkte Kathi weder nachtragend noch wütend, sondern blickte gedankenverloren umher, wobei sie immer wieder zu einem leeren Zweiertisch sah.

»Die Lebensgeschichte des Opfers ist immer das Erste, was Ermittler überprüfen«, stellte Andi fest.

Wie von alleine ratterten in seinem Inneren die Fakten herunter: Ursula Bachinger, geborene Kornprobst, 1949 in München, zweite Tochter, Vater 1952 gestorben, Mutter alleinerziehend, Kindheit in ärmlichen Verhältnissen, Realschulabschluss, Ausbildung als Bürokauffrau, erste Ehe mit Olaf Metzner, da war sie 19 Jahre, keine Kinder, Unfalltod des Mannes vier Jahre später aufgrund von Trunkenheit am Steuer, zweite Ehe mit Bertram Bachinger knapp drei danach. Kurz darauf verstarben ihre Schwester und ihre Mutter – beide an Brustkrebs. Keine näheren Verwandten, keine besonderen Vorkommnisse. Seit das Opfer mit dem Brezenbaron verheiratet gewesen war, schien sein Leben nur noch aus gepflegtem Wohlstand zu bestehen.

Und ich bin mir sicher, irgendwo dort in dieser Vergangenheit ist sie auf ihren späteren Mörder getroffen!

Jedenfalls stieß man bei fast allen Mordfällen früher oder später auf den Täter, wenn man sich das Umfeld nur gründlich genug betrachtete – und das hatte Andi getan und dabei nicht nur die Familie und den Freundeskreis von Ursula Bachinger, sondern auch das Umfeld ihres Gatten in Augenschein genommen. Es war äußerst selten, dass jemand Wildfremdes einen tötete.

Oder kleine Mädchen im Wald …

Er schauderte, als er an die Begegnung dachte.

Janina nippte an ihrem Wasser und beobachtete ihn dabei völlig ungeniert, dann zückte sie ihr Smartphone und ging ihre Nachrichten durch.

»Ich glaube nicht, dass Sie im Besitz einer Information sind, die wir noch nicht kennen«, behauptete Andi und wartete gespannt ab.

Die Reporterin lächelte vielsagend.

»Eine Information gegen die andere. Okay? Ich erzähle Ihnen etwas Spannendes aus Frau Bachingers Leben, das Sie bestimmt noch nicht gewusst haben, dafür bekomme ich auch etwas von Ihnen.«

Sie beugte sich ein weiteres Mal ziemlich weit nach vorne. Allerdings verwirrte ihr Ausschnitt Andi diesmal weniger. Zu sehr arbeitete es in seinem Inneren. Sein Instinkt gegen seinen Verstand. Ersterer sagte ihm ganz klar, dass Janina tatsächlich etwas wusste, aber genauso sicher war er, dass es Ärger geben würde, sollte er sich auf solche Deals einlassen – vom Risiko, einer falschen Fährte hinterher zu jagen, mal ganz abgesehen.

»Okay«, sagte er und atmete tief durch.

Sein Blick fiel auf Kathi, die sich am leeren Zweiertisch erschöpft auf einen Stuhl hatte sinken lassen und Rechnungen sortierte. Dabei fielen ihr die dunklen Locken so weit ins Gesicht, dass es halb darunter verborgen war. Trotzdem war zu erkennen, wie sie immer wieder aufsah und mit sich selbst redete. Eine Eigenart, die Andi bereits beim ersten Treffen aufgefallen war. Allerdings war wohl die ganze Familie besonders, wie Schallhuber ihm ausführlich erklärt hatte. Trotzdem war der Oberkommissar mit ihnen befreundet – so viel stand fest.

»Schauen Sie sich die Zeit vor ihrer zweiten Ehe besser an.«

»Bitte?«

Janinas Dauerlächeln bekam eine angestrengte Note.

»Von Frau Bachinger! Sie ist arm aufgewachsen, hatte arm geheiratet – und die erste Ehe war … nicht besonders glücklich.«

Sie wartete ab, ganz so, als ob sie sicherstellen wollte, dass sie wieder Andis ungeteilte Aufmerksamkeit besaß.

»In diesen vier Jahren ist sie dutzende Male die Treppe runter gefallen, mindestens genauso oft gestolpert und so weiter. Sie war Dauergast in der Notaufnahme. Muss ich mehr ins Detail gehen? Ich habe einen Namen für Sie, der Ihnen weiterhelfen könnte.«

»Das liegt fast vierzig Jahre zurück! Glauben Sie ernsthaft …«

»Wie alt würden ihre Kinder inzwischen sein?«

Janina nippte noch einmal an ihrem Wasser, dann stand sie auf und griff sich ihre Jacke.

»Kinder? Sie hatte keine …«

Andi war ebenfalls aufgestanden und half der Reporterin in ihre modische Lodenjacke.

»Bevor ich noch mehr ausplappere, möchte ich eine klitzekleine Information auch von Ihnen, Herr Doldinger. Quasi als Einstand für einen fruchtbaren Austausch.«

»Und das wäre?«, fragte Andi.

Er wusste, dass er einen Fehler beging.

Janina warf Kathi einen bedauernden Blick zu, als diese aufstand und in der Küche verschwand.

»Warum wird sie immer noch beschattet? Ich dachte, das Verdachtsmoment wurde geklärt und verworfen?«

»Bitte?« Andi stutzte. »Wen meinen Sie?«

»Kathi Mühlbauer! Sie wissen genau, wen ich meine! Diese trampelige Bedienung. Warum wird sie von Ihren Leuten beschattet? Wird sie immer noch verdächtigt? Was für ein Motiv könnte eine wie sie haben? Oder was für Spuren außer dem Auto gibt es?«

»Das Auto? Woher wissen Sie … Nein, also, ähm, da liegen Sie falsch, Frau Lessing«, korrigierte Andi die Reporterin. »Ich bin nur hier im Lokal, weil mein Chef es mir empfohlen hat. Nicht um Frau Mühlbauer zu überwachen!«

»Kann sein. Aber wer ist es dann, der hinter ihr her ist? Bis vor einigen Tagen hatte ich noch angenommen, es sei nur dieser Privatdetektiv vom Bachinger. Aber der scheidet ja nunmehr aus. Rest in peace. Also wer? Ein Exfreund? Ein Stalker? Ein Ermittler? Sie hat einen Schatten!«

Janina wartete einen Moment ab, während es in Andi arbeitete. Kathi war raus aus dem Kreis der Verdächtigen, also wer sollte ihr noch nachstellen? Noch ein Privatdetektiv? »Ich weiß wirklich nicht, wer …«

»Gut, dann eben nicht«, entgegnete Janina kühl. So plötzlich wie vor kurzem noch die Temperatur im Raum gestiegen war, so schnell sank sie wieder. »Wenn Sie sich doch noch zu einer Zusammenarbeit entschließen sollten, dann rufen Sie mich einfach an. Und: Sie haben mindestens einen guten Hinweis von mir bekommen! Ich habe etwas bei IHNEN gut!«

Sie legte eine Visitenkarte auf den Tisch, schlüpfte in ihre Jacke, drehte sich auf den Absätzen um und stolzierte zur Tür. Der Gasthof wandelte sich wieder zum Catwalk. Dann trat sie hinaus und verschwand in der Nacht.

»Wollen Sie noch etwas bestellen?«

Kathi war hinter ihn getreten, den Block in den Händen.

»Ähm, danke, nein. Die Rechnung, bitte«, sagte Andi. Nach einer kurzen Pause fügte er hinzu: »Zusammen.«

12

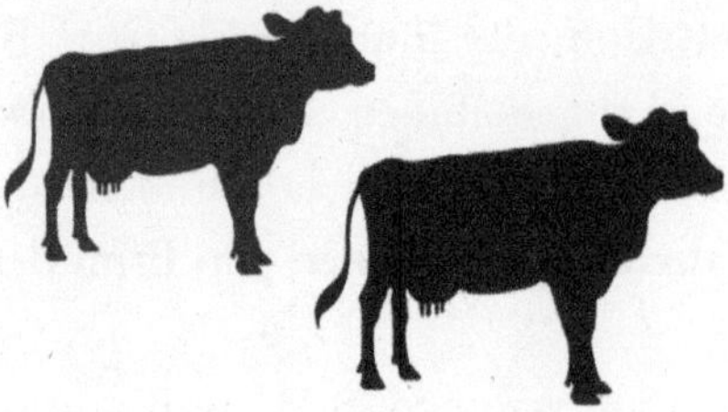

Immer diese Alpträume! Wir sind … geflohen. Durch den Wald. Im Dunkeln. Die Wurzeln … sie haben sich in Finger verwandelt und wollten uns festhalten! Wir sind um unser Leben gerannt, aber … Joshi! Joshi war auch da! Er wollte mir helfen, aber dann … Ich habe diesen Schrei gehört. Er …

Der Schrei aus dem Traum, ein greller Ton, ertönte plötzlich wieder und auf einen Schlag war Kathi endgültig hellwach und wusste auch, was das gewesen war. Sie ballte die Fäuste und warf einen bösen Blick zum Fenster.

Das war kein Schrei! Oh, dieser verdammte Idiot!

Mit einem unzufriedenen Grunzen drehte sie sich um, zog die Decke über den Kopf und drückte schließlich sogar ihr Kissen oben drauf in der Hoffnung, so noch ein bisschen Ruhe zu bekommen. Das Kreischen der Säge, einer Steinsäge, war wieder zu hören.

Natürlich! Dienstag! Mein freier Tag! Natürlich lässt er mich nicht ausschlafen!

Der alte Moller hatte immer was zu tun – besonders an Dienstagen. Hatte sie einmal einen Mittwoch oder Donnerstag frei, dann musste er an diesen Tagen hämmern, bohren, schneiden, egal was, Hauptsache, es war vormittags und es machte Krach!

Er will mich rausekeln, aber so leicht werde ich es ihm nicht machen!

Kathi kapitulierte, was das Weiterschlafen betraf, warf die Decke auf die Seite und einen Blick auf ihr Handy. 09.43 Uhr, vier Grad, eine neue Nachricht:

»Vergiss nicht, dass du deine Oma besuchen wolltest. Sie ist noch sehr schwach. Sie würde sich bestimmt sehr freuen. Denk daran: Du bist ihr einziges Enkelkind. Mach ihr die Freude! Und denk auch daran: Wenn du glücklich bist, dann kommt das Glück zu dir! Ich wünsche dir Sonne im Herzen, Bussi Mama.«

Das Kreischen verstummte, dann begann es von Neuem. Genervt warf Kathi ihr Handy auf die Bettdecke, stapfte zum Fenster und zog den Rollladen hoch. Die Steinsäge wurde ausgeschaltet und Kathi hielt für einen Moment inne, um zu überprüfen, ob ihr T-Shirt lang genug war, um zu verbergen, was für eine verwaschene Unterhose sie beim Schlafen getragen hatte. Angeblich war Moller halbblind, aber so etwas würde ihm bestimmt nicht entgehen.

Da, bitteschön, ich bin wach. Zufrieden?, dachte sie, gähnte und ihr Blick schweifte ab über die Hausdächer des Ortes weiter bis zu den von Nebelschwaden verhangenen Bergen dahinter.

Genau wie die letzten Tage war auch dieser grau und es nieselte. Lediglich am letzten Samstag, an dem Lore ihren Flohmarkt veranstaltet hatte, hatte es einige Sonnenstunden gegeben. Grimmig sah Kathi zu Moller hinunter, der kurz aufblickte, sichtlich zufrieden seine Arbeit an der Säge beendete und sich in den Stall trollte. Sie gähnte wieder.

Gut. Was mache ich heute?

Für einen Moment musterte sie ihr Zimmer – die Matratze war mittig gerutscht, das Geschirr war immer noch nicht abgewaschen, dafür lag ein leerer Pizzakarton auf der Wäsche.

Aufräumen … mmh.

Kathi blickte wieder aus dem Fenster und zu den Ställen.

Früher hatten die Mollers Milchkühe gehalten und davon getrennt deren Kälbchen aufgezogen. Das war aber lange vor Kathis

Zeit gewesen. Jetzt beherbergte einer der großen Ställe einen Getränkemarkt und ein anderer nur noch haufenweise Maschinen und einige Kleintiere für die Bauernhof-Urlauber. Ziegen, Hühner, jede Menge Kaninchen und Gänse. Ein paar Katzen streunten auch im Gelände herum. Im Frühjahr gab es zudem Zicklein, Babykaninchen und Kätzchen. Kathi fragte sich manchmal, ob sich die Urlauber jemals Gedanken machten, was mit den Tieren passierte, wenn die Saison vorbei war. Bis vor einem Jahr hatten die Bauern noch einen Terrier besessen. Allerdings war ihm seine Jagdfreude zum Verhängnis geworden, als das Auto eines Touristen nicht wie erwartet nach vorne, sondern rückwärts gefahren war.

Müde und misslaunig kippte Kathi das Fenster, um frische Luft ins Zimmer zu lassen, und bemerkte, dass Moller aus der Scheune trat und sie unverhohlen anstarrte.

Verpiss dich, du alter Sack!, dachte Kathi und zeigte ihm den Stinkefinger, woraufhin er sichtlich erbost davon eilte. Aber es war etwas anderes, das sie irgendwie störte und Übelkeit in ihr aufsteigen ließ. Irgendetwas passte nicht ins Bild.

Was ist es? Der alte Sack ist es nicht. Wenn mir da immer schlecht werden würde, nur weil er dämlich schaut, würde ich die ganze Zeit über kotzen! Aber … irgendwas stimmt nicht … Ich merke das! Etwas ist … nicht richtig.

Sie drehte sich um und hielt inne. Ein Kribbeln im Rücken, ein Ziehen und Stechen im Nacken.

Jemand sieht mich an. Viele … Augen. Ich … shit!

Es war keiner im Zimmer und auch draußen im Hof war niemand sonst zu entdecken. Kathis Puls beschleunigte sich und sie begann zu schwitzen. Akribisch musterte sie die umliegenden Gebäude. Moller war inzwischen beim Hauseingang angelangt und stritt mit seiner Frau. Die Steinsäge stand vor den Toren des Anbaus. Die Weiden hinter dem Hof schienen verwaist. Dahinter die Dächer der angrenzenden Häuser, aus deren Schornsteinen träge der Rauch in den wolkenverhangenen Himmel stieg, eingerahmt von Berghängen und Wäldern … nichts Verdächtiges war auszumachen.

Alles okay. Du … bildest dir das nur ein, versicherte sich Kathi.

Seit dieser merkwürdigen Begegnung auf der Weide traute sie sich selbst und ihrer Wahrnehmung nicht mehr über den Weg. Gab es sowas wie eine Kuh-Phobie? Normalerweise hatte sie vor gar keinem Tier Angst. Nicht vor Spinnen, auch nicht vor Schlangen und schon gar nicht vor Kühen! Die standen herum und fraßen oder sie lagen und kauten ihren Magenbrei, aber seit dieser einen Nacht …

Früher war alles einfacher. Kinder … sind alle Kinder so? Für mich war das normal, dachte sie, ging zum Toaster, hob die alte Tageszeitung, die darauf gelegen hatte, an, zog einen kalten Toast darunter hervor und bestrich ihn mit *Nutella.*

Wenn ich mit einem Vogel geredet habe, dann hat er geantwortet. Hunde und Katzen sowieso. Überall waren Feen und Pflanzengeister, wie in den Märchen. Wie bunte Lichter. Ich habe das nicht seltsam gefunden. Ihren Vater, wenn sie den Fehler begangen hatte, ihm davon zu berichten, hatte das immer wütend gemacht.

Wie kann man kleine Kinder dazu zwingen, dauernd zu beten? Beten und meditieren. Beten und meditieren – von früh bis spät.

Sie erinnerte sich daran, wie viel mehr Spaß es gemacht hatte, sich mit Fröschen und Käfern zu unterhalten und sich heimlich mit ihren Freunden zu treffen. Und das waren nicht nur sämtliche Tiere gewesen, die ihr über den Weg liefen, sondern auch Joshi.

Wo steckt er nur wieder? Ich versuche ihn seit Tagen zu erreichen! Er geht nicht ans Telefon, schreibt keine WhatsApp, keine SMS … Okay, einmal ist er kurz im Küchlein *gewesen, aber das war's dann. Früher …*

Kathi seufzte schwer, als sie daran dachte. Joshi hatte neben dem Ashram, dem umgebauten Gutshof, den ihr Vater für ›seine Gemeinde‹ gepachtet hatte, gewohnt und sie hatten sich immer heimlich getroffen. Oft hatte Joshi »verbotene« Sachen dabei – Schokolade, Gummibärchen, Kekse, Butterbrezen, Streichwurstbrote, Limo und manchmal sogar Cola! Und sie war immer halb am Verhungern. Das war keine Übertreibung. Tatsächlich hatte das letztlich zu einem Umgangsverbot für ihren Vater geführt.

Nur noch Haut und Knochen. Nicht so wie jetzt.

Missbilligend kniff sich Kathi in eine ihrer Speckrollen.

Neben der wunderbaren Tierwelt und dem Versuch, diese vor Shiva, wie sie ihren Vater auch heute noch nennen sollte, zu verstecken, war Hunger immer etwas, das sie an ihre Kindheit erinnerte. Er war allgegenwärtig, denn in der »Gemeinschaft«, in der sie gelebt hatten, durfte man nur einmal am Tag essen, nämlich zu Mittag, wenn die Sonne am höchsten stand. Die Nahrungsaufnahme wurde zelebriert wie die Messe in der Kirche. Es hatte selbstverständlich nur »reine« Nahrung gegeben. Von den Frauen selbstgebackenes Vollkornbrot, Obst und Gemüse aus dem Garten – natürlich nicht gekocht. Dazu Margarine, Nüsse, jede Menge Körner, Salate und ganz selten Kartoffeln. Niemals Fleisch oder Fisch. Und Süßigkeiten genauso wenig.

Auch wenn der Toast von gestern oder vorgestern war, schon allein das Wissen darum, dass weder ihr Vater noch ihre Mutter es gutheißen würden, dass sie eine alte Scheibe Weizentoast mit *Nutella* aß, ließ ihn köstlich schmecken!

Wenn Kathi an ihre Kindheit zurückdachte, blieben zwei Fragen unbeantwortet: Wie hatte es ihre Mutter geschafft, volle fünfzehn Jahre in dieser beschissenen Kommune auszuhalten, davon die letzten sechs Jahre zusammen mit ihrer kleinen Tochter? Und warum waren trotz der kargen Kost einige Männer so fett gewesen, dass sie selbst mit dem alten Moller mithalten konnten?

Die Antwort lag auf der Hand.

Wahrscheinlich hatten sie …

Der Gedanke blieb unvollständig, als Kathis Blick auf dem kleinen Stück zwischen Stall und Hofeinfahrt hängen blieb. Er fraß sich regelrecht an dem Szenario fest, ganz so, als ob sich ihr Hirn weigern würde, das eben empfangene Bild weiter zu verarbeiten. Plötzlich war der Toast kaum noch zu schlucken und nur mit Mühe gelang es Kathi, das Stück hinunter zu bekommen.

Ich … das darf nicht sein. Was … soll das?

In der äußersten Ecke der Weide drängten sich mehrere Kühe und stierten zu ihr herüber. Kathi hielt die Luft an.

Im ersten Moment konnte sie sich noch nicht rühren, so furchtbar war der Schreck, dann sprang sie vom Fenster weg, als ob sie ein Schlag getroffen hätte.

»Scheiße! Was für eine Scheiße!«, keuchte Kathi tonlos, duckte sich und stützte sich an der Tischplatte ab. Dabei zitterte sie am ganzen Körper.

Was wollen die Viecher von mir? Was glotzen sie so? Sie … sie können mich von dort hinten aus doch gar nicht sehen! Und … ES SIND KÜHE! Sie können nicht wissen, dass ich hier wohne!

Sie entfernte sich noch weiter vom Fenster, wobei sie mehr durch den Raum taumelte als dass sie ging.

Vielleicht … Dr. Zinkenberg hat mir diese Tabletten verschrieben! Oh, ich bin so ein Hornochse! Ich hab sie die letzten zwei Wochen nicht mehr genommen! Es ging mir doch gut, oder? Bis auf diese eine blöde Kuh … oh, shit! SHIT!

Kathi riss die erste Schublade aus der Kommode, warf Unterwäsche und Socken hinaus und tastete sich durch die Ecken. Ein Lavendelsäckchen, vier runzelig verpackte Kondome, ein paar Büroklammern und eine leere Packung Kaugummis waren alles, was zum Vorschein kam. In der nächsten, vollgestopft mit T-Shirts und zwei verwaschenen Jeans, lagen zusätzlich noch etwas Kleingeld, Taschentücher und ein Feuerzeug. In der letzten Schublade, der mit den einzelnen Socken und kaputten Kleidungsstücken, fand sich zwar auch keine einzige Tablette, dafür aber sorgfältig in einem kleinen Plastiktütchen verpackt der letzte Joint, den Joshi vor einigen Tagen gesucht und nicht gefunden hatte.

Kathi ließ sich auf die Matratze sinken, packte den Joint aus und hielt ihn dabei vorsichtig umklammert wie ein rohes Ei. Sie bebte am ganzen Körper und wartete ab.

Sie haben zu mir gesehen. Alle. Es … fängt wieder an.

Das mit den Kühen war neu. Aber etwas anderes, da war sie sich sicher, würde bald wieder beginnen:

Die Stimmen sind zurück.

Diese Stimmen, die ihr von der Dunkelheit erzählten und vom ewigen Vergessen, von Tod und Blut, von Finsternis und Dämonen, die es auf sie abgesehen hatten.

In den vielen Jahren, die sie in verschiedenen Kliniken verbracht hatte, waren diese Stimmen leiser geworden und irgendwann verstummt. Das letzte Mal hatte sie sie vor knapp einem Jahr gehört. Sie hatten sie nicht mehr angebrüllt und ihr befohlen, sich zu töten, sondern sie waren ruhig geworden. Ein leiser werdendes Flüstern, dann hatte es sich zu einem Rascheln gewandelt, wie ein Blatt im Wind und schließlich waren sie verstummt.

Kathi war damals noch ein paar Monate in Kontakt mit Dr. Zinkenberg gewesen und schließlich zu dem Schluss gekommen, dass sie geheilt war und Besseres zu tun hatte, als mit irgendwelchen Teenagern in der Gruppe über ihre gestörte Kindheit, irre Träume und Psychofantasien zu reden.

»Warum? Verdammte Scheiße! Warum?«, hauchte sie, packte vorsichtig den Joint aus und zündete ihn sich an.

Nach wenigen Zügen wurde sie ruhiger und die Welt um Kathi freundlicher. Die Angst vor den Stimmen war immer noch da, aber nicht mehr wie eine überdimensionale Klaue im Inneren, die sie zerquetschen wollte, sondern eher so etwas wie eine unangenehme Erinnerung.

Scheiß auf die Stimmen und scheiß auf blöde Kühe!

Kathi wagte ein Lächeln und schloss die Augen.

Gut, dass sie sich den letzten Joint aufgehoben hatte. Joshi hatte ihr schon seit längerem kein Gras mehr besorgt und da sie mit dem Grünzeug, im Gegensatz zu ihrem *Nutella*-Konsum, sorgsam umging, zehrte sie immer noch von der reichen Mai-Ernte.

Das ist der letzte Joint. Joshi muss unbedingt …

Im Treppenhaus polterte es, dann ertönten Schritte. Kathi stand von der Matratze auf, schlenderte durch das Kleiderchaos hindurch zum Fenster und öffnete es. Jetzt grinste sie, zählte in Gedanken bis drei, und tatsächlich: Eine sehr irdische Stimme ertönte vor der Tür:

»Fräullllein Müüühlbauer! Rauchen Sie etwa in Ihrem Zimmer?«

Kathi nahm einen tiefen Zug und musste sich einen Lachanfall verkneifen. Langsam blies sie die Luft hinaus in den diesigen Spätherbst und räusperte sich.

»Nein, nein, Frau Moller. Ich habe nur ein Räucherstäbchen angezündet.« Sie begann unvermittelt so heftig zu lachen, dass sie sich gleichzeitig fragte, ob man sie überhaupt verstehen konnte. »Ich will meditieren«, wollte sie noch hinzufügen, was aber in einem Lachkrampf unterging.

Oh, fast fertig. Das ging schnell.

Mit Bedauern nahm Kathi noch einen Zug und der Joint glimmte ein letztes Mal auf.

»Auch keine Räuchersachen, Fräulein Mühlbauer!«, schmetterte die Frauenstimme vor der Tür.

Kathi gähnte, aß den Rest des Toasts auf und hörte, wie sich Frau Moller wieder von dannen machte. Zumindest nahm sie es an, da das Geräusch der quietschenden Dielen sich entfernte.

Oh, Mann. Im Gegensatz zu den Mollers hab selbst ich ein schönes Leben, dachte Kathi und betrachtete den Stummel in der Hand. *Zumindest gehe ich niemanden ständig auf den Sack!*

Schließlich stopfte sie ihn in den Blumenkasten, der vor ihrem Fenster hing. Im Sommer wuchsen oder vielmehr wucherten darin Geranien, jetzt sah das Zeug aus wie verfaulter Blattspinat.

Blattspinat! Der ist gut! Ich baue an meiner Fensterbank Blattspinat an!

Sie begann wieder zu kichern, doch ihr Blick verfing sich erneut in den Kühen hinter dem Hof. Die beruhigende Wirkung des Joints war zunichte und die Angst zurück.

Jetzt werden die Stimmen kommen. Bestimmt. Sie werden …

Kathi schüttelte langsam den Kopf.

»Nein«, murmelte sie ernst und atmete tief ein. »Nein. Jetzt ist Schluss damit! Ich will nicht mehr! Keine Stimmen mehr!«

Warum hab ich Joshi nicht von der Kuh-Geschichte erzählt? Was ist eigentlich mit Joshi? Er wirkt so nachdenklich in letzter Zeit …

Jemand Außenstehendes hätte meinen können, er, als Punk, wäre einfach dauerbekifft, aber Kathi kannte Joshi lange genug, um zu wissen, dass er konzentriert und aufmerksam sein konnte, selbst wenn er dauerbekifft war!

Die Kühe sehen immer noch zu mir.

Sie atmete tief durch und fühlte, wie ihr der Schweiß ausbrach.

Vielleicht sollte ich Joshi anrufen und wir gehen zusammen … ich werde dann sehen, dass alles okay ist und … nein. NEIN! Ich werde, ich MUSS das alleine schaffen! Shit! Es sind KÜHE! Und selbst wenn die Stimmen …

»Scheiß auf die Stimmen! Dann setz ich mich ins nächste Taxi, fahr zum Zinkenberg und hole mir einen Container voller Medics!«, keuchte Kathi und starrte böse zu den Kühen auf der Weide, während sie sich im Eiltempo anzog.

Und falls alles nichts half, würde sie sich gleich wieder einweisen lassen.

Ich hab sowieso die Nase voll vom »Was-darf-ich-Ihnen-bringen?« und »Ist-alles-zu-Ihrer-Zufriedenheit«!

In der Klinik hätte sie ein paar Wochen Ruhe und irgendjemand hatte dort auch immer Gras dabei! Anderes Zeug nahm sie nicht und brauchte sie auch nicht. Die Tabletten allein dröhnten schon genug.

»Bleibt bloß da, wo ihr seid!«, drohte Kathi aus dem geöffneten Fenster den Kühen. Es war zwar unwahrscheinlich, dass diese sie aus ein-, zweihundert Meter Entfernung hören konnten, aber egal! »Wir haben ein Wörtchen miteinander zu reden!«

Sie schlüpfte in die Turnschuhe, zog die Softshelljacke an und eine Häkelmütze über ihre störrischen Locken und eilte nach draußen.

Besser ich mach schnell, bevor ich es mir anders überlege!

»Diesen Monat keine Verzögerung mit der Miete, Fräulein Mühlbauer ...«, hörte Kathi Frau Moller hinter sich, als sie über den Hof wetzte. »Und die Sache mit dem Mittelfinger – die werden wir zur Anzeige bringen! Jawohl! Das werden wir!«

Sie erwiderte nichts darauf und war sich dennoch einer Sache sehr bewusst: Sollte sie jetzt kneifen und kehrtmachen, könnte sie auch gleich zu Dr. Zinkenberg fahren. Nein! Sie musste zumindest den Versuch unternehmen, sich ihrer Angst zu stellen!

Kathi erreichte die Weide hinter dem Stall, auf dem sich insgesamt etwa ein Dutzend braun-weiß gefleckter Kühe in die Ecke drängten, die dem Hof am nächsten war. Alle sahen ihr entgegen.

»SO! HIER BIN ICH! ALSO! VERDAMMTE SCHEISSE! ICH HABE KEINEN BOCK MEHR AUF ...«, brüllte Kathi der erstbesten Kuh ins Gesicht.

Einige wichen hastig zurück, die anderen wirkten weniger beeindruckt. Die vorderste Kuh am wenigsten.

»Mädels, ihr könnt gehen. Ihr seht doch, wie sehr sie sich fürchtet«, erklang eine weibliche Stimme. »Na? Heute schon Kalbsbraten gehabt?«

Der Tonfall der Kuh war tief und ruhig – die Stimme einer Anführerin. Bitterer Zynismus schwang darin mit. Allerdings zeigten die Worte Wirkung, denn die Herde, eben noch ein dicht gedrängtes Begrüßungskomitee am äußersten Weiderand, verteilte sich wieder etwas.

In meinem Kopf. Wie immer. Die Stimme ist in meinem Kopf. So wie früher.

Trotzdem blieb Kathi zitternd stehen. Sie hatte die Schultern hochgezogen und die Arme fest vor sich verschränkt. Dabei hielt sie tapfer dem Blick der Kuh stand.

Nicht weglaufen! Wenn du jetzt kneifst, dann war es das! Dann ab nach Haar!

Sie ging einen Schritt näher ans Gatter.

Gut. Siehst du. Alles gut. Nur ein neugieriges Rindvieh. Alles gut. Außerdem … es ist eine Kuh! Kein, kein, … keine Ahnung. Irgendwas im Kopf, das dir sagt, dass du sterben sollst. EINE KUH!

Immer noch starrte sie dem Tier entgegen und obwohl es auf den ersten Blick keinerlei feindliche Absichten zu hegen schien, wuchs die Angst in Kathi immer weiter, bis sie kaum noch auszuhalten war. Frostige Kälte breitete sich in ihr aus. Gleich würde es geschehen. Bestimmt. Was würde die Stimme ihr befehlen? Tapfer wartete Kathi ab.

Mir … mir ist kalt. Diese dämliche Jacke … aber siehst du: Nur eine Kuh. Und … nein, da kommt keine Stimme mehr.

Langsam begann sie sich zu beruhigen. Stimmen im Kopf waren immer falsch, weil sie böse werden konnten oder noch schlimmer: Sie konnten ganz plausibel erklären, wie sinnlos und nutzlos Kathis Existenz auf dieser Welt war und dass es am besten war, sich so bald wie möglich die Arme aufzuschneiden, um in eine bessere Welt zu kommen. Ganz ruhig und logisch. Sie konnten flüstern oder so laut brüllen, dass …

»Warum hast du Angst vor einer Kuh?«, gab das Rindvieh schmatzend von sich.

Kathi keuchte auf. Inzwischen schrie jede Faser in ihrem Inneren danach, ganz schnell davonzulaufen. Ab ins Auto und – nein, nein, nicht gleich gegen einen Baum. Das wäre eine Möglichkeit. Nein. Die war falsch. Anschnallen. Ja. Und nach München in die Klinik oder in die Praxis nach Garmisch.

»Ich bilde mir das ein!«, flüsterte sie. »Nicht real. Das ist nicht real! Kühe können nicht sprechen!«

»Jaja. Meinetwegen. Stimmt schon.«

»Kühe sprechen nicht!«

»Ja, tun wir auch nicht«, bestätigte die Kuh, schüttelte den Kopf und leckte sich schmatzend die Nase. Ihr Atem dampfte im kalten Novembergrau.

Wo ist mein Smartphone? Wo ist dieses Scheiß-Smartphone, wenn man es mal braucht?

Kathi, die inzwischen langsam rückwärtsging, klopfte ihre Jackentaschen ab, dann die Hosentaschen, dann wieder die Jackentaschen, was vermutlich wirkte, als ob sie lauter kleine Mücken erschlagen wollte. Da waren aber keine Mücken. Und auch kein Handy. Nicht mal die Autoschlüssel. Nur der Wohnungsschlüssel an einem Kleeblatt aus Filz, das sie sich das letzte Mal in der Klinik gebastelt hatte.

»Kühe können nicht sprechen!«, wiederholte Kathi.

Dabei fiel ihr ein, wo sie das Smartphone zurückgelassen hatte: Auf ihrem Bett. Sie hatte die SMS von ihrer Mutter gelesen. Oma Lore wartete auf ihre Enkelin.

Aber sie kann mir auch nicht helfen. Mit ihrem Zauberkrimskrams kann sie vielleicht ein paar Bauern beeindrucken oder verzweifelte Singles aus der Stadt, aber nicht mich! Ich … ich weiß nicht … Anschnallen oder nicht?

»Was tust du da?«, wollte die Kuh wissen.

Kathi hatte immer noch ihre Kleidung abgesucht und verschränkte nun die Arme vor sich.

»Wann fängst du an, die schlimmen Dinge zu befehlen? Mmh?«, wollte sie wissen und reckte herausfordernd ihr Kinn nach vorne. »Sag es schon. Dann haben wir es hinter uns!«

Wenn mich jemand sieht, wie ich mich mit einer beschissenen Kuh unterhalte, dann brauch ich mich nicht mehr selbst einliefern, sondern dann werden das andere veranlassen!

»Was für schlimme Dinge?«

Immer noch hörte sich die Stimme »gut« an. Kein Grollen, kein Brüllen, keine Befehle … Kathi traute ihr trotzdem noch nicht über den Weg.

Eigentlich sieht die Kuh nett aus. Aber …

»Jetzt pass mal auf, Mädchen, hör mir zu! Mich geht euer Menschenzeug nichts an. Und im Übrigen ist es auch nicht besonders toll, wie ihr mit oder über uns redet!« Die Kuh wich zurück und schüttelte angewidert den Kopf. »Vom Essen mal ganz zu schweigen!«

Kathi wartete immer noch auf eine Wendung hin zu suizidalen Zusammenhängen.

»Frau Schmitt hat mich bereits darauf hingewiesen, dass du gewisse Fähigkeiten in Punkto Kommunikation hast.«

Frau Schmitt? Schmidi? Sie redet …

Die Kuh fuhr fort: »Übrigens soll ich dir von ihr etwas ausrichten: Wenn du den Dinkelzwieback von deiner Mama nicht magst, dann kipp ihn das nächste Mal nicht in den Biomüll, sondern gib ihn ihr unter die Bank, wie du es früher gemacht hast. Frau Schmitt ist auch nicht der Meinung, dass deine Füße nach der Arbeit stinken. Das bildest du dir nur ein, soll ich dir noch sagen.«

Kathi starrte die Kuh an, hörte, was sie sagte und war zu keinem klaren Gedanken mehr fähig.

Schmidi? Der grässliche Dinkelzwieback? Ich soll mich nicht umbringen?

»Was?«

Die Kuh warf ihren Kopf herum und kratzte sich mit einem der Hörner am Rücken. Dann wandte sie sich wieder an Kathi und senkte verschwörerisch ihre Stimme.

»Zuerst habe ich gedacht, dass die jungen Damen in meiner Herde einen an der Waffel haben, weil es für einige der erste Winter draußen ist. Sie gehen mir manchmal gehörig auf die Nerven mit ihrem Rumgezicke, kann ich dir sagen!« Die Kuh legte eine dramaturgische Pause ein. Kathi stand einfach da und konnte nichts denken. »Dann hat mich Frau Schmitt beim letzten Neumond gewarnt. Das war vor gut drei Wochen, glaube ich. Sie hat gesagt, dass ihre Liebelore etwas ausprobiert hat. Eine Art neuen Zauber …«

Eine zweite Kuh kam angetrottet, sah zu Kathi, dann zu der ersten Kuh und gab ein ungeduldiges, kehliges Muhen von sich. Sie wirkte aufgebracht und wurde von der ersten Kuh zurückgescheucht.

»Weiber!«, befand diese. »Hörst du mir noch zu, Mädchen?«

»Ja«, antwortete Kathi, ohne es zu wollen.

Von einem Moment auf den anderen war die Müdigkeit so stark in ihr, dass sie sich am liebsten wieder hingelegt hätte.

Schlafengehen ist immer noch besser als gegen den Baum … War das Gras schlecht gewesen? Nein. Es kann alt werden und eklig, aber nicht solche Halluzinationen verursachen! Das … ist verrückt! Aber wenigstens ist es eine nette Einbildung und kein grausiges Zeug. Vielleicht bleibt es nett, wenn ich mitmache?

»… hat sie überrascht und ich frage mich, wann es Hunger hat und wieder fressen wird«, beendete die Kuh das Gesagte.

»Ich glaube, ich nenne dich Anne Bonny. Das klingt cool. Weißt du, wer das war? Das war eine Piratin – und du siehst auch wie eine Piratin aus, mit deinem Flecken auf dem Auge.«

Kathi lachte matt auf.

Vielleicht wird das meine Therapiekuh. Warum eigentlich nicht? Das habe ich doch früher mit allen Tieren gemacht.

»Du hast mir nicht zugehört, Mädchen!« Bonny schnaubte, wobei die Atemluft in einer Dampfwolke aus ihren Nüstern aufstieg, und stapfte zornig auf. »Zuhören! Es gibt viel mehr Dinge in dieser Welt, als ihr Menschen ahnt! Mag sein, dass wir nicht die Sachen machen können, die ihr Menschen so tut, aber wir sind sehr gute Beobachter! Und wir sehen manche Dinge, die ihr nicht erkennen könnt! Liebelore hat einen Fehler gemacht, als sie die Toten gerufen hat!«

Liebelore? Warum nennt sie Oma Lore ›Liebelore‹? Ach egal. Was hat sie gesagt? Tote?

Kathi nickte resigniert. Jetzt ging es doch noch um den Tod und den ganzen Kram, oder? Würde sich jetzt die Stimme ändern? Angstvoll wich sie zurück.

»Bleib hier! Ich bin noch nicht fertig! Was passiert, wenn unser Maier-Herr kommt mit einem neuen Salzleckstein?«, fragte Bonny. »Oder einer Tüte Leckereien?«

Verwirrt versuchte Kathi, dem Hinweis zu folgen. Dann lachte sie auf.

»Ihr rennt wie die Irren drauflos«, antwortete sie.

»Etwas mehr Respekt, Mädchen. Aber ja, du liegst richtig. Meistens ist der Stein nur ein Lockmittel, um eine einzelne Dame von uns herauszusuchen, um sie dann von Herrnvalentin untersuchen oder piksen zu lassen. Aber was würde passieren, wenn der Maier-Herr uns mit dem Salzleckstein von der anderen Straßenseite aus ruft und das Tor ganz weit aufmacht?«

Herrnvalentin? Meint sie Valle? Warum nennt sie ihn … egal. Wie war die Frage? Ah. Ein offenes Tor und ein Salzleckstein …

»Ihr würdet wie letztes Jahr den halben Mollerhof verwüsten und nicht nur das Obst und Gemüse im Gewächshaus fressen, sondern auch das Futter für die Ziegen und Kaninchen!«, antwortete Kathi.

Sie erinnerte sich gut an den Vorfall. Es war unterhaltsam gewesen, den alten Moller so rennen und fluchen zu sehen.

Gut, aber damals hatte die Kühe niemand gelockt, sondern es war wahrscheinlicher, dass das verrostete Schloss am Gatter abgefallen war und ein gewitztes Rindvieh das Tor aufgeschoben hatte. Aber was hatte das mit Oma Lore und ihrem Zauberkram zu tun?

»Jetzt denk mal nach, Mädchen.«

Kathi wurde unruhig. Sie hatte sowieso zu Oma fahren wollen und wahrscheinlich hatte ihre Mutter in der Zwischenzeit noch weitere Erinnerungs-SMS geschickt.

Oma Lore. Zauberkrimskrams. Kühe, die von der Weide rennen. Das Tor ist offen. Mir ist kalt.

»Ich muss los«, murmelte Kathi.

»Es ist was in unsere Welt gekommen, das nicht hierher gehört.«

Einige der Kühe hinter Anne Bonny begannen unruhig mit den Klauen zu scharren, begleitet von nervösem Muhen.

In meinem Traum … da war etwas hinter uns her. Hinter Oma und mir …

Das Gefühl, dass gerade in diesem Moment etwas aus dem Wald am Hang zu ihr herunter sah, kam unvermittelt heftig.

Es ist Ende November. Bald wird es dunkel. Ich muss zu Oma. Besser … bei Tageslicht …

»Richte Frau Schmitt schöne Grüße aus.«

13

Die alten Dielen rochen intensiv nach einer Mischung aus Holz und dem Wachs, mit dem sie behandelt worden waren. Je nachdem, wo man sich im Haus befand, kamen noch andere Düfte hinzu. Manche Essensreste, die in kleine Rillen gefallen waren, rochen noch über Tage und Wochen sehr stark, genauso kleine Flecken von Tee oder Kaffee, die Liebelore beim Wischen vergessen hatte. Der Boden im Badezimmer hingegen war gekachelt und somit eher langweilig. Und wenn es dort roch, dann waren es diese scharfen künstlichen Mittel, die Frau Schmitt nicht mochte. Abgesehen davon durfte sie da sowieso nicht hinein, ausgenommen, sie wurde von Herrnvalentin gewaschen. Das Schlafzimmer war schön. Da war sie gerne, obwohl sie das auch nicht sollte. Die Menschen rochen warm und zufrieden, wenn sie in ihren Betten lagen, außer, wenn sie schlecht träumten.

»Danke, Lore, dass du Zeit für mich hast. Ich hoffe, dir geht's schon besser? Was haben die Ärzte gesagt?«

Frau Schmitt verstand viele Sachen nicht, wenn sich die Menschen unterhielten, aber sie kannte den Mann mit dem dicken Bauch und sie wusste, dass er ein Freund von Liebelore war. Also musste sie nicht aufpassen. Liebelore erwiderte die Umarmung, dann gingen beide in Richtung Wohnzimmer. Frau Schmitt schreckte auf. Das Wohnzimmer … war nicht gut! Nicht mehr!

Gefahr! Muss aufpassen!

»Ich bin schon wieder fit, Gustl, mach dir keine Sorgen. Es war nur … ein Kreislaufzusammenbruch. Mehr nicht.«

Frauchen lügt! Warum lügt Frauchen? Sie ist angegriffen worden! Ich musste kämpfen! Sie soll nicht ins Wohnzimmer gehen!

Frau Schmitt rappelte sich vom Boden auf und jaulte leise, als bei der Bewegung in ihrer Hüfte ein böser Schmerz aufflammte. Sie drängte sich an den beiden Menschen vorbei, drehte sich zur Seite und stellte sich breitbeinig vor die geschlossene Wohnzimmertür.

Nicht rein! Nein! Gefährlich!

»Was ist denn mit der los?«, wunderte sich der Mann.

Er klang ratlos und wich vor Frau Schmitt zurück. Es war gut, wenn Menschen Respekt zeigten, und dieser verhielt sich noch respektvoller, seitdem sie mal nach ihm geschnappt hatte. Er hatte ihr den Kopf zu doll getätschelt.

»Ab! Sag mal, was fällt dir ein!«, schimpfte Liebelore und hob drohend die Hand.

Frau Schmitt senkte den Kopf, zog die Rute ein und blieb wie angewurzelt stehen. Selbst von hier aus, vor der Tür, konnte sie die Schattenkriecher hören und riechen! Krabbelnde, halbverweste Dinger. Aber die Menschen bekamen nichts davon mit! Hatte Liebelore schon vergessen, was ihr im Wald passiert war? Sie hatte das Biest auch gesehen, selbst als Menschin, und wer weiß, was noch alles geschehen wäre, wenn sich Frau Schmitt nicht ein Herz gefasst und ihre Liebelore mit dem eigenen Leben verteidigt hätte!

Meine Seite tut weh. Böse Kratzer. Herrvalentin sagt, die kommen von irgendwelchen Zweigen. Das stimmt nicht. Das waren ihre Krallen!

»Ab mit dir! Sofort!«, zischte Liebelore.

Frau Schmitt musste gehorchen und wich zur Seite. Liebelore öffnete die Tür und trat ein. Die Schattenkriecher versteckten sich. Es hörte sich an wie das Tapsen von vielen kleinen Tierpfoten. Wären es echte Tiere gewesen, hätte Frau Schmitt sie gejagt, aber das?

Maulend beobachtete sie, wie der Mann Liebelore ins Wohnzimmer folgte, und nach kurzem Zögern folgte ihnen auch Frau Schmitt.

Der Raum war größer als die Küche und der Boden mit den gleichen Holzdielen belegt. Wie überall im Haus war auch die Zimmerdecke hölzern. Ein runder Wollteppich lag in der Mitte und hatte die Gerüche von Jahrzehnten in sich gesammelt. Allerdings beherrschten zwei Düfte das Aroma: die Räuchersachen, die Liebelore verwendete, und sehr viel Staub. Neuerdings kam der Verwesungsgeruch der Schattenkriecher hinzu, allerdings schienen die Menschen ihn nicht zu bemerken. Mittig im Zimmer stand ein Holztisch und drumherum eine Sofagarnitur, auf die Frau Schmitt gerne gesprungen wäre, wenn nicht drei Dinge sie daran gehindert hätten: Erstens wollte sie sich in diesem Raum eigentlich gar nicht mehr aufhalten, zweitens setzten solche Kunststücke ihrer Hüfte zu und drittens hätte sie wieder schlimme Schimpfe von Liebelore bekommen. Und das wollte sie am allerwenigsten.

Immer noch leise maulend reckte Frau Schmitt die Nase vor und prüfte eingehend den Raum. Bis vor einigen Tagen hatten nicht nur verblichene Fotografien in alten Rahmen, sondern auch eine Menge ausgestopfter Tiere die Wände geziert. Diese waren jetzt weg und von den lebenden Toten ersetzt worden. Gebannt starrte Frau Schmitt auf die Wand hinter der Sofagarnitur zu ihrer Linken. Gegenüber hatten die Köpfe und Tiere an der freien Fläche gehangen, hier jedoch standen deckenhohe Schränke mit allerlei Büchern.

Aus der Küche ertönte ein schrilles Pfeifen. Frau Schmitt kannte das Geräusch und zuckte trotzdem zusammen.

»Schmidi? Seit wann erschrickst du vor dem Wasserkocher?«, wunderte sich Liebelore. »Gustl, ich geh kurz und mach dir den Tee fertig. Zu einem Stück Apfel-Zimt-Kuchen mit Schlagsahne sagst du auch nicht ›Nein‹, stimmt's?«

Liebelore wartete keine Antwort ab, sondern ließ den Mann sitzen und marschierte an Frau Schmitt vorbei.

Kaum hatte sie den Raum verlassen, wanderte der Blick des Mannes zu Frau Schmitt. Es war deutlich zu sehen und zu riechen, dass er ihr nicht über den Weg traute, aber das war ihr egal. Sie richtete sowieso ihre ganze Aufmerksamkeit auf das Regal mit der großen Abstellfläche, Altar genannt. Auf diesen Altar hatte Liebelore viele Figuren gestellt und an dieser Stelle brannte sie auch die stinkenden Stäbchen ab. Auch ihre Karten lagen darauf.

Man darf sie nicht abschlecken und auch nicht darauf kauen, auch wenn sie nach Schlagsahne riechen!

Die Leute kamen immer und wollten was »von den Karten wissen«. Liebelore erzählte dann, was die »Karten sagten«, aber Frau Schmitt hatte noch nie etwas gehört. Dafür konnte sie umso deutlicher die Schattenkriecher wahrnehmen. Sie hatten sich versteckt und kamen nach und nach wieder aus dem Spiegel hinter dem Altar. Muster waren auf die glatte Oberfläche des Spiegels gemalt, und genau in dem Moment, als Frau Schmitt hinsah, erschien eine kleine, kratzende Hand. Frau Schmitt sträubte die Haare, machte sich groß und stieß ein tiefes Knurren aus, was den Mann, Gustl, zusammenzucken ließ. Augenblicklich änderte sich sein Geruch von nervös in ängstlich. Aber selbst das reizte Frau Schmitt nicht zu einer Reaktion. Nur diese Hand war von Interesse.

»Ähm … Lore?«, rief Gustl und rutschte noch ein Stück weiter von Frau Schmitt weg.

Der Geruch seiner Angst nahm zu und lenkte Frau Schmitt beinahe ab. Aber hinter der krüppeligen Hand im Spiegel tauchte nun ein Menschlein mit plumpem, unfertigem Körper auf und zog sich heraus. Es kroch über den Altar, ließ sich hinunterfallen und verschwand mit einer beängstigenden Geschwindigkeit durch die geschlossene Terrassentür nach draußen! Selbst Frau Schmitt wusste, dass das nicht möglich war, und dennoch war es so geschehen.

Kleine Baby-Menschen! Böse!

Eine weitere Kreatur erschien. Ein Eichhörnchen. Glitschig, stinkend und … böse. Wie der Baby-Mensch kroch es hastig zur Balkontür, wobei es seine Hinterbeine und den Schweif hinterherzog und wie durch ein Wunder ebenfalls durch die geschlossene Tür verschwand. Frau Schmitt stieß ein panisches Heulen aus.

»Ab mit dir! Was ist nur mit dir los, du alte Meckertante?!«

Liebelore war zurückgekommen und klang nicht nur wütend, sondern auch besorgt.

Frau Schmitts Aufmerksamkeit war wieder auf den Spiegel gerichtet. Hatten die Menschen nichts gesehen? In wenigen Stunden würde bestimmt wieder etwas hervorkommen. Sie sah zu Liebelore auf, dann zum Spiegel und zurück zum Frauchen. Jammernd und fiepend.

»Ach, Schmidi …«

Wenigstens würde es jetzt für eine Weile ruhig sein. Ein paar Minuten oder Stunden, hoffte Frau Schmitt. Sie folgte Liebelore und ließ sich schwer zu ihren Füßen sinken, als diese das Tablett mit Tee, Kuchen und Schlagsahne auf den Tisch abstellte und sich selbst setzte.

»Sie ist doch immer so, oder?«, lachte Gustl unsicher.

Er gehörte zu denen, die Selbstbewusstsein und Stärke ausstrahlten, wenn sie weit genug von Frau Schmitt entfernt waren. Jetzt lag sie ziemlich nah bei ihm, an seinen Füßen, da auch Liebelore hier saß, und seine Unsicherheit war deutlich zu hören. Frau Schmitt warf ihm noch einen letzten misstrauischen Blick zu, dann legte sie ihren Kopf auf dem Boden ab und versuchte, sich zu entspannen.

»Sie wird halt alt, meine Kleine«, sagte Liebelore und beugte sich hinab, um ihren Kopf zu tätscheln. Selbst Herrvalentin traute sich das nicht, denn Frau Schmitt wollte ihre Ruhe, wenn sie ihren Kopf ablegte, und keine Kuscheleinheiten – außer von Liebelore oder Kathilein.

»Okay, gut. Warum ich zu dir gekommen bin, Lore …«, Gustl hüstelte verlegen. »Also es sieht so aus, als ob ich von dir … naja, nennen wir es mal eine Idee bekommen möchte. Einen Gedankenanstoß, in welche Richtung wir weiter ermitteln sollten.«

Dem Mann war das Gesagte peinlich. Ganz eindeutig. Frau Schmitt schloss die Augen und hörte sich das Gespräch weiter an, auch wenn sie kaum etwas verstand.

»Du tust gerade so, als ob du deswegen das erste Mal hier sitzt.«

Liebelore lachte und Frau Schmitt seufzte zufrieden. Es war gut, wenn Frauchen glücklich war.

»Du weißt doch, wie unangenehm mir das ist. Aber deine letzten Tipps waren immer hilfreich, so seltsam das klingt.«

»Tatsächlich?« Liebelore wirkte überrascht. »Ich hab dir aber schon erklärt, dass ich – ganz unter uns gesagt – keine Ahnung habe, was ich da mache und wie ich es mache.«

Frau Schmitt hörte, wie sich Gustl zum Schrank drehte.

»Dafür dass du keine Ahnung hast, hast du aber jede Menge Bücher dazu da drinnen stehen. Und dein Voodooaltar, oder was das ist, sieht auch nicht schlecht aus! Beeindruckend!«

»Ich mach keinen Voodoo. Dieser Zauberkrimskrams ist nur für die Leute, weil sie mir dann eher glauben und ehrlicher sind! Wie soll ich einer Frau helfen, die wieder mit ihrem Mann zusammenkommen will, wenn sie mir verschweigt, dass sie ihn schon seit einem halben Jahr betrügt? Wenn sie mich ernst nimmt, dann macht sie von vornherein reinen Tisch und dann kann ich ihr vielleicht helfen.«

»Ist gut. Ich versteh schon, was du meinst, und es geht mich nix an.«

Frau Schmitt hörte ihn, wie er seine Tasse nahm und Tee in kleinen Schlucken schlürfte.

»Auch wenn du an deine Fähigkeiten nicht glaubst, du hast gute Tipps! Und abgesehen davon …« Er nahm sich ein Stück Kuchen. Frau Schmitt öffnete die Augen und blickte zu seinen Beinen, um zu prüfen, ob nicht etwas auf den Boden fiel. »… bedienen wir uns öfters solcher Hilfen, als du ahnst. Ich weiß da von einigen Kollegen in München …«

Die Müdigkeit war so stark, dass selbst ein größeres Bröckchen Apfel-Zimt-Kuchen Frau Schmitt nicht wecken konnte, als es neben ihr landete. Aber so plötzlich, wie der Schlaf gekommen war, wachte sie wieder auf, fraß das Kuchenstückchen und noch einige Krümel mehr und spitzte schließlich die Ohren. Hatte sie etwas Wichtiges verpasst?

»… das ist der Tod.« Liebelore lachte verlegen. »Aber das ist dir ja auch nicht neu, dass jemand gestorben ist.«

Der Mann antwortete nicht, sondern wartete gespannt.

»Ähm … also wenn ich das richtig deute …«

Während Frau Schmitt geschlafen hatte, hatte Frauchen Kerzen aufgestellt und angezündet. Auch auf dem Altar! Frau Schmitt mochte das nicht, dass dort etwas brannte. Sie fühlte, dass es die Dinge im Spiegel von der anderen Seite heranlockte.

»Sie ist nicht freiwillig gegangen. Es war plötzlich. Es war … wie eine Erinnerung? Nein, das kann nicht stimmen. Aber irgendwie … sie hat den Mörder gekannt. Ja. Sie muss ihn erkannt haben. Die. Mehrere. Ja. Es müssen mehrere gewesen sein. Vor langer, langer Zeit … lass mich mal gucken … sehr lange. Ja.«

»Mehr als dreißig Jahre?«, warf der Mann ein.

Liebelore nickte.

»Gut möglich. Ach, Gustl! Ich mach das gar nicht gerne! Das hört sich alles wie Blödsinn für mich an!«

»Egal. Mach weiter.«

»Okay, also. Ich sehe hier auch noch Wut. Viel Angst. Und Trauer …«

Ein Auto näherte sich. Ein Geländewagen. Der Wagen von Herrnvalentin. Frau Schmitt jaulte erfreut auf und hievte ihren Körper nach oben. Für einen kurzen Moment befand sich ihre Nase direkt vor dem Kuchen, aber sie widerstand dem Impuls, danach zu schnappen. Bei Kathilein konnte sie das machen – sie würde lachen, aber Liebelore wäre böse gewesen.

»Was hat sie schon wieder?«, fragte Gustl nervös.

Mit einem vorsichtigen Seitenblick auf den Altar trottete sie hinaus. Dann warf sie ihre Rute hin und her, als sie die zuschlagende Tür des Jeeps vernahm.

»Herrje! Valentin ist zurück.«

Liebelore hatte es jetzt auch gehört, sprang auf, pustete die Kerzen aus und räumte die Karten zusammen.

»Ich hatte ihm versprochen, entweder den ganzen Tag im Bett zu bleiben oder hier auf dem Sofa die Füße hoch zu legen.«

Frau Schmitt wartete vor der Eingangstür auf Herrnvalentin.

»Glaubst du im Ernst, dass er dir deine Versprechen glaubt? Du hast Hummeln im Hintern, Lore. Darum liebt er dich. Wahrscheinlich würde er dir den Laufpass geben, wenn du so ein liebes Frauli wärst wie meine Inge.«

Herrvalentin ist zurück! Ich muss ihm die Schattenkriecher zeigen! Er muss was tun! Er ist ein Doktor!

Die Eingangstür wurde geöffnet und Herrvalentin kam herein. Frau Schmitt wollte ihn aufgeregt begrüßen, doch da bemerkte sie wimmelnde Bewegungen an der Decke. Über ihr hingen lauter kleine Leiber. Frau Schmitt stieß ein markerschütterndes Jaulen aus.

14

Die Seele des Raums war sein Geheimnis. Wenn man fähig war sie zu erkennen, konnte sie einem binnen Augenblicken wichtige Informationen mitteilen, die sonst verborgen geblieben wären.

In diesem Fall wäre Andi beinahe zurückgewichen, als die Tür geöffnet wurde und er einen ersten Vorgeschmack der Energiequalität erhaschen konnte. Die Geruchspalette, die ihm von der 3-Zimmer-Plattenbauwohnung entgegen strömte, sorgte instinktiv für Abwehrhaltung – vermutlich selbst bei Leuten, die nicht so feinfühlig waren wie er.

Andi überwand sich schnell, besann sich seines Anliegens und seiner Funktion und zwang sich zu einem Lächeln. Höflich nickte er Herrn und Frau Metzner zu.

»Guten Tag. Haben Sie vielen Dank, dass ich Sie so kurzfristig besuchen darf«, grüßte er und mühte sich dabei, nicht durch die Nase zu atmen.

Doch selbst bei flacher Mundatmung sorgte die Mischung aus vollem Aschenbecher, Bier und abgestandenem Männerschweiß, durchtränkt mit Rasierwasser, für heftige Übelkeit. Hinzu kam der aufdringliche Zitrusduft eines Putzmittels. Obwohl die Wohnung nicht so roch, wirkte sie auf den ersten Blick blitzblank. Herr Metzner trat zur Seite und Andi ging hinein.

»Danke«, wiederholte er sich und richtete seinen Blick auf Frau Metzner, die ihre Arme um sich geschlungen hatte und Andi mit weit aufgerissenen Augen anstarrte. Dabei drückte sie sich an die vergilbte Dielentapete. Sie war Asiatin und von kleiner, rundlicher Statur.

»Nein, nein. Sie brauchen sich keine Sorgen zu machen …«, wollte Andi sie beruhigen, wurde aber von Herrn Metzner unterbrochen.

»Erst mal Ihren Ausweis! Da kann ja jeder daher kommen und irgendwas erzählen!«, donnerte der Mann.

Entweder hörte er schwer und war deshalb so laut oder es lag am Alkohol. Es war zwar erst früher Nachmittag, noch dazu werktags …

»Doldinger … Kriminalpolizei Darmstadt … Darmstadt?«, murmelte Metzner und verglich den Dienstausweis mit dem Personalausweis. »Sie kommen aus Darmstadt hierher?«

»Ich bin erst seit ein paar Tagen hier tätig und die neuen Ausweise sind noch nicht …«

»Ach, egal.«

Josef Metzner gab Andi die beiden Karten zurück, ignorierte die zur Begrüßung ausgestreckte Hand und stapfte ins Wohnzimmer. Dort ließ er sich auf einen tannenfarbenen, durchgesessenen Fernsehsessel fallen. Mit einer flapsigen Handbewegung deutete er auf die gleichfarbige Zweisitzercouch neben sich.

»Setzen Se sich, Herr Dollinger.«

»Ähm, mein Name ist Dold …«

»Heidi!«, bellte Metzner an Andi vorbei hinaus in den Gang. »Kaffee für den Polizisten und noch ein Bier. Und denk ans Abendessen.«

Auf dem Wohnzimmertisch lag ein sorgsam gebügeltes Tischtuch, darauf eine kleine Vase mit Stoffblumen, ein Aschenbecher mit einigen Stummeln selbstgedrehter Zigaretten, daneben eine Maxi-Dose mit Tabak, Zigarettenpapiere und eine merkwürdig aussehende Maschine mit Kurbel. Da etliche perfekt gedrehte Zigaretten auf dem Tisch lagen, nahm Andi an, dass das der Zweck der Apparatur war.

»Ähm, Ihre Frau heißt mit Vornamen Heidi?« Irritiert blätterte Andi in seinen Notizen.

»Hä? Ach so.«

Metzner lachte tief und rasselnd. Es klang außerordentlich ungesund.

»Nee nee. Eigentlich heißt sie Pansy, aber da muss ich immer an Pansen denken.« Er grunzte. »Wir, also mein Bruder und ich, wir hatten früher einen Hund. Blöd, aber gutherzig. Manchmal hat er Pansen bekommen. Was hat der gestunken! Ich will doch nicht an stinkenden Pansen denken, wenn ich meine Frau rufe!«

Der Frage, warum er an *Heidi* denken wollte, wenn er seine Frau rief, ging Andi nicht weiter nach, obwohl es bereits in ihm arbeitete.

»Ähm, okay. Also wegen …«, Andi verstummte, als Frau Metzner zurückkam, in der einen Hand eine Flasche Bier, in der anderen eine Untertasse, darauf eine kleine Porzellantasse mit Kaffee.

»Sie möchten? Milch? Zucker?«, fragte sie vorsichtig.

Sie wirkte, als ob sie befürchtete, dass jeden Moment ein Spezialeinsatzkommando die Wohnung stürmen, sie überwältigen und abführen würde.

»Bring einfach beides!«, rief Metzner und nahm einen langen Schluck aus der Flasche.

Andi warf einen Blick in seine Unterlagen. Pansy Thongjan, jetzt Pansy Metzner, 51 Jahre, war bereits über sieben Jahre mit Josef Metzner verheiratet und besaß seit vier Jahren die unbefristete Aufenthaltsgenehmigung. Aber selbst wenn es nicht so gewesen wäre, hätte es Andi nicht interessiert. Er war wegen etwas anderem gekommen.

»So, jetzt können wir plaudern«, sagte Metzner und betrachtete Andi eingehend. »Ein bisschen jung sind Sie ja schon, aber egal. Hauptsache, die Polizei macht endlich was wegen der Kanaken hier!«

»Ähm, bitte?«

Andi hatte sich tatsächlich auf dem Zweisitzer niedergelassen. Er überlegte kurz, ob er sich anlehnen konnte, so alt und abgenutzt wie die Couch wirkte, aber nachdem die Wohnung penibel sauber gehalten wurde, schien von ihr keine Gefahr in Form von Wanzen oder ekligen Flecken auszugehen. Alles war hier irgendwie alt und abgegriffen. Irgendwann in den Achtzigerjahren schien der Hausherr beschlossen zu haben, dass alles perfekt war und so bleiben sollte, und mit den Jahren waren die Augen blind für die Abnutzung der alltäglichen Dinge geworden.

»… und ein Weib nach dem anderen holen sie aus der Türkei! Die Mutter, den Onkel, die Tanten …«, wetterte Metzner.

Inzwischen war sich Andi fast sicher, wie das Schlafzimmer aussehen würde. Er musste sich das nicht ansehen und wollte es auch auf keinen Fall. Vor seinem inneren Auge stand ein King-Size-Bett, vielleicht sogar ein Wasserbett, umrandet mit schwarzem, ausgepolstertem Kunstleder, in das Strasssteine eingenietet waren. Am Kopfende ein großer Fächer mit einem Sonnenuntergang hinter Palmen, ein wuchtiger Kleiderschrank mit großen Spiegeln an den Türen und vielleicht sogar ein Spiegel an der Decke. Andi schauderte.

Der Hausherr fuhr mit der Aufzählung seiner Beschwerden fort: »Das ganze Treppenhaus ist voll davon! Kinderwägen! Dreiräder! Roller! Und dann erst das Plärren der Schrazen!«

Der Kaffee war überraschend gut und inzwischen wunderte sich Andi auch nicht mehr darüber, dass Tasse, Löffel und Unterteller so sauber waren. Sogar sauberer als beim *Küchlein.* Kein Tropfen war verschüttet, kein Fingerabdruck irgendwo.

»Wissen S', wie lang die auf sind? Damals, bei uns, hat's des net geben! Um zehn Uhr auf d' Nacht stampfen die noch rum und hüpfen und spielen im Treppenhaus! Die Erziehung …«

»Heidi« Metzner lugte vorsichtig ins Wohnzimmer herein, verschwand aber sofort wieder in der Küche.

Sie hat Angst. Vielleicht sollte ich ihr sagen, dass ihr keine Gefahr droht. Meine Güte. Die ganze Wohnung ist voll Angst – und Zorn. Und anderen Dingen. Unangenehme Sachen.

»… die im Jugendamt haben gesagt …«

»Entschuldigen Sie, Herr Metzner. Ich habe die von Ihnen empfundenen Störungen notiert und werde das weiterleiten«, log Andi und blätterte demonstrativ in seinem Block.

»Ja? Gut! Diese verdammten …«

»Mir geht es um etwas anderes und ich hoffe, dass Sie mir weiterhelfen können.«

In Metzners Miene begann es zu arbeiten. Überraschung wechselte mit angestrengtem Nachdenken, dann schien er auf ein oder zwei Dinge zu kommen, die ihn erröten ließen und die Adern auf Stirn und Hals kurz zum Vorschein brachten.

»Was?«, knurrte er. In der Stimme mischte sich Ungeduld, Wut, Trotz und Neugier.

»Ich weiß nicht, ob sie aus den Medien vom Ableben ihrer ehemaligen Schwägerin erfahren haben …«

Metzner atmete erleichtert auf.

»Ach, so. Die Uschi. Blöd, was? Da geht's die letzten Jahre nur noch bergauf und – Bämm!- schlägt das Schicksal zu!«

»Sie scheinen nicht unglücklich darüber zu sein …«

»Ha! Ich? Nein! Wirklich nicht! Die blöde Kuh! Von der Straße hat der Olaf sie aufgesammelt, das dumme Huhn! Ein Heim hat er ihr gegeben, ein Zuhause!«

Und vermutlich zig Besuche in der Notaufnahme obendrein geschenkt, dachte Andi.

»Dann hat er den Unfall und stirbt und sie angelt sich gleich den Nächstbesten! Meine Heidi würde das nicht tun, stimmt's, Heidi?«

Frau Metzner kam aus der Küche geeilt mit einer neuen Flasche Bier, erkannte, dass die zweite auf Metzners Schoß noch halbvoll war, und sah ihn irritiert an.

»Issed alles inordung? Alles gut? Noch Kaffee?«

Sie lebt in Angst. Das ist doch kein Leben! Wie sieht ihr Alltag aus?

»Passt alles. Du kannst gehen.«

»Ähm. Gut. Also, es geht darum …«, begann Andi erneut.

Plötzlich schnappte Metzner nach Luft. Mit einem lauten Klirren knallte er die Flasche auf den gekachelten Holztisch und sprang vom Sessel auf.

»Sie! SIE! Sie wollen mir doch nicht etwa unterstellen …! SIE!«

Ein unterdrückter Schrei erklang aus der Küche und irgendetwas ging zu Bruch. Andi begann zu schwitzen.

»Herr Metzner, Sie brauchen …«

»Ich werde Sie …! SIE!«

Metzner hatte die Fäuste geballt, wirkte wie jemand, der sich auf sein Gegenüber stürzen wollte, aber noch genug Bewusstsein hatte, um zu erkennen, dass das eine ausgesprochen schlechte Idee wäre.

»Jetzt hören Sie mal bitte zu und …«

»RAUS AUS MEINEM HAUS!«, brüllte Metzner, untermalt von leisem Jammern aus der Küche. Scherben wurden dort aufgewischt, während Metzner so heftig an den Wohnzimmertisch stieß, dass das Bier darauf umfiel und sich auf den Kacheln und den Teppich darunter verteilte.

»RAUS! SIE …«

Andi sah zur Seite, stand auf und holte tief Luft. Er fühlte sich wie auf Automatik geschaltet. Noch ein Schritt, dann stand er direkt vor Metzner. Er war fast einen ganzen Kopf größer als der zornige Hausherr. Andi atmete tief durch und hielt dem Blick stand.

»Wir werden jetzt ruhig«, befahl er leise. Er rechnete damit, dass Metzner sich auf ihn stürzen würde.

Der dunstig alkoholisierte Atem des Mannes und sein Körperdampf schlugen Andi entgegen. Trotzdem blieb der Ekel aus. Dafür schien das Schluchzen aus der Küche wie eine Schlange zu ihm herüber zu kriechen, durch den Boden in die Füße, durch die

Beine in die Wirbelsäule hinauf. Das Gefühl war neu. Es brannte in ihm. Andi war kein Bodybuilder, kein Kampfsportler, obwohl er regelmäßig Jiu-Jitsu trainierte. Aber in diesem Moment fühlte er jede Muskelfaser und diese eisige Kraft, die sich über die Wirbelsäule in seine Schultern ausbreitete wie unsichtbare Schwingen.

Irgendetwas hatte Metzner zum Schweigen gebracht. Er stand immer noch stinkend und schwitzend vor ihm, das Gesicht puterrot, aber er blieb still.

»Ich werde sofort Ihre Wohnung verlassen, wenn Sie das wünschen. Das ist Ihr gutes Recht. Aber es werden dann drei Dinge passieren«, warnte ihn Andi. Seine Stimme war tief und kühl.

»Erstens: Ich werde Ihnen zu meinem Schutz Handschellen anlegen. Falls Sie sich dagegen wehren, werde ich Verstärkung anfordern. Zweitens: Ich werde Sie zum Revier bringen und dort meine Befragung fortsetzen. Drittens: Ich werde aufgrund dringenden Tatverdachts des Besitzes von Kinderpornografie Ihren Computer beschlagnahmen und untersuchen lassen.«

Letzteres war völlig aus der Luft gegriffen, ohne jeglichen Beweis – genau genommen gelogen.

Metzner jedoch zuckte zusammen, wich von ihm und setzte sich. Die blaurote Gesichtsfärbung wechselte schlagartig und der Teint wirkte wächsern und blutleer.

Oh? Ich habe richtig geraten?

Wut und Ekel wallten in ihm auf. Die Gefühle waren so stark, dass er einen Moment brauchte, um sich auf sein eigentliches Anliegen zu besinnen.

»Aber! Das sind Lügen! Wie? Aber …«, beteuerte der Hausherr.

»Seien Sie jetzt still«, befahl Andi tonlos. Er stand immer noch, während Metzner inzwischen aus großen, glänzenden Augen zu ihm aufsah.

»Zu guter Letzt werde ich Ihre Frau Pansy Thongjan einer unserer Damen vorstellen, die sich sehr engagiert um Opfer häuslicher

Gewalt kümmern.« Metzner sank tiefer in den Sessel und Andi setzte sich ihm wieder gegenüber.

»Möchten Sie immer noch, dass ich gehe? Oder wollen wir uns doch in Ruhe hier unterhalten?«

Metzner schüttelte hastig den Kopf.

»Ich weiß nicht, warum Sie auf solche Dinge kommen …«

»Erzählen Sie mir von Ursula Bachinger, geborene Kornprobst. Etwas, das ich noch nicht weiß und zwar aus der Zeit, als sie mit Ihrem Bruder verheiratet war.«

»Ach, was soll ich über die Uschi erzählen?« Metzner gab ein Schnauben von sich. »Sie war ein dummes Mädchen vom Land. Recht jung. Eigentlich ganz brav. Große Titt … äh, Entschuldigung … hübsch war sie gewesen. Naja. Ich weiß gar nicht, warum der Olaf sie weggebracht hat. Vielleicht wollte er halt mal was Neues. So sind wir Männer halt. Und die Uschi hat dann immer Drama gemacht.«

»Moment«, unterbrach ihn Andi. »Weggebracht? Was meinen Sie damit?«

»Na, ich war ja oft zu Besuch und die dumme Kuh hat immer geschrien und geplärrt von wegen anderen Weibern … naja, dann hat er sie halt weggebracht ins »Häuschen«. Der Olaf hatte da so ein Schrebergartenhaus. Wir sind da oft im Sommer gesessen und haben gefeiert und Fußball angehört. Die Uschi ist da eingezogen. Hätte ja sonst nirgendwo hin können. Der Olaf war bestimmt kein schlechter Ehemann, auch wenn er sie manchmal zu kräftig angelangt hat.«

Schrebergartenhaus. Zu … zu kräftig »angelangt«.

Unvermittelt stand Andi auf.

»Ich brauche den Namen der Laubenkolonie und die Adresse. Ist sie noch in Ihrem Besitz?«

»Nein«, sagte Metzner kleinlaut und erhob sich umständlich vom Sessel. »Als der Olaf gestorben ist, habe ich sie verkauft.«

»Wäre sie nicht Eigentum der Witwe gewesen?«, hakte Andi nach.

»Keine Ahnung. Die hat das gehört mit dem Autounfall und hat noch am gleichen Tag ihre Sachen gepackt. Seitdem habe ich sie nicht mehr gesehen oder gesprochen.«

Metzner klang ehrlich, nannte die Adresse des Schrebergartens und Andi notierte diesen.

»Ähm. Gut. Wir wären dann fertig. Sie hören von mir.«

Auf dem Weg nach draußen verharrte Andi kurz an der Küchentür.

»Frau Metzner? Der Kaffee war sehr gut. Vielen Dank«, sagte er und erntete ein unsicheres Lächeln.

Vor ihr auf der Arbeitsplatte lag allerlei Gemüse, das sie mit einem großen Messer sauber zerstückelte. Den Griff hielt sie dabei so fest umschlossen, dass ihre Knöchel weiß hervortraten.

Andi zögerte und beobachtete sie bei ihrer Arbeit. Er würde noch einmal jemanden in diesen Haushalt schicken. So schnell wie möglich. Der Computer war die eine Sache. Bei der anderen würde er Frau Pansy Thongjan nicht helfen können, sofern sie sich nicht helfen lassen wollte. Er starrte immer noch auf ihre Faust, die das Messer umklammerte. Sie zitterte. Etwas in ihm wusste in diesem Moment, dass es in diesem Haushalt keine Gewalt mehr geben würde. Nicht mehr von Seiten des Ehemanns.

15

»Runde Nummer fünf«, murmelte Bertram verdrießlich, drückte die Toilettenspülung und schlurfte aus dem Badezimmer.

Es war das große, nicht das kleine neben Ursulas Umkleidezimmer. *Dort hat sie gelegen, während ich mich nicht entscheiden habe können, welchen Wein ich trinken möchte.*

Er seufzte schwer und schluckte die Bitterkeit hinunter.

Uschis Umkleideraum … früher … wir haben es das »arabische Zimmer« genannt. Nicht wegen 1001 Geschichten, sondern wegen der 1001 Kleidungsstücke darin. Kleider, Hosen, Röcke aus allen möglichen Stoffen, in allen möglichen Längen und Farben. Schuhe gab es darin nicht, außer Badepantoffeln von *Dolce & Gabbana.* Ursulas Schuhe hatten einen eigenen, schier endlos begehbaren Schrank daneben. Bertram hatte ihre Kleidung und die Schuhe nie gezählt und Ursula bestimmt auch nicht. Sie selbst schien manchmal überrascht gewesen zu sein, was sie für Schätze aus den Tiefen ihrer Schränke hervorzaubern konnte. In den letzten Jahren hatte sie es sich schließlich angewöhnt, in der ersten Dezemberwoche das eine oder andere Stück für einen guten Zweck zu versteigern. Ein simpler und kostengünstiger Aufwand für eine gelungene PR-Aktion.

Jetzt waren das Umkleidezimmer und das anschließende kleine Bad tabu für Bertram. Nicht wegen einer polizeilichen Auflage, denn die Ermittler hatten diese Räume mehr als gründlich abgesucht. Sie waren über Tage in seinem Haus ein und aus gegangen, hatten es auf den Kopf gestellt und ihn täglich mit ihren Fragen bis an den Rand des Wahnsinns getrieben. Er konnte diese Räume schlicht nicht mehr betreten, weil die Erinnerungen zu schrecklich waren.

Aber … es muss weitergehen. Das Geschäft muss weitergehen! Ich muss mich zusammenreißen! Ich bin eine Person des öffentlichen Lebens! Warum? Warum Ursula?

Wie viel leichter es sein könnte, wenn er ein einfacher Bürger wäre. Er könnte sich tagelang hinter geschlossenen Rollläden verbergen und sich in seiner Trauer gehen lassen.

Seit Ursulas Tod trug Bertram Bachinger nur noch dunkles Anthrazit oder ein tiefes Blau. Er scherzte nicht mehr mit seinen Angestellten oder Lieferanten, aber niemand sollte ihn jemals mit tränenverquollenem Gesicht sehen oder gar mit Dreitagebart und rotgeränderten Augen wie einen Penner!

Tagsüber ist es leichter. Termine bei der Polizei. Meetings. Kontrollbesuche in den Bäckereien. Besprechungen mit den Filialleitern, Friseur, Masseur und Maniküre … das muss auch sein. Und … die Beerdigung. Oh, Gott! All die Leute!

Gerade jetzt war ein gepflegtes Auftreten wichtiger denn je. Und Termine waren wichtig. So viele wie möglich, denn die Stunden vergingen langsamer als früher. Früher – die Zeit, in der Ursula noch gelebt hatte. Dieser Gedanke war immer um ihn.

Sie ist tot.

Wie ein Mantel aus unsichtbarem Beton umschloss ihn die Trauer, drückte ihn zu Boden und zermalmte ihn. Bertram war sich dessen bewusst und bei jeder erdenklichen Gelegenheit führte das dazu, dass er seine Schultern mehr straffte, kerzengerade stand, geradeaus blickte, nur nicht zu Boden.

Ich bin ein Gewinner! Kein Verlierer! Gewinner sehen nach vorne!

Aber jetzt war er alleine, niemand sah ihn und es war irgendwann in der Nacht, vielleicht zwei Uhr, vielleicht drei oder vier, es war egal.

»Runde fünf«, wiederholte er und betrat das Schlafzimmer.

Die Schultern hingen und der Blick ging ins Leere. Für gewöhnlich musste er nicht so oft in der Nacht auf die Toilette. Ob das normal war? Er trank nicht mehr als sonst. Ein Glas Bordeaux vor der Nachtruhe – aber kein zweites! Die Verlockung, sich in der Leichtigkeit des Rausches zu verlieren, war gewaltig. Er streifte seine Pantoffeln von den Füßen und betrat den cremefarbenen Teppich. Auch Ursulas Idee. Sie hatte hier fast alle Räume ausgestattet – nur in seinem Arbeitszimmer hatte sie nichts entscheiden dürfen. Das war sein Reich geblieben. Alles andere gehörte ihr. Hatte ihr gehört.

Der Teppichflor reichte bis zu seinen Knöcheln. Bertram verstand genug polnisch, um die leisen Flüche ihrer Putzfrau übersetzen zu können, sobald sie sich daran machte, eines der »Bodenungeheuer«, wie sie es nannte, zu reinigen. Wozu Ursula überhaupt Teppiche im Haus brauchte, hatte Bertram nie verstanden – in jedem Zimmer verlief eine Bodenheizung. Langsam tapste er auf das Bett zu, schlug die Decke zur Seite und kletterte hinein. Er wusste, wie es weitergehen würde. Wie die Nächte davor würde er auch jetzt die Augen schließen und seine Ursula sehen, wie sie mit verzerrtem Gesicht und grotesk verdreht auf dem Boden des kleinen Badezimmers lag. Überall Erde und Dreck und Blut. Die Luft geschwängert mit einem fauligen Geruch, gemischt mit blanker Panik. Sobald er es geschafft hatte, dieses Bild zu verdrängen und die Trauer hinunter zu schlucken, würde plötzlich Adrenalin durch seinen Körper jagen bei der ewigen Frage, wer denn der Mörder sein könnte. Und wie er sie überhaupt getötet hatte! Kreislaufzusammenbruch und Schädelbruch als Todesursache – also ein simples Unglück als Grund –, das hatte er von vornherein ausgeschlossen! Vielleicht … vielleicht war es eine mysteriöse Krankheit?

Wir waren in diesem Jahr auf Ibiza, Sri Lanka und auf den Malediven. Aber wir sind gegen alles Mögliche geimpft. Was würde eine solche Krankheit verursachen und warum bin ich nicht betroffen?

Er drehte sich auf die Seite, zog sein Kissen zurecht und schloss die Augen in Erwartung der ersten schlimmen Bilder. Wie in den meisten Nächten würde er erst am frühen Morgen zu zwei bis drei Stunden unruhigen Schlafes finden und schließlich viel zu früh und schweißgebadet von seinem Wecker aufgeschreckt werden.

In der Tat sah er Ursula vor sich. Sie war aus dem Wagen gestiegen, hatte sich noch einmal umgedreht ... »Bis gleich« waren ihre letzten Worte gewesen.

Dann ist sie ins Haus gegangen ...

Er schluckte die Trauer hinunter. Sie fühlte sich an wie ein Sack voller Steine in seinen Eingeweiden.

Ein undefinierbares Geräusch drang in Bertrams Bewusstsein und schreckte ihn aus dem Halbschlaf. Alarmiert richtete er sich auf und lauschte in die Dunkelheit.

Es ist von draußen gekommen. Nicht IM Haus! Aber was ...? Ein ... Heulen? Ein Schrei? Was ist da los?

Normalerweise wäre das beunruhigend gewesen. Allerdings hatte Bertram seit Ursulas Tod sofort eine Sicherheitsfirma angestellt, die das Gelände und das Haus bewachte. Auch jetzt. Es hatte gewaltigen Ärger gegeben, als sie diesen Eindringling in der Garage nicht entdeckt hatten und einzig Boris ihm zur Hilfe gekommen war!

Noch ein Toter.

Trotzdem fühlte er im ersten Moment keine Bedrohung, denn spätestens jetzt mussten sie besser arbeiten, wenn sie nicht ihren Job verlieren wollten! Empörung stieg in ihm auf.

Ich wäre fast eingeschlafen! Und die machen so einen Krach!

Verärgert zog er die Bettdecke über den Kopf. Dann ... wieder ein Heulen von draußen. Diesmal war es lauter. Es kam doch von draußen ... oder nicht?

»Was oder wer ist das?«, keuchte Bertram, zornig und ängstlich zugleich.

Irgendetwas in ihm sagte ihm, dass dieses Geräusch nicht von den Wachleuten gekommen war.

Er griff nach der Fernbedienung am Nachttisch und drückte zwei Knöpfe.

Rollläden, die die Fensterfronten an der gesamten Wand zu seiner Linken und die vor ihm verdunkelt hatten, begannen sich mit leisem Surren zu öffnen. Bertram hatte die düsteren Schatten der Berge erwartet und wurde von einer silbrig schimmernden Schneedecke überrascht. Nach und nach gab der Rollladen die wundervolle Aussicht preis, die Ursula so liebte. Geliebt hatte. Wenn man ans linke, bodentiefe Fenster trat, sah man normalerweise, von niedrigen Lampen in gedämpftes Licht gehüllt, die großzügige Terrasse mit Ursulas Garten, den Pool, der im Moment jedoch abgedeckt war, und den sauber gestutzten Rasen. Zurzeit freilich lag alles unter einer frischen Schneedecke verborgen. Dahinter etwas Wald und in der Ferne der schlafende Ort, umrandet von bewaldeten Hügeln und Bergketten. Das andere Fenster vor ihm zeigte nur Wald und Berghänge. Weiter oben Fels, Eis und noch mehr Schnee. In Sommernächten ein wunderschöner Ausblick, den Ursula und er gerne auf Balkon oder Terrasse bei einem Espresso am Morgen und einem Drink am Abend genossen hatten. Bei wolkenlosem Himmel funkelte das Sternenzelt über ihnen. Ein unbezahlbarer Anblick! Jetzt – *wir haben schon Dezember!* – war die Welt um Bertram finster geworden. Auch hier draußen. Der Berg vor ihm: ein stummer Klotz. Ein schartiger Riese und der Himmel darüber pechschwarz.

Bertram lauschte und wartete darauf, dass sich das Geräusch wiederholte. Schließlich stand er auf und schlurfte zum linken Fenster.

Eigentlich erwartete er nichts zu sehen. Höchstens zwei Männer der Sicherheitsfirma.

Gleich nach Boris' Unfall hatte sich Bertram entschlossen, mehr Männer und vor allen Dingen nur anerkannte Agenturen für sich arbeiten zu lassen.

Terrasse und Garten waren verwaist. Wieder ertönte dieser langgezogene, klagende Ton. Noch lauter. Bertram bekam Gänsehaut, weil er spontan an irgendwelche alten Werwolffilme denken musste.

Egal. Es ist draußen!

Schlagartig hellwach, ballte er die Fäuste.

Entweder ... entweder die zwei Männer sind betrunken oder sie haben einen Hund dabei! Ich habe es ihnen doch gesagt: Keine Köter auf meinem Gelände! Ich will keine verdammten Köter hier haben!

Er eilte zu seinem Nachtkästchen und griff sich sein Smartphone.

»Ja?«

Bertram hatte sich auf einen verschlafenen Tonfall eingestellt. Immerhin war es 4.27 Uhr morgens, wie er mit Blick auf das Display feststellte, aber der Mann am anderen Ende hatte das Gespräch sofort angenommen und sich mit klarer, lauter Stimme gemeldet.

Nicht betrunken.

»Haben Sie das gehört? Haben Sie einen Hund dabei?«, fragte er scharf.

»Ja, wir haben das auch gehört. Und was den Hund angeht: Nein, Herr Bachinger. Natürlich haben wir keinen dabei.«

»Ich habe dreimal so ein Jaulen oder Winseln gehört. Was war das?«

»Wissen wir noch nicht. Ali ist schon losgegangen und überprüft das. Ich halte hier die Augen offen.«

Ein unzufriedenes Grunzen entkam Bertram. Er sah wieder aus dem Fenster und entdeckte den Schein einer Taschenlampe, der hinter dem Haus verschwand. Die Unruhe in ihm nahm trotzdem zu. Aus irgendeinem Grund wäre es ihm lieber gewesen, wenn die beiden doch einen Hund mitgebracht hätten. So wusste er zumindest, dass sich irgendein Viech – *kein Werwolf! So ein lächerlicher Gedanke!* – auf seinem Grund und Boden herumtrieb. Der Mann am anderen Ende der Leitung räusperte sich.

»Vielleicht ist hier irgendein Betrunkener, aber es kann auch ein anderes Tier sein. Vielleicht ein wilder Hund oder eine Katze? Die klingen manchmal wie kleine Kinder, wenn sie so laut maunzen. Meine Schwägerin …«, erklärte er und wurde von Bertram unterbrochen.

Kleine Kinder?

Ohne eine Erklärung dafür zu haben, verursachte dieser Gedanke bei Bertram eine Gänsehaut.

»Egal. Weg damit! Ich will hier so was nicht haben!«, schimpfte er und beendete das Gespräch.

Ärgerlich stapfte Bertram zurück zu seinem Bett und ließ die Jalousien wieder herunterfahren. Kurz bevor die Rollläden ihm die Sicht nahmen, sah er noch, wie der erste Mann zurückkam und sie beide gemeinsam losgingen. Genauer gesagt erkannte er ihre Schemen und das gleißende Licht der Lampen. Dann entdeckte er eine Bewegung bei den Garagen und wählte sofort wieder die Nummer des Sicherheitsmannes.

»BEI DEN GARAGEN! DA STEHT EINER! DA!«, rief er ins Telefon und war schlagartig hellwach.

Ein Typ war dort. Mittelgroß, dünn, lange Haare – *ein Penner!* Nein … er … Der Fremde sah zu ihm rüber, Bertram duckte sich und sprang vom Fenster zurück, als er ihn erkannte.

Das kann nicht sein! NEIN! UNMÖGLICH! Das … das kann nicht sein!

»Bei den Garagen! Bei den Garagen!«, schrie er.

Er … er hat mich gesehen! Das … ist NICHT MÖGLICH!

»Herr Bachinger, hier ist niemand.«

Die Angst wurde so stark, dass der neuerliche Druck in der Blase kaum noch auszuhalten war.

Die Rollläden waren heruntergefahren, Bertram hastete zum Safe im Schlafzimmer, holte seine Pistole heraus und lud sie. Das Smartphone hatte er auf laut gestellt und brüllte immer wieder in die Richtung des Gerätes, dass die beiden Sicherheitsleute gefälligst besser suchen sollten. Mit seiner geladener Waffe und einer Decke über dem Schoß setzte er sich in den cremefarbenen Ohrensessel in einer der Schlafzimmerecken. Er zitterte am ganzen Körper und der Schweiß perlte an seiner Stirn. Aber warum …

»WARUM HAST DU MIR DIE URSULA WEGGENOMMEN? WARUM MEINE URSULA?«, rief er so laut er konnte in den leeren Raum.

Die besorgten Gegenfragen der zwei Leute von der Sicherheitsfirma im Handy ignorierte er.

Warum sie? Warum nicht gleich mich?

16

»’n Morgen«, murmelte Kathi, schob sich an Lore vorbei zur kurzen Seite der Eckbank und ließ sich mit einem Gähnen darauf sinken. Auf dem Tisch vor ihr standen der Adventskranz, auf dem bereits die erste Kerze brannte, Teller, Tassen, Butter, selbstgemachte Brombeermarmelade und alles mögliche andere, was man für ein Frühstück brauchte. Dank des Kachelofens war es in der Küche besonders warm und kuschelig. Es roch nach *Caro-Kaffee* und frischen Semmeln.

Die vergangenen beiden Nächte hatte Kathi bei Lore und Valentin verbracht, aus der Sorge heraus, die Stimmen würden wieder kommen. Erfahrungsgemäß war es dann besser, bei jemandem zu sein, dem man vertraute. Und Joshi war …

Wo steckt er nur? Hoffentlich geht es ihm gut.

Sein Telefon war ausgeschaltet und zu Hause war er auch nicht.

Müde rieb sich Kathi die Augen, drapierte ihren Haargummi vor ihr Frühstücksbrettchen und fuhr dann mit gespreizten Fingern durch das schwarze Durcheinander auf ihrem Kopf. Rasch war das Chaos bis auf ein paar einzelne Strähnen gebändigt. Als echter Pferdeschwanz ging das Gewusel bestimmt trotzdem nicht durch.

»Na, hast du gut geschlafen?«, fragte Lore fröhlich.

Kathi sah nicht von ihrem Malzkaffee auf und versuchte, ihre Unruhe zu verbergen, während Lore nun *Last Christmas* vor sich hinsummte.

Es gibt keinen Grund, Angst zu haben! Die Stimmen … sie sind nicht wieder gekommen. Und sie waren auch nicht schlimm gewesen. Trotzdem: Stimmen hören ist falsch! Und überhaupt … Malzkaffee … Wieso trinke ich das Zeug überhaupt? Im Küchlein *hätte ich mir einen vierfachen Espresso mit drei Teelöffeln Zucker machen können!*

Aber bei Lore hatte es schon immer Malzkaffee gegeben.

»Na? Und? Gut geschlafen?«, wiederholte Lore ihre Frage und stellte gleichzeitig das Küchenradio an.

Irgendein Weihnachtssong mit viel Glöckchengebimmel erklang, den Kathi nicht kannte. Sie sah auf, fuhr sich durch die Haare und rang sich zu einer Antwort durch. »Passt. Hauptsache, dir geht's wieder besser«, antwortete sie ganz ohne Zynismus.

Sie meinte es tatsächlich so und dachte an den Schreck, als Oma bei ihrem Flohmarkt am Waldrand zusammengebrochen war und mit dem Sanka ins Krankenhaus gebracht werden musste. Heute war Lore wie jeden Tag schon vor sechs Uhr auf den Beinen gewesen. Sie hatte ihre Morgenrunde mit Schmidi gedreht und anschließend, um Punkt halb acht, gab es Frühstück mit frischen Semmeln vom Dorfladen.

Wie früher. Wie immer. Alles ist gut.

Kathi atmete tief durch und fühlte, wie sich Ruhe in ihr ausbreitete.

Von draußen war die Hündin zu hören, wie sie in einem Anfall von Übermut über den Platz vor der Hütte fegte. Vorgestern hatte es zu schneien begonnen und lediglich der Weg zur Hütte war frei geschaufelt. Der Rest wäre eine perfekte Schneedecke gewesen, wenn nicht Frau Schmitt darin getollt hätte.

»Oh, das kann ja heiter werden!«, befand Lore besorgt.

Entweder bezog sich das Gesagte auf den Umstand, dass Frau Schmitt mit ihrem langen Fell voller Schneeklumpen versuchen würde, die gute Stube zu erobern, oder auf die Gefahr, dass sie durch ihr wildes Spiel den restlichen Tag mit schmerzenden Gelenken winselnd vor dem Kachelofen verbrachte. Wahrscheinlich meinte sie beides.

Kathi warf einen Blick aus dem Fenster, um nach der Hündin Ausschau zu halten. Wie jedes Jahr beglückte der erste Schnee die Voralpen nicht mit einer lächerlich dünn anmutenden Schicht, sondern hatte sich bereits nach wenigen Stunden zu über einem halben Meter aufgetürmt. Und er fiel immer weiter. Die Wintersaison war somit offiziell eröffnet und in den kommenden Monaten würde es im *Küchlein* drunter und drüber gehen dank der vielen Touristen.

Noch einen Tag frei bekomme ich diese Woche nicht mehr. Heute Spätschicht … oh, Mann. Die nächste Zeit muss ich fit sein!

Kathi zuckte zusammen, als wenige Meter vor dem Fenster plötzlich ein braun-schwarzer Schatten aus einer Schneeverwehung heraus sprang. Er schnappte in die Luft, warf sich in eine Stelle, an der die Schneedecke noch unberührt war und wälzte sich ausgiebig darin.

»Wie ein Junghund, oder?«, kommentierte Oma Lore das Gebaren ihrer Hündin, während diese weiter durch den Schnee jagte.

In Kathi wurde es warm bei dem Anblick, doch schon folgte die bange Frage, wie oft sie Frau Schmitt noch so tollen sehen würde. Sie schob eine Vase aus grauem Steingut zur Seite und kratzte ein paar Eiskristalle vom Fensterglas. Draußen verharrte auf einmal die Hündin im Spiel und blickte konzentriert zum Weg, der auf die Straße führte.

»Soll ich Schmidi holen? Ich glaub, wir bekommen Besuch«, fragte Kathi und stand auf.

»Herrjeh! Die Seilhuber!«

Lore holte eine dritte Tasse samt Untertasse aus dem Schrank und stellte sie auf den Tisch. Kathi setzte sich wieder. Bei der Seilhuber brauchte sie sich keine Gedanken zu machen. Sie hatte keine Angst vor Frau Schmitt und forderte somit auch keine übereifrige Reaktion der Hündin heraus. Schräg auf der Bank sitzend, so dass sie das Fenster im Blick hatte, nahm Kathi einen vorsichtigen Schluck von ihrem Malzkaffee und beobachtete den grauen Lodenumhang der sehr korpulenten, alten Dame, die sich durch die erneut zugeschneite Einfahrt kämpfte. Valentin war frühmorgens zu einem Notfall gerufen worden und hatte bei seiner Rückkehr die Einfahrt mit seinem Jeep frei geschaufelt. In den Wintermonaten hatte er am Wagen eine Schneeschaufel montiert. Vor etwa einer Stunde war er zurückgekommen und hatte sich zu einem Nickerchen niedergelegt. Trotzdem hatte Frau Seilhuber dank des Neuschnees ihre liebe Not, auf dem Weg voranzukommen.

»Was ist mit ihr?«, wunderte sich Kathi.

Die alte Dame hastete regelrecht, stolperte immer wieder und scheuchte zwischendurch Frau Schmitt weg. An deren Körperhaltung konnte Kathi erkennen, dass der Hündin die Hektik der Besucherin immer weniger gefiel. Lore schaltete den Wasserkocher an und machte sich dann auf den Weg zur Haustür.

»Wenn sie noch einmal nach mir schnappt, dann zieh ich ihr den Schirm über die Schnauze! Zefix!«, hörte Kathi kurz darauf die Besucherin schimpfen.

Frau Seilhuber stapfte kräftig auf die Fußmatte, um den Schnee von den Stiefeln zu entfernen. Kathi drehte sich auf der Bank – diesmal in Richtung Tür –, um einen besseren Blick auf die alte Dame zu bekommen, und erkannte, wie diese drohend mit dem Schirm auf die Hündin deutete. Leise knurrend wich Frau Schmitt zurück.

»Komm erst mal rein. Gib mir deinen Hut und deinen Mantel«, versuchte Lore die Besucherin zu besänftigen. »Und du: Stehengeblieben! Wir putzen dir erst die Füße!«, fügte sie in scharfem Tonfall hinzu. Zur Antwort bellte Frau Schmitt kurz und kehlig, warf sich herum und preschte zurück in den Schnee.

Kathi nahm schlürfend einen großen Schluck von ihrem *Caro-Kaffee*. Aus den Augenwinkeln heraus, zwischen den Eiskristallen am Fenster, konnte sie wieder die Hündin erkennen, die eine neue

Beschäftigung gefunden hatte. Sie folgte irgendeiner Fährte und versenkte dabei die Schnauze tief im Schnee.

»Hallo, Katterl.«

Die alte Dame trat ein, warf Kathi einen kurzen Blick zu und setzte sich. Dabei reichte sie gleich ihre leere Tasse an Lore weiter, damit diese sie auffüllen konnte. Die Zeit, bis der Malzkaffee vor ihr stand, nutzte sie, um Kathi kritisch zu beäugen.

»Dir geht's gut? Ja?«

Frau Seilhuber schien für einen Moment ihre eigenen Sorgen vergessen zu haben, dafür strotzte ihre Frage vor sensationslüsternem Interesse.

Das geht dich gar nichts an! Shit! Such dir was anderes zum Tratschen!

Kathi nickte und versuchte ein Lächeln.

»Im *Küchlein*? Alles gut? Zufrieden mit Gundi? Was macht ihr neuer Freund, dieser ... das ist doch ein Türke, oder?« Ohne eine Antwort abzuwarten, fragte die alte Dame weiter: »Und gesundheitlich? Wie geht's dir gesundheitlich?«

Sie will wissen, ob ich mal wieder ausgetickt bin.

Unter dem sorgenvollen Blick ihrer Oma griff sich Kathi eine Semmel und rammte das Brotmesser hinein.

»Gundi ist prima, Bekim ist kein Türke, sondern ein Albaner und er kocht hervorragend – ja, bayrische Hausmannskost! – und mir geht es sehr, sehr gut! Mir könnte es nicht besser gehen!« Sie lächelte so stark, dass sich ihre Wangen verkrampften.

Dieses Lächeln war eigentlich von der Art, die sogar jeden Staubsaugervertreter das Weite hätte suchen lassen, aber es gab Menschen, die absolut unempfänglich schienen gegenüber solchen Warnzeichen. Walburga Seilhuber gehörte dazu.

»Oh, Gott! Das hatte ich nicht gewusst! Ein Albaner!«, stöhnte sie und sah hilfesuchend zu Lore.

Inzwischen hatte Kathi das Messer wieder aus der Semmel gezogen und begutachtete diese lustlos. Der Appetit war ihr vergangen. Hatte sie sich dafür aus dem Bett gequält? Ein gemütliches Frühstück neben dem kuscheligen Ofen würde das nicht mehr werden. Sie hätte es wie Valentin machen und sich noch einmal schlafen legen sollen!

Meine Schicht beginnt heute erst um dreizehn Uhr …

»Erwin!«

Kathi fuhr zusammen, als die alte Dame neben ihr unvermittelt den Namen des verstorbenen Dackels ausrief. Offenbar hatte sie den Verlust ihres Hundes immer noch nicht verkraftet. »Oh, mein Erwin!«

»Jaja, es ist hart, wenn man einen Freund verliert«, versuchte Lore zu trösten. Sie griff über den Tisch und tätschelte die Hand der Besucherin.

»Dabei wolltest du mir helfen!«, sagte Frau Seilhuber bitter und bedachte Lore mit einem vorwurfsvollen Blick.

Gleichermaßen überrascht und interessiert begann Kathi nun doch, ihre Semmel zu schmieren. Gundi, Bekim und sie selbst schienen vergessen zu sein.

Okay. Ich bleibe doch noch. Das könnte unterhaltsamer werden als Frühstücksfernsehen.

»Ich habe ein Ritual durchgeführt, eine Engelsanrufung, um genau zu sein«, erklärte Lore in verschwörerischem Tonfall. »Er wird immer bei dir sein, selbst …«

»DES IS ES JA!«, schrie die alte Dame und brach in Tränen aus. »ER IS WIEDER DA!«

»Hä?«, fragten Lore und Kathi gleichzeitig.

Er ist wieder da? Von den Toten auferstanden oder wie? Shit. Und ich dachte, nur ich hab einen an der Waffel!

»Ich werd noch verrückt! Des is es ja! Oh, Mutter Maria, steh mir bei! Des is der Preis für so sündiges Hexenwerk!«

Walburga Seilhuber blickte flehend zur der mit Holzdielen verkleideten Decke und rang theatralisch ihre Hände.

»Was ist denn hier los, um Himmels Willen!« Valentin stand auf einmal im Türrahmen, die Haare vollkommen zerzaust, sein Gesicht wirkte faltig und verschlafen. Seufzend lehnte er sich an den Durchgang. »Was hab ich verpasst? Geht die Welt grad unter oder hat dieses Drama hier mit irgendwelchen Frauen-Geschichten zu tun, von denen ich keine Ahnung habe und auch gar nicht haben will?«, brummte er.

Kathi hatte eben noch überlegt, was wohl verrückter war: Stimmen hören oder tote Dackel sehen, da kam ihr ein ganz anderer Gedanke. Dass Valentin einfach so plötzlich in die Küche trat, ohne Vorwand und Ausreden …

Darf die Seilhuber wissen, dass Lore und er ein Paar sind? Na, dann weiß es ab jetzt das ganze Dorf.

Zwar waren Lore und Valentin bereits über sechs Jahre zusammen, aber bis jetzt hatten sie das zu verbergen versucht. Nun war die Katze aus dem Sack! Der Kaffee und die Semmel schmeckten plötzlich, während Kathi interessiert abwartete, was nun passieren würde.

In Windeseile hatte sich Walburga Seilhuber wieder beruhigt. Sie setzte sich gerade und tupfte ihre Augenwinkel mit einer Serviette ab. Dann lächelte sie verlegen und irritiert zugleich.

»Oh, entschuldigen Sie, Herr Doktor Müller. Sie … oh. Nein, nichts Wichtiges, nichts Wichtiges«, versicherte sie hastig.

Die alte Dame war rot geworden, griff sich rasch ihre Tasse und nippte eifrig an ihrem Kaffee, während sie abwechselnd Valentin und Lore Blicke zuwarf. Lore zumindest schien das nicht zu bemerken. Sie wirkte auf einmal ziemlich nachdenklich. Kathi biss herzhaft in ihre Semmel und versuchte, ihr Grinsen zu unterdrücken.

»Legst du dich noch einmal hin oder gesellst du dich zu uns zum Frühstück?«, fragte Kathi Valentin. Insgeheim hoffte sie auf

Letzteres. Die Seilhuber war in Anwesenheit des »Dr. Müller« wesentlich erträglicher.

»Eigentlich …«, begann er, verstummte dann und rückte seine Brille zurecht. Angestrengt sah er quer durch den Raum zum Fenster hinaus. Er wirkte plötzlich hellwach. »Was ist mit Schmidi los?«

Valentin war niemand, den man schnell aus der Ruhe bringen konnte. Aber jetzt wirkte er aufs Äußerste alarmiert, sodass Kathi ebenfalls nach draußen sah. Frau Schmitt stand breitbeinig wie eine Bulldogge auf dem Weg, aber mit eingeknickten, fluchtbereiten Läufen und tief gesenktem Haupt. Am Rücken war das Fell aufgerichtet, die Rute hatte die Hündin zwischen die Hinterläufe geklemmt und die Ohren flach an den Kopf gelegt. Ihr Knurren war bis in die Küche zu hören.

Sie hat Angst? Schmidi hat Angst?

Aus dem Stegreif wollte Kathi nichts einfallen, wovor was sich die Hündin fürchtete. Selbst Spritzen oder Feuerwerkskörper nahm sie relativ gelassen hin – sie mochte sie nicht, biss vielleicht nach der Hand oder kommentierte einen Knall mit einem Knurren, aber sie hatte keine Angst. Nicht so!

Neugierig richtete sich Frau Seilhuber auf, deutete auf das Fenster und blickte dann auffordernd zu Valentin. »Doktor Müller, tun Sie doch etwas!«

Kathi stand hastig von ihrem Platz auf und lief gleichzeitig mit Valentin zum Eingang. Sie zogen ihre Stiefel an und eilten hinaus.

Frau Schmitt zuckte zusammen, als sie beide aus der Tür stürmten, drehte sich aber gleich wieder um und fixierte irgendetwas im Wald. Ihr Körper bebte und sie knurrte wieder.

»Aus! Hierher!«, schimpfte Valentin.

Bei ihm reichte für gewöhnlich ein knappes, scharfes Wort. Heute nicht. Er schritt auf sie zu, um sie am Halsband zu nehmen und ins Haus zurück zu bringen. Auch das war normalerweise nicht notwendig, denn Frau Schmitt hörte bei ihm, ohne dass er dabei die Stimme erheben, geschweige denn ihr nachlaufen musste. Oma Lore sagte immer, dass Valentin der einzige war, den Schmidi »für voll« nahm. Aber jetzt war es anders. Kurz bevor er Frau Schmitt am Halsband packen konnte, fuhr sie herum, schnappte nach seiner Hand, duckte sich und tat einen Satz von ihm weg.

»Ach, du heilige Scheiße!«, entfuhr es Kathi.

Erschrocken verharrte Valentin. Er hatte schnell genug seine Hand wegziehen können, was den Schreck jedoch nicht minderte. Beide beobachteten entgeistert, wie die Hündin mit ihren Blicken wieder nervös den Waldrand absuchte. Offenbar hatte sie den Verursacher ihrer Angst während der Ablenkung durch Valentin aus den Augen verloren.

»Vielleicht ein verwilderter Hund?«, murmelte Valentin.

Er wirkte immer noch beunruhigt, schien es selbst zu bemerken, räusperte sich und schritt abermals auf die Hündin zu. »So, Schluss jetzt mit dem Zirkus. SITZ! AUS!«

Frau Schmitt ignorierte ihn diesmal komplett. Nicht mal ein Ohr zuckte, so konzentriert war sie auf den Quell ihrer Angst. Dann jaulte sie plötzlich auf, preschte los, den Waldrand entlang, der im Abstand von etwa 15 Metern die Hütte umsäumte, und dann zurück zur Südseite des Hauses, wo sich die Terrasse befand.

»Wieso steht die Terrassentür offen? Warst du das, Valle?«, fragte Kathi und bekam ein Kopfschütteln zur Antwort. Beide waren Schmidi durch den hohen Schnee gefolgt.

Die Hündin trabte nunmehr vor den verschneiten Fliesen der Terrasse hin und her, alarmiert und unschlüssig.

Ist da was ins Wohnzimmer gelaufen?

Kathi hatte nichts erkennen können.

»Ob ich ihr was zur Beruhigung geben soll?«, murmelte Valentin zu sich selbst. »Vielleicht … eine Art Altersdemenz?« mutmaßte er weiter und schien dabei selbst nicht von seiner Theorie überzeugt zu sein.

»Wollt ihr sie jetzt mal rein holen? Hier ist nix.«

Lore war in der Terrassentür erschienen und schloss diese vor Kathi und Valentin. Sie unternahm dabei noch nicht einmal den Versuch, Schmidi zu rufen.

»Vielleicht hat sie den Erwin gesehen! Er ist wieder zurück! Hab ich doch gesagt!«, war Frau Seilhuber zu hören.

Kathi und Valentin drehten um und gingen durch die Eingangstür zurück nach drinnen, wobei ihnen überraschenderweise Frau Schmitt mit hängendem Haupt folgte. Ihr Gang war schwer und schleppend, der Blick stumpf und müde gen Boden gerichtet. Kathi zog die Tür zu, trocknete die Pfoten der plötzlich wieder handzahmen Hündin ab und rieb ihr mit einem alten Handtuch den Schnee vom Fell. Frau Schmitt sah zu ihr auf. Sie wirkte verzweifelt. Der Ausdruck in ihren Augen war so eindringlich und eigenartig, dass es Kathi fröstelte. Sie musste an Bonny, die Kuh, denken und an ihre neuen Wahnvorstellungen oder Visionen oder was auch immer und an das, was Bonny ihr über die Hündin erzählt hatte. Und diese anderen Dinge vom »offenen Tor«.

»Liebelore und Herrvalentin«, so hat sie Lore und Valle genannt. Und … Lore hat ein »Tor« geöffnet?

»War da was?«, flüsterte Kathi und die Hündin antwortete mit einem leisen Fiepen. »Kein Tier, sondern etwas … anderes«, interpretierte Kathi.

Valentin und Lore gingen zu Frau Seilhuber in die Küche und diskutierten über das Verhalten von Frau Schmitt. Dann wechselte das Thema zu »dem Hokuspokus«, wie es Valentin nannte.

Frau Schmitt sah Kathi tief in die Augen, die Ohren aufmerksam gespitzt. War sie erleichtert? Es wirkte fast so auf Kathi. Auf alle Fälle war es das erste Mal, dass sie sich gewünscht hätte, Frau Schmitt zu »hören«. Egal wie verrückt das klang.

»Pass auf. Ich bin mir nicht sicher, ob der Anfall vorbei ist«, mahnte Valentin in Hinblick auf die Hündin, als er misstrauisch aus der Küche äugte.

Kathi hockte immer noch neben ihr und dachte fieberhaft nach.

... ein Tor ...

»Ich rede keinen Mist!«, schallte die viel zu laute Stimme von Frau Seilhuber dazwischen. »Und ich habe auch keine Halluzinationen wie Kath ... Entschuldigung. Ich meine: Ich hab Erwin gesehen! Er ist wieder da!«

Konzentriert beobachtete Kathi weiter die Hündin. Für Fremde und selbst für Gustl wäre das ein mutiges Unterfangen gewesen, ihr direkt in die Augen zu sehen, da Frau Schmitt das schnell als Herausforderung betrachtete – aber nicht bei ihr. Sie kniete sich neben die Hündin und strich ihr über den Kopf.

»Du ...«

Ich komm mir so dämlich vor, aber ...

Sie konnte sich die Frage nicht verkneifen, egal wie kindisch sie war. »Du verstehst mich?«, flüsterte sie und bekam zur Antwort einen Stupser mit der kalten Hundenase.

Das ist albern! Sie hätte mich auch angestupst, wenn ich im gleichen Tonfall gesagt hätte: »Ich muss heute noch ins Küchlein*« oder »Morgen schneit es wieder« ... das hat nichts zu bedeu...*

Kathi schreckte auf, als ein dumpfer Schlag ertönte. Er war laut genug, um auch die Gespräche in der Küche zum Verstummen zu bringen.

Durch Frau Schmitt ging ein Ruck, sie rappelte sich auf, leise fiepend, und starrte alarmiert zur Wohnzimmertür. Sie hatte wieder zu zittern begonnen und die Rute zwischen ihre Hinterläufe geklemmt. Kathi stand ebenfalls auf und ging entschlossen zur Tür. Das Geräusch wiederholte sich, ein unangenehmes Scharren gesellte sich dazu und ein Quieken. Frau Schmitt begann leise zu knurren.

»Was ist los?«, hörte sie Valentin hinter sich.

Kathi öffnete die Tür unter dem angsterfüllten Jaulen von Frau Schmitt.

Auf den ersten Blick war nichts Ungewöhnliches auszumachen. Die Schränke mit den Büchern, die alte Sitzgruppe, auf deren Dreier-Sofa Valentins Kopfkissen und Decke von seinem Nickerchen lagen, und mittig an der hinteren Wand das alte Teakholz-Sideboard, Lores »Altar« mit ihrem »magischen Krimskrams« samt altem Jugendstil-Spiegel. Misstrauisch ließ Kathi ihren Blick schweifen und zuckte zusammen, als ein kleiner Schatten gegen das Terrassenfenster knallte.

»Da sind Vögel«, murmelte sie und sah fragend zu Valentin neben sich.

Es kam dann und wann vor, dass mal einer gegen das Fenster flog, aber gleich zwei hintereinander ... Sie fuhr herum, als ein weiterer auf das Fenster traf. Sie trat näher und erkannte den Ursprung der anderen Geräusche.

Draußen hockte ein Marder, der wie von Sinnen an der Terrassentür kratzte, daneben befanden sich zwei Eichhörnchen, die ihre Mäuler weit aufgerissen hatten und nicht zu begreifen schienen, dass sie mit ihren Zähnen dem Glas nichts anhaben konnten. Das zornige Schnattern und drohende Fauchen war bis nach drinnen zu hören. Eine Amsel, ein Eichelhäher, einige Spatzen und ein Rotkehlchen pickten am Holzrahmen des Fensters. Am Waldrand konnte Kathi noch mehr kleinere Tiere entdecken, die sich auf den Weg zur Jagdhütte machten, gefolgt von einem mächtigen Hirsch und einem Eber.

Nicht nur deren gesammeltes Erscheinen wirkte bedrohlich, sondern auch die Tatsache, dass sie Kahti allesamt irgendwie bekannt vorkamen. Mit starrem Blick glotzten sie ihr entgegen.

»Valle ...«, hauchte Kathi.

Weitere Vögel flogen in kurzen Abständen hintereinander gegen das Fenster. Dann hatte der Spuk plötzlich ein jähes Ende.

Wie auf ein unsichtbares Kommando hin hielten alle Tiere inne, starrten aus weit aufgerissenen Augen zu ihnen ins Wohnzimmer und flogen oder rannten in Panik davon. Frau Schmitt heulte langgezogen. Kathi sah verzweifelt zu Valentin.

»Hast du … hast du so etwas schon mal gesehen?«, flüsterte sie.

Valentin zuckte mit den Schultern.

»Was meinst du? Schmidis Verhalten oder die beiden Vögel? Bei Schmidi, naja, ich werd sie mir später genauer anschauen. Vielleicht hat sie zu wenig getrunken und deswegen irgendwelche Wahnvorstellungen. Bei alten Leuten mit Demenz ist das manchmal auch so. Sie beginnen zu fantasieren«, erklärte er.

»Nein, die … diese ganzen Tiere! Das ist doch … das ist doch nicht normal!«

Er steht neben mir! ER MUSS DAS GESEHEN HABEN!

Kathi deutete auf die Terrasse, die mittlerweile wieder verwaist war. Lediglich zwei tote Meisen waren noch zu erkennen.

Wo sind die anderen Vögel hin? Es waren … mindestens fünf, die dagegen geflogen sind! Und der Hirsch …

»… der Marder, das Eichhörnchen, da war ein Eber … das … vielleicht Tollwut?«, flüsterte Kathi, aber sie ahnte bereits, wie seine Antwort ausfallen würde.

Er legte ihr eine Hand auf die Schulter, schob seine Brille den Nasenrücken hoch und bedachte sie mit einem sorgenvollen Blick.

»Kathi …«, er redete so leise, dass weder Lore noch die Seilhuber etwas davon hören konnten, »… da waren keine Tiere. Nur die zwei Vögel.«

Aber … Er hat neben mir gestanden! Er muss die Tiere auch gesehen haben!

Verzweifelt schaute Kathi nach draußen und dann wieder zu Valentin.

Er MUSS! Erst … erst die Stimmen und jetzt …

»Alles in Ordnung, Kathi?«, fragte Valentin, sichtlich beunruhigt.

»Aber … ja«, log sie zögerlich und blieb am Fenster stehen, während Valentin zurück in die Küche schlenderte. Frau Schmitt folgte ihm mit gesenktem Haupt.

Lore stand noch im Türrahmen.

»Ich hab's auch gesehen. Der Hirsch. Der Eber … diese Augen. Der Blick darin … so wütend. Und tot.«

17

Etwa drei Stunden später waren Walburga Seilhuber gegangen und Valentin zur Praxis gefahren. Er hatte Kathi mitgenommen, da sie bei hohem Schnee nicht mit dem Wagen ihrer Mutter vorankam.

Ich hab's gesagt! Ab Oktober gehören die Winterreifen drauf! Aber nein …, dachte Lore.

Vorher hatte Valentin Frau Schmitt noch Muschelpulver, hochkonzentrierte Tabletten mit Teufelskrallenextrakt gegen ihre Arthrose und ein Schmerzmittel verabreicht. Trotzdem lag die Hündin in ihrem Bettchen und winselte.

Tja. Jetzt kommen die Schmerzen. Ich hab's gewusst. So viel Rumtollen im Schnee …

Bis der Schub abklang, konnten einige Stunden vergehen, vielleicht dauerte es sogar bis zur Nacht. Es war besser, nicht so viel darüber nachzudenken. Genauso wenig wie über das merkwürdige Verhalten der Hündin vom Morgen, dann diese Tiere …

Und die olle Walli mit ihrem Dackel? Himmelnocheins! Ich sollte mit diesem Kram aufhören! Ich glaube, ich steck noch alle mit dem Blödsinn an!

Seit bald drei Monaten lag der Dackel in einer verzierten Kiste unter einer ordentlich gravierten Platte aus weißem Marmor zwischen zwei Rosenbüschen in Walburga Seilhubers Garten! Dass er sich wie bei *Friedhof der Kuscheltiere* einfach ausgraben würde – nein, das konnte sie sich beim besten Willen nicht vorstellen!

»Ich mach hier erst mal sauber«, murmelte Lore und räumte Teller in die Spülmaschine.

Frau Schmitt schnaufte schwer.

»Hab mir schon gedacht, dass es keine gute Idee ist, dich rauszulassen! Dummes Viech!«, schimpfte sie weiter vor sich hin.

Natürlich traf die Hündin keine Schuld. Die Einzige, der sie Vorwürfe machen konnte, war sie selbst! Sie war es, die ihren Hund zum Toben in den Schnee gelassen hatte, obwohl sie sich der Konsequenzen bewusst war! Und sie war es, die mit diesem Engelszeugszauberkrimskrams bei der Walli für solche Verwirrung sorgte! Aber warum begann ausgerechnet die Walli zu spinnen?

Kathi ... sie ist schon immer ein besonderes Kind gewesen. Sie hat es nicht leicht gehabt. Aber die Walli? Und jetzt ... nein, da waren keine Tiere ...

Lore hatte in den letzten Jahren für so viele Leute Karten gelegt und »gezaubert«. Selbst für Gustl! Allerdings würde der Herr Oberkommissar das niemals in der Öffentlichkeit zugeben. Und angeblich war es tatsächlich so, dass sie mit den Karten immer recht behielt.

Gute Menschenkenntnis und Zufall. Auch beim »Geldsorgenzauber« und bei dem für die Liebe ...

»Und wieso? Eigentlich ganz logisch: Wenn man sich danach auf einmal für attraktiver hält und glaubt, dass einem der geliebte Mann nun eher geneigt ist, dann klappt's halt auch besser«, erklärte sie einer geblümten Keramiktasse und räumte diese dann ins obere Spülfach.

Ihre Stimme war brüchig geworden und Tränen schossen ihr in die Augen. Lore sah zu der Hündin, als diese zu fiepen begann und mit den Läufen wild zuckte. Sie schlief und träumte. Den Lauten nach war es kein schöner Traum.

Die arme Schmidi.

Lore strich sich einige silberne Locken aus dem Sichtfeld.

»Meine Oma, ja, die hat richtig Ahnung gehabt!«, erklärte sie der träumenden Hündin und wischte dabei gedankenverloren den dunklen Esstisch ab.

Um die Jahrhundertwende hatte ihre Großmutter Kundschaft aus ganz Süddeutschland und Österreich. Der Umstand, dass sie eine halbe Zigeunerin gewesen war, hat dabei ihrem Ruf nicht geschadet – ganz im Gegenteil!

Aber ich bezweifle, dass sie mir Zigeuner-Zauberblut vererbt hat! Das einzige, was ich von meiner eigenen Oma habe, sind mein Talent, Suppe anbrennen zu lassen, und meine Locken.

Sie wrang das Wischtuch in der Spüle aus und säuberte das Becken. Ihr Blick wanderte dabei immer wieder nach draußen, wo noch vor wenigen Stunden Frau Schmitt getollt hatte, bevor sie komisch geworden war. Und wo all die Tiere …

Lores Gedanken stockten, als sie einen Hasen am Waldrand entdeckte. Ein Stück weiter saß eine Krähe auf einem Baum und …

Da ist noch ein Hirsch …

Mal ein Reh oder ein Hase, okay, sie hatte ihr Haus mitten im Wald. Aber so viele auf einmal?

Was sie sich ganz sicher nicht einbildete, waren die inzwischen sechs Vögel, die im Laufe der letzten Stunden gegen das Wohnzimmerfenster gekracht waren und dann tot dalagen.

Ich habe sie in eine kleine Kiste gelegt! Ich habe sie ANFASSEN können! Die sind real! Aber so viele?

Kathi sagte schon seit Jahren, dass sie endlich ein paar Vogelsilhouetten auf das Glas kleben sollte, aber nachdem für gewöhnlich im ganzen Jahr nicht mehr als zwei oder drei Vögel so verunglückten, hatte Lore bis dato immer abgewinkt. Jetzt waren es sechs an einem Vormittag! Ein dumpfer Schlag ließ Lore zusammenzucken und sie korrigierte sich sofort. Sieben. Es waren nun sieben Vögel.

»Jessesmaria«, flüsterte Lore und fühlte ihr Herz, wie es immer schneller schlug.

Ihr Blick streifte das Kruzifix in der Zimmerecke über der Eckbank. Sie kannte kaum eine Wohnung hier im Dorf, die keinen Herrgottswinkel hatte. Selbst in der Wohnung ihrer Tochter Trude, die alle Zimmer nach eisernen Feng Shui-Prinzipien ausgerichtet hatte, gab es in der Küche eine solche Ecke. Vermutlich war Kathis kleine Wohnung die einzige ohne Herrgottswinkel und sogar ohne Kruzifixe.

Manche dieser Ecken waren zusätzlich mit Trockenblumen, Rosenkränzen, alten Bibeln und Ähnlichem versehen. In der alten Jagdhütte jedoch war es nur das Kruzifix mit einigen Ähren dahinter, die der Pfarrer beim Erntedankfest gesegnet hatte. Das war Brauch, das gehörte sich so.

Falls es Gott oder die Heilige Mutter Maria gibt, dann wird wohl keiner von beiden gut auf mich zu sprechen sein wegen meines Hokuspokus.

An die Hölle und einen Teufel hatte Lore noch nie geglaubt. Aber vielleicht gab es das doch alles und noch einige Sachen dazwischen … Geister, Dämonen …

»Himmelherrgottnochmal!«, rief Lore aus. »Es ist hier drinnen viel zu dunkel!«

Sie schaltete die LED-Leiste über der Anrichte und das Deckenlicht ein.

Es wurde hell, aber die Furcht blieb.

Vielleicht sollte ich das Fluchen sein lassen? Ach, herrje. Wenn ich all meine Sünden jemandem beichten müsste … allein das Lotterleben mit Valentin sollte dem Pfarrer nicht gefallen. Wobei … ach, der hat andere Sorgen.

Frau Schmitt schmatzte und jaulte leise im Schlaf vor sich hin. Lore fühlte sich auf einmal sehr einsam.

»Vielleicht mache ich mir einen Tee?«, fragte sie sich laut und sah auf die Uhr. 12.52 Uhr. Bald begann Kathis Schicht und auch Valentin hatte einen vollen Arbeitstag – Praxis bis 18 Uhr, dann kam die obligatorische Überstunde hinzu und danach ein paar Hausbesuche. Wahrscheinlich wird er etwa 21 Uhr zurück sein und gegen Mitternacht Kathi von der Arbeit abholen. Sie hatte heute Doppelschicht. Bis dahin war eine lange Zeit.

Was … was soll ich machen?

Normalerweise hatte Lore immer etwas zu tun. Nicht stricken, Kuchen backen oder andere Dinge, mit denen sich Omas üblicherweise die Zeit vertrieben. Sie las lieber, übte am Tablet mit ihrem *English-for-beginners*-Programm oder legte die Aerobic-DVD für einen »knackigen Po« ein.

»Vielleicht besuch ich Trude«, überlegte sie laut.

Aber ihre Tochter war bestimmt beschäftigt. Immerhin führte sie ihren Laden ganz alleine und so blieb die ganze Arbeit an ihr hängen. Nicht nur das Verkaufen, sondern auch das Bestellen, die Buchführung … und dann musste ja der ganze Krimskrams im Laden auch noch geputzt werden!

Wer kauft denn schon eine »vergoldete Pyramide, die die Strahlen des Kosmos bündelt«, wenn sie eine dicke Staubschicht hat und klebrig ist von den Fingertatschern der neugierigen Kundschaft? Na gut. Sie macht das gerne. Ich hab ihr schon meine Hilfe angeboten, aber … ich bin ihr wohl zu … wie würde sie sagen? Niedrigschwingend in meiner Energie!

Lore musste grinsen bei dem Gedanken an Leute, die magische Pyramiden kauften.

Naja. Neulich hat eine Frau vom Tegernsee mir einen 100-Euro Schein ins Schweinderl gesteckt, nur weil ich ihr im Endeffekt erklärt habe, dass sie viel zu gutherzig ist … Solche Leute kaufen auch magische Pyramiden!

Frau Schmitt brummte etwas im Schlaf.

»Nein, ich lass dich schon net allein«, beschloss Lore. »Ich bleib da.«

Unschlüssig wanderte sie auf und ab, der Blick ging von der Hündin zum Fenster …

Der Hirsch ist weg, aber jetzt sitzt da drüben ein Fuchs …

Von eisigem Grauen erfasst, wich Lore vom Fenster zurück.

Der Fuchs. Es waren zwei – der ausgestopfte und der … getötete. Zerfetzt! Seine Kehle war zerfetzt! Und diese … Oh, Gott! Ich hoffe, das ist das Alter! Ich sollte zum Arzt und mir ein paar Tabletten verschreiben lassen!

Bis jetzt hatte sie das Erlebnis verdrängen können. Allerdings sperrte sie seitdem immer die Haustür ab, wenn sie allein war. Die Ärzte im Krankenhaus hatten etwas von zu niedrigem Blutdruck und schwachem Kreislauf erzählt. Das hatte Lore zwar gewundert, weil sie aktiv und fit war, aber trotzdem klang diese Erklärung besser als »Sie haben Wahnvorstellungen gehabt« oder »Ja, Frau Mühlbauer, da war eine grausige Kreatur im Wald. Sie haben völlig Recht.«

Entschieden zog Lore die Vorhänge zu und ging mit zitternden Beinen zurück zu Frau Schmitt. Fragend warf sie einen Blick in den Gang und zur geschlossenen Wohnzimmertür.

Sollte ich mir mal ein Beispiel an Trude nehmen und meinen eigenen »Laden« auch »aufräumen«? Irgendwie … Himmel! Ich hab doch keine Ahnung, wie das geht! Irgendwie »energetisch reinigen«? Wie? Mit Weihrauch wie in der Kirche? Ich könnte Trude, nein sie möchte »Tara« genannt werden, fragen. Aber … nein. Ich hab doch da ein Buch … Herrschaftszeiten! Ich sollte wenigstens mal darin LESEN, wenn ich schon so schlau rumtue!

Dieses ganze »Engelstor«, wie sie es nannte, stand schon viel zu lange im Wohnzimmer herum und die Tatsache, dass bei jedem Kundenbesuch eine neue Kerze und neue Räucherstäbchen angezündet wurden, sorgte dafür, dass die Vitrine, auf der sie das Zeugs aufgebaut hatte, nicht nur voller Staub und Kerzenwachs war, sondern auch bedeckt mit einer dünnen Schicht von grau-braunem

Sand, der nach Sandelholz roch. Selbst Valentin, dem es in der Regel ziemlich egal war, wie wüst es oft in ihrem »Voodoo-Zimmer« aussah, hatte sich heute fast gesträubt, sein Nickerchen auf der Couch zu halten. Frau Schmitt wollte ihn auch zuerst nicht hinein lassen.

Was hat er gesagt?

»Ich werd mir bald eine neue Frau suchen müssen, die eine bessere Hausfrau ist als du!«, hatte er noch scherzhaft gebrummt, bevor er Lore geküsst und sich schließlich zum Schläfchen zurückgezogen hatte.

Bei solchen Kommentaren machte sie sich natürlich keine Sorgen. Wurde es ihm zu wild mit ihr, dann war er einer der Männer, die notfalls auch selbst wischten und den Staubsauger schwangen. Außerdem gab es wohl kaum Damen in Lores Alter, die sich auf ihrer beider exotischen Liebesspiele einlassen würden und abgesehen davon liebten sie sich!

Gedankenverloren ließ sich Lore auf der Eckbank nieder – auf der Seite, die nicht beim Fenster mit den Tieren dahinter war. Sie horchte auf.

Plock.

Das war Vogel Nummer acht oder Nummer neun? Das ist nicht normal!

»Ich glaub …« Lore verschränkte die Arme vor sich auf dem Tisch und legte den Kopf darauf ab. »Ich werd auch ein kleines Nickerchen machen!«

Einfach ein bisschen die Augen …

Innerhalb weniger Sekunden war sie eingenickt. Es war ein tiefer, traumloser Schlaf, der jäh unterbrochen wurde. Lore schreckte regelrecht auf und blickte sich irritiert um.

Es dämmert? Wie lange habe ich …

Sie sah zur Küchenuhr und stellte fest, wie sehr ihr Rücken schmerzte.

Oh. Fast dreieinhalb Stunden! Das nächste Mal sollte ich mich doch ins Bett legen.

Normalerweise schlief Lore nicht untertags, es sei denn, sie war krank.

Aber auch dann schlafe ich auf dem Sofa oder im Bett und nicht am Esstisch!

Sie strich sich die Haare zurück, gähnte und band sich einen neuen Zopf, während sie sich langsam von der Bank erhob.

Arme Schmidi, dachte Lore, da die Hündin offenbar sehr schlimme Träume hatte. Ihre Lefzen zuckten, sie knurrte und grummelte.

Lore streckte sich und griff sich an die Hüfte.

Der Rücken, die Hüfte ... ich sollte nicht im Sitzen schlafen! Das ist ...

Ihre Gedanken wurden von einem Geräusch unterbrochen. Hatte sie sich das gerade eingebildet oder hatte es tatsächlich geklopft?

Da ist doch die Kuhglocke! Gäste würden ...

Diesmal war das Klopfen ganz klar zu hören. Frau Schmitt fiepte angstvoll in ihrem Traum, während Lore aufstand, zur Haustür ging, sie aufschloss und öffnete.

»Ach, du meine Güte! Was ist denn mit Ihnen passiert?« Erschrocken wich Lore einen Schritt zurück.

Vor ihr stand eine ältere Dame mit silbergrauem Haar, das sie zu zwei Zöpfen geflochten hatte. Sie reichten ihr fast bis zur Hüfte. Die Besucherin war schlank, hatte ein schmales, eingefallenes Gesicht und trug eine altmodische Tracht, darüber ein gestricktes Jäckchen und ein Fransentuch um die Schultern. Sie war von Kopf bis Fuß pitschnass und zitterte vor Kälte.

»Es ist so kalt, so kalt«, bibberte die alte Dame mit heller Stimme.

Lore überlegte nicht lange.

»Rein mit Ihnen! Ich bring Ihnen eine Decke und was Trockenes zum Anziehen!«, beschloss sie kurzerhand.

»So … kalt«, lautete die Antwort und die Frau schlurfte nach drinnen, die Arme fest um sich geschlungen. Ihre Kleidung tropfte und der knochige Körper darunter bebte.

»Warten Sie kurz, ich hole die Sachen! Soll ich irgendwen anrufen?«, rief Lore, und hastete die Treppe ins Obergeschoss hoch. Frau Schmitt heulte kurz auf. »Keine Angst wegen dem Hund. Sie träumt nur schlecht …«, fügte sie noch hinzu.

Aber von irgendwoher … kenne ich sie doch? Schlank. Schmales Gesicht. Und dann diese Zöpfe. Komisch.

Lore überlegte fieberhaft, während sie aus einem der Bauernschränke eine beige Fleecedecke zog und gleich darauf ihre eigenen Sachen nach etwas Brauchbaren absuchte. Sie hielt inne.

Ich sollte den Notarzt rufen, damit sie in ein Krankenhaus gebracht wird! Vielleicht ist sie auch aus irgendeinem Altenheim davongelaufen? Sie wirkt ziemlich verwirrt.

»Lore? Kommst du?«, war die gebrechlich dünne Stimme von unten zu hören. »Mir ist … so kalt!«

Lore legte ihre Kleidung zurück. Die warme Decke, ein heißer Tee und ein Platz vor dem Ofen sollten reichen, um die Gute wieder auf Vordermann zu bringen!

Aber vorher wähle ich die 112 und ruf einen Sanka her!

»Ja. Ich komm schon. Ich bin gleich …«

Woher kennt sie meinen Namen?

Lore machte sich wieder auf den Weg nach unten, die Decke unter den Arm geklemmt.

Wieso ist sie überhaupt so nass? Was hat sie gemacht? Und diese Kleidung … so ähnlich, nein, genau so hat meine Tracht früher ausgesehen, als ich noch ein Kind gewesen bin. Das war meine Sonntags- und Festtagstracht!

Sie bestand aus vielen Schichten, so dass diese Festtagskleidung bei den erwachsenen Frauen an die fünfzehn Kilo oder mehr wiegen konnte – im trockenen Zustand! Vollgesogen war sie sicher um ein Vielfaches schwerer!

»Sie sollten die nassen Sachen ausziehen … Hallo?«

Lore verstummte. Wo war die Frau hin? Statt ihrer fand Lore eine Reihe von Pfützen vor, die auf direktem Weg ins Wohnzimmer führten.

»Ähm, ich glaube, im Esszimmer ist es wärmer«, befand Lore entschieden.

Etwas polterte am Eingang, gefolgt von einem nervösen Scharren.

Die Tiere sind wieder da!

Lore fühlte, wie ihr ein eisiger Schauder den Rücken entlang rann.

Kathi hat sie auch gesehen! Sind sie wieder zurück? Warum hat Valentin nichts davon bemerkt?

Plock.

Das kam vom Wohnzimmer – wieder ein Vogel mehr. Frau Schmitt hob den Kopf, sah zu Lore, keuchte schwer und sank zurück in ihren unglücklichen Schlaf.

»So kalt! Es war so kalt, Lore! So kalt! Und niemand war da!«, weinte die Frau.

»Jaja. Schlimm«, murmelte Lore nachdenklich und verwarf den Gedanken, die Pfützen wegzuwischen. Wichtiger schien ihr, nun schnell den Sanka zu rufen! Diese Frau hatte definitiv größere Probleme als nur nasse Kleidung von woher auch immer. Sie nahm ihr Telefon und eilte ins Wohnzimmer.

»Wie haben Sie es denn geschafft, so nass zu werden? Sind Sie in einen Bach gefallen? Aber hier in der Nähe hat es doch gar keinen …«

Lore verstummte. Die Alte hatte in ihrer Abwesenheit die Kerzen des Altars angezündet und mehrere Räucherstäbchen angesteckt.

Was tut sie da? Sie soll ihre Finger von meinen Sachen …

»So ist das gut. Ich hab das gesehen«, erklärte die Fremde. Ihre Augen wirkten stumpf und leer.

Auch die Kleidung tropfte weiter. Es schien beinahe so, als ob immer mehr Rinnsale aus der Schürze, den Röcken und den Zöpfen gen Boden flossen! Wie erstarrt stand Lore in der Tür, fuhr aber furchtsam zurück, als die Erkenntnis über sie kam. Auf einmal wusste sie, an wen die Alte sie erinnerte!

Aber das ist … das ist fast 60 Jahre her!

»Weißt du es wieder? Du hast mich vergessen. Stimmt's?«

Der Alten, die immer noch Lore anstarrte, huschte ein linkisches Lächeln über das Gesicht. Es hatte nichts Warmes und Freundliches an sich. Sie wirkte auch nicht mehr hilfsbedürftig oder verwirrt, sondern ziemlich klar, konzentriert und … böse.

»Ich, ich werde mal besser den Notarzt …«, hauchte Lore. Ihre Zunge wurde schwerer, während sie an einen eisigen Januartag vor langer Zeit dachte.

»Sie brauchen … Hilfe.«

Die Alte kicherte gemein, drehte ihr den Rücken zu und deutete auf die Terrassentür. Dort hatten sich wieder alle möglichen Tiere versammelt, Vögel, einige Nagetiere und ein imposanter Eber. Sie grunzten, fauchten, pfiffen und piepten und versuchten ins Hausinnere zu dringen. Dabei scheuerten sie ihre Schnauzen am Glas und kratzten an der Holzumrandung. Der Eber rammte seine Hauer gegen die Scheibe und brachte sie zum Beben. Die Alte schnaubte.

»Dumme Tiere. Ihr werdet hier nicht reinkommen«, krächzte sie, dann wandte sie sich wieder Lore zu. »Zuerst war es einfach nur furchtbar kalt.«

Ihre Stimme wurde heller, gleichzeitig glättete sich das Gesicht. Die Frau schrumpfte, die Haare färbten sich weizenblond … ein junges Mädchen. Einfach ein normales, hübsches Mädchen. Dann plötzlich waren graue Ringe unter ihren großen, kornblumenblauen Augen, die Lippen wandelten sich blauschwarz und der Teint verfärbte sich bläulich. Die Miene des Kindes war auf einmal eine einzige Maske der Verzweiflung.

»Es hat mich so fest gezogen«, rief es mit weinerlicher Stimme. »Ich hatte keine Luft mehr, Lore! Keine Luft mehr! Es hat mich nicht mehr ausgelassen und es war so kalt, so entsetzlich kalt!«

Das Mädchengesicht verzog sich in eine Grimasse aus purem Hass: »Du bist schuld! DU HAST MICH GETÖTET!«

18

Der Schrebergartenverein *Laubenglück* lag eingebettet zwischen verwaisten Feldern vor einem Industriegebiet am Rand von München. Obwohl es bereits dämmerte, vermutete Andi, dass man von hier aus selbst bei Fön keinen Alpenblick hatte. An die Parzellen grenzten frisch umgegrabene, schwarze Äcker und verrottete Wiesen, auf der anderen Seite der Anlage befand sich eine Bundesstraße. Im Hintergrund ragten aufgehübschte Sozialbauten in den Himmel und mit etwas Abstand waren daneben einige Industriehallen und Bürokomplexe hochgezogen worden, deren bunt beleuchtete Firmennamen sich vor dem dunkler werdenden Himmel abzeichneten. Vom Möbelriesen bis zum Baumarkt war alles dabei und selbst die rot ausgeleuchteten Fenster eines Bordells konnte man erkennen. Andis Blick blieb an den Lettern eines Billigmöbelriesen hängen.

Ich habe immer noch keine Wohnung … Ich … oh, Mann. Ich brauche Möbel! Ein Bett, Tisch, Stühle, Schrank … oder vielleicht doch ein fertig eingerichtetes Zimmer?

Auf alle Fälle war das provisorische Leben aus dem Koffer im Hotel auf Dauer zu kostspielig. Sein restliches Hab und Gut hatte er noch in einem Mietabteil eingelagert – alles bis auf seinen Pfennigbaum, ein Ungetüm von einem knappen Meter Höhe und einem Gewicht von gut zehn Kilo. Der stand bereits neben seinem Schreibtisch im Büro, was Gustl Schallhuber bei Andis Einzug ins

Präsidium dazu veranlasst hatte, ihn mit Léon in *Léon – der Profi* zu vergleichen, der auch mit seiner Pflanze unter dem Arm von A nach B zog.

Mit den letzten Kollegen war es nicht besonders gut gelaufen.

Auch wenn man glaubt, dass man sich gut kennt, sollte man trotzdem nie den Fehler machen, zu viel von seinen Gedanken zu verraten.

Doch das hatte er. Auf der Weihnachtsfeier vor einem Jahr hatte Andi von seiner Theorie der »Seele des Raums« erzählt und wie sie mit ihm »sprach«.

Dabei trinke ich sonst nie! Aber irgendwie musste ich auch mitmachen und nach vier Glühwein … Ich habe versucht, meine Theorie zu erklären und seitdem bin ich die Lachnummer im Revier. Nein. Ich WAR die Lachnummer. Jetzt bin ich hier. Ich werde den gleichen Fehler nicht nochmal wiederholen!

Es hatte wieder zu regnen begonnen und es war eiskalt. Andi schob sich die Kapuze seiner Outdoorjacke weiter ins Gesicht und beobachtete den zäh fließenden Berufsverkehr auf der Bundesstraße. Seine Gedanken kreisten immer noch um »die Seele eines Raums«.

Immerhin habe ich recht behalten! Es gab einen Computer! Metzner hat, nachdem ich gegangen war, noch versucht, die Dateien zu löschen, aber die IT-ler haben trotzdem genug belastendes Material ausgraben können … fast 1000 Bilder insgesamt. Asiatische Mädchen. Sehr jung.

Andi ließ den monoton rauschenden Verkehr auf der Bundesstraße hinter sich und näherte sich dem Schrebergarten. Wie ein schlafendes Labyrinth lag er vor ihm.

Die Seele des Raums … Und hier … ?

Vermutlich würde zu dieser Uhrzeit im Juli geselliges Gelächter aus jeder Parzelle dringen, gemischt mit Musik. Man könnte Grillwürstchen riechen und das Klirren von Gläsern und Bierflaschen hören. Aber jetzt war es Dezember. Andi wurde der Stille mehr und mehr gewahr, je weiter er die Bundesstraße hinter sich ließ. Schließlich war es so finster, dass er seine Taschenlampe hervorholte. Er schüttelte sie, dann war die Batterie aufgeladen und ein Lichtkegel bestrahlte den Weg bis zur Siedlung. Von hier aus konnte man noch nicht viel erkennen, da Zäune und hohe Hecken die Gärten vor den neugierigen Blicken ungeladener Gäste verbargen. Einzig einige Fahnen und Satellitenschüsseln waren auf den Dächern zu sehen.

Eine kleine Stadt in der Stadt. Isoliert.

Neben dem Eingangstor prangte ein Werbeschild für eine Gaststätte, die allerdings nur von April bis September geöffnet hatte, und auf der anderen Seite des Gatters befand sich eine reichlich heruntergekommene Vitrine mit Aushängen. Daneben hing ein großflächiges Schild, auf dem die wichtigsten Regeln der Laubenkolonie ausgeführt wurden. Unwillkürlich musste Andi grinsen. Genau genommen war das zwar Vandalismus, dennoch gefiel ihm der Aufkleber, der über die Regeln gepappt worden war: ein lachender Kackhaufen-Emoji.

»Kommissar Doldinger?«, erklang eine krächzende Stimme hinter ihm.

Andi drehte sich um und entdeckte eine große, hagere Gestalt, die sich ihm federnden Schrittes näherte. Der Mann wirkte sportlich, trug eine gelbe Segeljacke und Gummistiefel. Jetzt erkannte Andi auch den zweiten Wagen – ein neuer, weißer *Audi* –, der neben seinem eigenen geparkt war. So im Vergleich zu der großen Karosse wirkte Andis *Toyota Yaris* noch mickriger.

»Guten Abend, Herr Blümel. Schön, dass Sie den Termin so kurzfristig einräumen konnten.«

»Professor Blümel!«, wurde er schroff berichtigt und ein Paar Adleraugen straften ihn mit Missbilligung. »Ich würde gerne Ihren Ausweis sehen, junger Mann, bevor ich Sie hinein führe!«

Der Professor murmelte etwas Ärgerliches, als er den Aufkleber entdeckte, besann sich aber schnell wieder auf sein eigentliches Anliegen. »Nun? Der Ausweis?«

»Ähm, … natürlich.«

Missmutig nahm der Professor die Karte entgegen und studierte sie argwöhnisch. Dann sah er wieder zu Andi und schien auf etwas zu warten.

»Ja?«

»Ihre Taschenlampe! Oder halten Sie mich für eine Eule?«

In Andi begann es zu rumoren, doch er schluckte die aufkeimende Wut hinunter und beeilte sich, dem Wunsch Folge zu leisten.

»So, na dann. Dann können wir ja mal reinschauen. Sie haben Glück, dass diese Parzelle gerade frei ist und zum Verkauf steht, sonst hätten wir die Genehmigung der Besitzer gebraucht«, erklärte Professor Blümel. »Wieso ist diese Einheit für Sie von Interesse? Wir haben hier nur ehrliche Bürger, die ich alle persönlich kenne!«

Er wartete kurz auf eine Erklärung, schnaubte dann unzufrieden, als diese ausblieb, und sperrte das Tor auf.

»Folgen Sie mir, Herr Doldinger«, befahl er und leuchtete mit Andis Taschenlampe den Weg aus.

Immer noch brodelte Ärger in Andi, doch der Professor schritt zügig voran – mit Andis Taschenlampe – und er selbst musste zusehen, dass er es im Restschein derselben schaffte, zumindest den größten Pfützen auszuweichen.

Darum seine Gummistiefel, dachte Andi verdrießlich und fühlte das kalte Nass, wie es sich langsam aber beständig zwischen seinen Zehen ausbreitete.

›Aqua-Stopp!‹ hatte auf dem Infozettel gestanden! Aber 150 Euro für nasse Füße nach ein paar Minuten – das ist zu viel!

»Kommen Sie jetzt, oder was? Ich habe nicht den ganzen Abend Zeit!«, schimpfte der Professor.

Er war links in einen Weg eingebogen und wartete dort in einem der Gärten. Inzwischen war es stockfinster und der Regen hatte an Intensität zugenommen. Kleine Eisbröckchen hatten sich darunter gemischt und bildeten auf dem fauligen Winterrasen einen Belag mit der Konsistenz von grau-weißem Slush-Eis.

»So, da wären wir. Ich hoffe, es dauert nicht zu lange!«

»Meine Taschenlampe.« Andi griff danach und der überraschte Professor händigte sie ihm aus. »Den Schlüssel für das Häuschen da brauche ich auch noch. Und: Es wird so lange dauern, wie es eben dauert, Herr Professor Blümel!«

»Das …«

Andi betrat die Parzelle, drehte dem Professor den Rücken zu und leuchtete durch den Garten. Im Lichtkegel der Lampe erschienen drei blattlose Obstbäume, auf denen noch immer ein paar Äpfel hingen, braun-grünes Gestrüpp in verschiedenen Höhen, das vielleicht in einer anderen Jahreszeit herrlich schöner Blumen- und Staudenschmuck war – oder einfach nur Gestrüpp. Dazwischen kauerten zerfranste Büsche über dem vom Schnee platt gedrückten Rasen. Ein Rosenpavillon ohne Rosen stand am rechten Wegrand, daneben ein steinerner Grillplatz, ganz hinten links in der Ecke ein Behältnis für den Kompost, in der rechten hinteren Ecke eine Hütte für Arbeitsgerät. Mittig war ein hübsches kleines Häuschen gebaut, das zumindest auf den ersten Eindruck gepflegt wirkte. Es war himmelblau gestrichen und hatte neue Kunststofffenster. Andi schauderte.

Der Garten … ohne das Haus würde er … er wirkt wie ein Grab. Ein offenes Grab.

Unwillkürlich musste er an seine Begegnung beim Joggen denken und wäre instinktiv zurückgewichen, wäre nicht Professor Blümel hinter ihm gestanden.

Die Geräusche im Wald, das seltsame Kind … Ein offenes Grab.

Dieses Bild blieb in ihm haften und ließ sich nicht mehr wegdrängen.

Der Vorsitzende des Gartenvereins begann so unvermittelt und laut zu sprechen, dass Andi, ohne es zu wollen, zusammenzuckte.

»Ob Ihr Vorgesetzter es gut fände, wenn er von Ihrem pampigen Verhalten erfahren würde, Herr Doldinger? Ich glaube nicht.«

Der letzte Satz war überzogen von einer sirupartigen Freundlichkeit, die Andi dazu veranlasste, sich noch einmal zum Professor umzuwenden.

Was meint er überhaupt? Dass ich meine Taschenlampe wieder wollte oder dass ich nicht beurteilen kann, wie lange ich hier brauchen werde?

Er setzte zu einer Antwort an, wurde aber unterbrochen.

»Beeilen Sie sich! Ich denke sowieso nicht, dass Sie hier etwas finden werden! Die Alberts sind ehrenwerte Leute gewesen, ebenso wie die Metzners, die davor …«

»Ich kann es nur wiederholen: Es wird so lange dauern, wie es eben dauert, Herr Professor Blümel.«

Andi war selbst über die Schärfe in seiner Stimme überrascht und behielt sie dennoch bei. Er näherte sich dem Vorsitzenden der Laubenkolonie, so dass dieser nach hinten ausweichen musste. »Schlimmstenfalls wird das für Sie bedeuten, dass die Talk-Show heute Abend für Sie ausfällt und Sie möglicherweise erst zum *Nachtmagazin* zu Hause sind, sofern Sie weiter darauf bestehen, mir hier auf die Finger zu schauen.«

Mit diesen Worten ließ er den Professor stehen, drehte sich um und begann langsam durch den Garten zu wandern, während hinter ihm Herr Blümel sein Smartphone zückte. Dabei erklärte er lautstark, dass er sich diese Unverschämtheiten nicht bieten lassen müsse und er sich sofort und auf der Stelle beim Vorgesetzten von Herrn Doldinger beschweren würde.

Andi war das egal und er empfand es als angenehm, dass sich der Professor weiter von der Parzelle entfernte, auch wenn er am Telefon irgendjemanden seinen Unmut schilderte.

Oberkommissar Schallhuber wird er jetzt eh nicht erreichen. Der hat seinen Schafkopf-Abend.

Der Schein der Lampe tastete sich in die Ecken und Winkel des Gartens, das Schimpfen im Hintergrund wurde leiser und verstummte plötzlich, als ob …

Verschluckt. Wie in einer Blase. Einfach … ich muss mich konzentrieren.

Das Gefühl, in eine andere Welt abzutauchen, wurde präsenter und mit ihm das Verlangen, sich einfach umzudrehen, zu gehen und erst bei Tageslicht wieder zu kommen.

Ich … diese Ängste sind völlig irrational. Was soll hier schon sein? Also: Logisch an die Sache herangehen. Ich werde sehen, was sich noch finden lässt … im Grab.

Faktisch betrachtet schien es in der Tat nicht allzu wahrscheinlich, dass er nach so vielen Jahren noch irgendeinen Hinweis zu Ursula Bachingers Tod finden würde. Aber trotzdem hatte er das drängende Verlangen gehabt, hierher zu kommen – so schnell wie möglich!

Ein Leben in Luxus und sorgenfrei. Aber … dunkle Schatten aus der Vergangenheit. Du meine Güte, das klingt so … Schatten. Und die haben sie eingeholt.

Aber was könnte das sein? Ursula Bachinger, damals noch Metzner, hatte hier in diesem Garten bestimmt schöne Erlebnisse gehabt, aber wohl auch ihre schlimmsten Zeiten verbracht. Wochen und Monate, in denen sie genau wusste, dass ihr Mann sie offenkundig betrog und herabwürdigte. Oder war sie hier sogar gefangen gehalten worden?

Die letzten Besitzer haben mit Sicherheit einiges verändert. Sie haben … neue Pflanzen gesetzt, der Weg, der ist auch neu – schön um-

randet von großen Flusskieseln … das Häuschen … das ist noch immer das gleiche, aber von Grund auf renoviert. Die Toilette dahinter ist neu dazugekommen.

Wie sich Ursula Bachinger damals ihrer Notdurft entledigt hatte, wusste er nicht. Andi ging langsam weiter. Dabei war er aufs Äußerste angespannt. Jeder Zweig, jedes Bäumchen warf verzerrte Schatten, die sich im Takt des Lichts zu bewegen schienen. Er nahm den Schlüssel, wollte gerade aufsperren, als ein Wimmern zu ihm drang. Andi wandte sich um in der Annahme, dass der Professor sich auf dem Weg zu ihm im Dunkeln an irgendetwas gestoßen haben musste, doch der großgewachsene Schatten des Mannes war immer noch vor dem Gartenabteil zu erkennen, schwach angeleuchtet vom Display seines Smartphones.

Das Geräusch erklang erneut und Andi spannte sich an.

Ich werde bestimmt nicht aus dem Garten rennen wie …

Er dachte an das Mädchen im Wald.

Ein Tier. Da ist irgendein Tier! Konzentriere dich!

»Ist da jemand?«, flüsterte er.

Eigentlich hatte er laut und selbstsicher klingen wollen, aber mehr als ein Flüstern brachte er gerade nicht zustande. Beschämt und alarmiert zugleich räusperte er sich, während der Lichtkegel der Lampe weiter wanderte. Er tastete die welken Stauden ab, von dort hinunter auf den Boden … Andi entfernte sich immer weiter vom Eingang und trat hinter das Häuschen.

Ich muss … die Seele des Raumes. Des Platzes. Es … Grab …

Der Regen hatte aufgehört und der Boden knirschte unter seinen Füßen, als er weiterschlich. Längst hatten sich seine Zehen in eisige Klumpen verwandelt. Es wimmerte wieder und Andi brach der Schweiß aus. Der Ton war erfüllt von Leid und Trauer.

Nichts dazuerfinden … es kann nicht … es muss ein … Igel oder ein Marder sein? Was machen die für Geräusche? Klingen Menschen so? Oder Katzen?

»Hallo? Ist … wer …?«, fragte Andi stockend und fühlte, wie sich seine Wangen vor Scham röteten.

»Hallo, hier ist die Polizei. Brauchen Sie Hilfe!« DAS sollte ich sagen! Wenn es ein Tier sein sollte, dann ist es eh egal, aber wenn hier jemand …

Der Ton wiederholte sich. Wenn es ein Tier war … möglicherweise war es verletzt?

Es ist hinter dem Komposthaufen …

Vielleicht war es angefahren worden und hatte sich hier zum Sterben zurückgezogen? Obwohl das schlüssig klang, atmete Andi immer noch viel zu schnell durch den Mund und fühlte, wie die Panik mehr und mehr von ihm Besitz ergriff, ohne dass er etwas dagegen unternehmen konnte.

Dann hatte er den Komposthaufen erreicht. In dieser Ecke war es stockfinster und für einen Moment senkte sich wieder Totenstille über ihn, obwohl der Professor keine 20 Meter weiter beim Tor stand und beim Sprechen wild gestikulierte. Umso heftiger fuhr es Andi durch Mark und Bein, als sich eine Gestalt neben ihm aufrichtete. Im ersten Moment hatte Andi es noch für einen Schatten – VON WAS? – gehalten, doch dann erkannte er die Silhouette einer jungen Frau …

Sie stand mit dem Rücken zu ihm gewandt, keine Armlänge entfernt, hatte die Arme um sich geschlungen und die Schultern hochgezogen. Ihr Rücken bebte, so heftig wurde sie von Weinkrämpfen geschüttelt.

Wie kommt sie … es ist Winter … sie trägt nur ein Top und Shorts … sie …

Plötzlich drehte sie sich in seine Richtung. Das, was er von ihrem Gesicht erkennen konnte, war tränennass und verquollen und …

Sie wurde geschlagen!

»Ich …«

... ich kann Ihnen helfen, ich bin von der Polizei! Wie ist ihr Name? Was ist passiert? – all das wollte Andi sagen, aber die Worte blieben ihm im Hals stecken.

SIE SIEHT MICH NICHT!

Unvermittelt begann die Frau auf und ab zu laufen. Dabei hielt sie sich den Bauch, der binnen Sekunden zu wachsen schien.

Ich höre ihre Schritte nicht! Sie ...

Andi schaffte es, seine Taschenlampe auf den Boden zu richten – *Sie hinterlässt keine Spuren* – und dann auf die Frau. Das war am schlimmsten: Die Taschenlampe schien durch sie hindurch!

Auf einmal war sie direkt vor ihm, ging in die Hocke, wobei sie sich eine Hand auf den Mund presste ...

... niemand darf sie hören. Niemand darf etwas wissen ...

... dann hielt sie einen kleinen Körper in der Hand ...

... Ein Baby! ...

.... hielt es einen Moment an sich gedrückt, dann, mit einem Ausdruck bitterer Entschlossenheit und Trauer, presste sie ihre Hand gegen das Gesichtchen. Ärmchen und Beinchen zuckten noch kurz, dann erschlafften die Gliedmaßen.

Sie hat ... sie hat ..., Andi war nicht fähig mehr zu denken, so paralysiert war er von dem Anblick des Geschehens.

Erfüllt von fassungslosem Entsetzen wollte er ihr das Kind aus den Armen reißen, da wandelte sich die Frau. Eben noch hatte sie schulterlanges, blondes Haar, jetzt war es viel länger und sie trug ein anderes Kleid. Der Bauch wuchs wieder, sie krümmte sich, ein Baby, das wie das erste erstickt wurde! Die Frau verschwand erneut, tauchte jetzt hinter Andi auf, stolperte durch ihn, die Haare waren diesmal lang und lockig. Sie fiel zu Boden, krümmte sich, schien Unendlichkeiten einfach so dazuliegen und zu leiden, bis sie wieder ein Baby in den Armen hielt und es tötete.

Es ging weiter und weiter und schien kein Ende zu nehmen. Andi riss sich aus dem Bann der Bilder, schnappte nach Luft, keuchte und wollte losrennen. Jede Zelle in ihm verlangte nach Flucht! Dabei ließ er die Taschenlampe fallen, aber auch das war nebensächlich, denn …

ICH KANN MICH NICHT BEWEGEN!

All das Leid, der Schmerz und die Trauer der Frau schienen wie ein Giftköder in ihn gedrungen zu sein, ließen ihn würgen und sein Innerstes brennen.

Andi blickte zum Tor, das nur wenige Meter entfernt war, fühlte sich jedoch, als ob ihn unsichtbare Schlingen immer wieder zum Komposthaufen zurückziehen wollten. Er schaffte einen Schritt, noch einen Schritt …

Hinter sich konnte er noch das mühsam unterdrückte Wimmern der Frau hören. Aber eines wusste er genau: Er konnte ihr nicht helfen.

Schließlich schien der unsichtbare Bann von ihm zu fallen, er schnappte sich die Taschenlampe am Boden, wollte losrennen, erstarrte ein letztes Mal, als er direkt in das Gesicht der Frau blickte. Es war eingerahmt von ihren blonden Locken, Angst und Schmerz hatten es verzerrt …

Die Seele des Platzes, schoss ihm noch durch den Kopf, dann sprintete er los, getrieben vom Hämmern seines Herzschlags in den Ohren und dem Wimmern hinter sich.

Zurück beim Tor riss er kurzerhand Professor Blümels Smartphone an sich, hatte gleich einen der diensthabenden Polizisten am Telefon und bestellte eine Einheit zum Schrebergarten. Keinen Notarztwagen. Obwohl der Anblick ihm durch Mark und Bein gegangen waren, war sich Andi absolut sicher, dass keines der Babys mehr am Leben war und auch die Frau … Erst jetzt wusste er, wen er gesehen hatte!

Ursula Bachinger. Das war Ursula … damals hieß sie noch Metzner.

19

Der junge Mann hockte an einem der hinteren Tische im Gasthaus und beugte sich tief über seine Erbsensuppe. Üblicherweise war das der Platz der Schafkopfrunde am Mittwochabend, aber die Herren waren heute zum Kegeln gegangen und der Tisch somit frei geblieben.

Fazit für mich: mindestens 15 bis 20 Euro weniger Trinkgeld nach Dienstende!

Aus den Augenwinkeln heraus beobachtete Kathi den neuen Kommissar, der vor einer Viertelstunde das *Küchlein* betreten hatte. Er hatte gleich bestellt und dann ein Telefonat geführt.

Wenigstens telefoniert er mit leiser Stimme! Nicht wie einer der betrunkenen Touristen, die sich laut über die »geilen Pisten« oder »Skihaserl« auslassen!, dachte Kathi im Hinblick auf eine Dreiergruppe junger Männer an einem anderen Tisch.

Einerseits war sie immer noch sauer, dass der Neue und Gustl sie befragt hatten, andererseits …

Du wirst doch jetzt kein Mitleid mit ihm haben?

Seit Ende des Telefonats saß er nur noch da und blickte ins Leere – oder inzwischen auch in seine Suppe. Bulle hin oder her: Kerle, die in ihr Essen starrten, als ob sie versuchten, deren Moleküle einzeln zu zählen, waren entweder sturzbetrunken (wobei sie sich in diesem Fall keine Suppe mehr bestellt hätten, sondern mit dem gleichen Blick ihr Bier anglotzten) oder es waren frisch verlassene Ehegatten,

Freunde, Liebhaber, was auch immer. In diesem Fall – Erbsensuppe hin oder her – tippte Kathi darauf, dass diese Schickeria-Tussi, mit der sich der Kommissar neulich getroffen hatte, ihm den Laufpass gegeben hatte. Damals war diese schon aus dem Lokal gerauscht wie eine Filmdiva.

Und heute ist sie gar nicht erst gekommen, falls er sie denn erwartet haben sollte …

Ob sie es wollte oder nicht, so erschöpft und in sich zusammengesunken, wie er dasaß, tat ihr der Kommissar schlichtweg leid.

»Hallo? Fräulein?«

Kathi riss sich von dem Anblick los, sah auf und eilte zu einem älteren Pärchen, dass wohl schon länger um ihre Aufmerksamkeit heischte. Sie nahm die Bestellung entgegen.

Oder ist wieder etwas passiert?, überlegte sie misstrauisch.

Ihre Gedanken blieben beim Polizisten, während sie die Getränke notierte.

Gibt es noch einen Toten? Er ist völlig durchnässt hier regelrecht reingestürzt, hat sich nervös umgesehen und sich dann an den Tisch gesetzt. Beim Bestellen hat er mir noch nicht mal in die Augen gesehen …

Kurz davor war auch Joshi ins *Küchlein* gekommen und hatte sich an einem Zweiertisch niedergelassen, mit einem ähnlich geistesabwesenden Blick wie der neue Kommissar. Jetzt saßen beide in den genau gegenüberliegenden Ecken und starrten vor sich hin. Allerdings hatte Joshi nichts bestellt und Kathi ahnte, wieso.

Es ist zwar erst Monatsanfang, aber vermutlich ist die Kohle schon wieder weg. Vielleicht hat er neues Equipment für seine Mini-Hanf-Plantage im Wandschrank seiner Wohnung kaufen müssen? Oder er hatte sein restliches Geld aufgeraucht! Himmel! Er braucht endlich einen Job! Und überhaupt: Wo hat er sich die letzten Tage herumgetrieben? Ich hab ihn x-mal angerufen!

Erschwerend kam hinzu, dass die Preise für anständiges Gras in die Höhe schnellten, je näher die Weihnachtstage kamen.

»Das an Tisch sieben und hier für Tisch fünf.«

Mit diesen Worten wurden Kathi von Gundi zwei große Tabletts in die Hände gedrückt, die sie zügig zu den genannten Tischen brachte.

Gundi hat heute noch nix zu Joshi gesagt. Normalerweise will sie, dass ich ihn rauswerfe, wenn er nur dasitzt und nichts bestellt. Jetzt ist er seit fast einer Stunde hier, spielt mit dem Lametta der Dekoration und kaut auf Zahnstochern rum. Ist heute Tag der einsamen Herzen oder überlegt er, ob er eine Chance bei dem neuen Polizisten hat? Mmh. Aber er hat noch nicht mal zu dem Neuen hingesehen ... Himmelnocheins! Die zwei haben eine Miene wie auf einer Beerdigung! Dabei bin ich diejenige mit dem Sprung in der Schüssel!

Kathi stellte die Rechnung für einen weiteren Tisch zusammen und kassierte.

»Vielen Dank und einen schönen Abend noch«, verabschiedete sie die Gäste höflich. Am liebsten hätte sie ihnen die Reste auf dem Teller hinterher geworfen.

40 Cent Trinkgeld? 40 CENT? Bei einer Rechnung von über 80 Euro für vier Personen!

Die Klingel an der Durchreiche zur Küche ertönte, Kathi räumte den 40-Cent-Tisch leer, sammelte Teller, Besteck und Gläser ein und balancierte alles zurück zur Essensausgabe.

Auf dem Weg warf sie Joshi noch einen auffordernden Blick zu, der besagte: »Bestell endlich was, sonst wird dich Gundi rauswerfen!« Letzten Winter hatte es einen heftigen Streit gegeben, nachdem er mehrere Tage hintereinander viele Stunden im Lokal verbracht hatte, ohne etwas zu trinken oder zu essen, dafür mit ein, zwei Flaschen Bier in den tiefen Manteltaschen, die er sich zuvor bei der Tanke gekauft hatte. Mindestens eine davon hatte er daraufhin im *Küchlein* getrunken. Abgesehen davon, dass ein Gast, der nichts konsumiert, kein Geld einbringt, nimmt er der zahlenden Kundschaft auch noch den Platz weg. Gundi hatte damals sogar mit

Hausverbot gedroht, wobei Kathi sie gut genug kannte, um zu wissen, dass sie viel zu weichherzig war, um Joshi in die Eiseskälte hinaus zu jagen. Sie hielt es sogar für wahrscheinlich, dass die Wirtin grundsätzlich Sympathien für ihn hatte.

Sie hat ihm sogar mal einen Job in der Küche angeboten.

»Da vergraulst du mir wenigstens net die Leit mit deine Hoar und kriagst noch a Geld obendrauf«, hatte sie gesagt und ihn vielsagend von oben bis unten gemustert. Joshi hatte das Jobangebot nicht angenommen.

»Ich kann dir was auslegen! Wie wär's mit einer Suppe oder einem Kaffee? Magst du was?«, flüsterte ihm Kathi im Vorbeigehen zu.

Eigentlich war das keine Frage gewesen, sondern eine Anweisung, etwas zu bestellen, aber Joshi schüttelte nur stumm den Kopf und starrte aus dem Fenster. Schnee hatte sich am unteren Rand angesammelt und immer mehr dicke Flocken wurden vom Wind an die Scheiben geklatscht und rutschten daran herunter. Kathi verzog das Gesicht und warf einen prüfenden Blick zur Eingangstür. Die Fußmatte dort war bereits total durchweicht und kleine, schmutzige Pfützen zogen sich quer durch die Gaststätte bis an die besetzten Tische. Vermutlich befand sich unter Joshis Stiefeln ein ansehnlicher Tümpel!

»Komm schon. Was ist los mit dir?«, hakte sie nach und strich ihm über die Schulter.

»Sie wartet dort draußen auf dich. Sie sucht dich«, murmelte Joshi.

Er sah zu ihr auf und Kathi erschrak über die tiefen Augenringe ihres Freundes. Sein Teint war fahl und die Wangen eingefallen.

»Oh, Mann! Iss was! Du siehst beschissen aus!«, entfuhr es ihr.

»Kathi!«, ertönte die mahnende Stimme von Gundi. Sie stand hinter der Theke und bedachte sie mit einem strengen Blick.

Mit einem energischen Wink deutete sie auf ein Pärchen ein paar Tische weiter, wo der Herr gereizt mit dem Geldbeutel in der Luft fuchtelte.

»Ich komme schon.«

Kathi eilte zu ihnen, nicht ohne nochmal einen Blick auf Joshi zu werfen, der wieder aus dem Fenster sah und irgendwas zu beobachten schien.

»Entschuldigung. Bin schon da.«

Mit bemühter Freundlichkeit zückte Kathi den Block und verabschiedete sich kurz darauf mit einem verkrampften Lächeln von dem Paar.

20 Cent Trinkgeld. Der Abend läuft richtig rund!

Eine Stunde später waren nur noch wenige Gäste übrig und Kathi hätte sich gern zu Joshi gesetzt, wenn sie nicht hätte bedienen müssen.

Klock.

Ein Pärchen, eine siebenköpfige Familie, die den Geburtstag des Opas feierten (Kathis letzte Hoffnung auf ein anständiges Trinkgeld), ein alter Mann, der über seinem Kreuzworträtsel eingeschlafen war, Joshi und der Polizist – das waren die verbliebenen Gäste.

Klock. Klock – das Geräusch begann zu nerven.

Joshi hatte inzwischen die Beine hochgezogen, wie Kathi entsetzt feststellte, und die Arme darum geschlungen.

Shit! Schmutzige Stiefel auf frisch bezogenen Stühlen! Gundi dreht Joshi – und mir! – den Hals um, wenn sie das bemerkt!

Klock. Klock. Klock! Kathi versuchte, das Geräusch, das vom Tisch des Polizisten kam, zu ignorieren. Es gelang ihr nicht.

Doldinger soll endlich mit diesem Klocken aufhören!

Aber eines war noch wichtiger: Sie musste Joshi überzeugen, wenigstens die Füße vom Stuhl zu nehmen!

»Füße runter!«, zischte Kathi ihm beim Vorübergehen zu.

Joshi sah langsam zu ihr auf. »Was ist nur los? Ich weiß nicht genau. Es ist alles so …«

»Die Füße – runter damit! Treib's nicht zu weit! Oder nimm einfach meinen Schlüssel, tramp zu mir nach Haus, dusch dich und hau dich aufs Ohr! Aber pass auf, dass dich der Moller nicht sieht!«, beschwor ihn Kathi.

Sie kramte in ihrer Schürzentasche, dann fiel ihr ein, dass sich ihr Wohnungsschlüssel in ihrer undichten »Allwetter-waterproof«-Softshelljacke befand.

Klock. Klock.

»Was, wenn alles vorbei ist? Ich kann dich nicht vor ihr beschützen. Und sie … sie wird stärker«, hauchte Joshi.

Von was redet er? Himmel! Hat er irgendwas anderes als Gras genommen?

In seiner Stimme schwang so tiefe Verzweiflung mit, dass Kathi selbst das Geräusch des Suppenlöffels nicht mehr nervte. Sie warf ihm einen kurzen Blick über die Schulter zu und erkannte genau das, was sie erwartet hatte: Der Polizist starrte immer noch in das erkaltete Ockergrün seiner Suppe und missbrauchte den Löffel als Ruder, anstatt damit zu essen.

»Sie ist so … so … Ich weiß nicht, was sie will, aber ich glaube, sie will …«

Joshis Augen hatten einen matten Glanz, der Kathi gar nicht gefiel. Sie erinnerten sie an die Augen der Karpfen, die Gundi heute Morgen geliefert bekommen hatte.

Klock. Klock.

»… dich fressen!«

Eine feste Hand packte Kathi am Oberarm, sie keuchte auf und wurde von Joshi weg in Richtung Küche gezogen. Erschreckt sah Kathi zu Gundi, deren Miene ärgerlich und angestrengt wirkte.

»Gundi, ich …«

»Lass es bleiben! Kathi! I bitt di!«, zischte die Wirtin eindringlich. Hilflosigkeit und Sorge überwogen die Wut in der Stimme. »Di Gäst' schaun scho komisch!«

»Is gut. Ich hab versucht …«

Über Gundis Schulter hinweg wollte sie Joshi ein Zeichen geben, dass er gehen sollte, aber er war schon weg. Dafür hatte der Polizist aufgesehen.

»Ich muss zum Gast«, sagte Kathi und ließ die Wirtin zurück.

Doldinger hatte immer noch nichts von seiner Suppe gegessen, aber immerhin hatte er wieder Farbe im Gesicht, wie sie bemerkte.

Warum interessiert mich das? Er ist ein Großstadt-Yuppie-Bulle! Die Typen, die Joshi immer filzen!

… und von denen sie die letzten vier Male in die Klinik gebracht worden war – die letzten beiden Male sogar gegen ihren Willen!

Zuletzt … Gustl war auch dabei … aber warum? Was war der Grund gewesen? Wieder Stimmen? Es … Osterglocken. Ja. Es muss im Frühjahr gewesen sein, um Ostern rum. Es … irgendwas Schlimmes ist davor passiert. So vor einem Jahr? Aber … ich weiß nicht mehr so genau …

Kathi atmete schwer durch, als eine Erinnerung sie einholte. Bis heute hatte sie das verdrängen können.

Frühling. Ostern. Ich war so traurig. Es … hat alles keinen Sinn mehr gehabt. Ich wollte … einfach picknicken. Ein letztes schönes Picknick. Das hat verlockend geklungen.

Sie hatte es stilvoll geplant. Ein Picknick allein, mit einer Flasche Bio-Rotwein, Bio-Käse und vollwertigem Bio-Öko-Brot! Auf den Gleisen. Dummerweise – oder glücklicherweise? – hatte der Zugführer scharfe Augen gehabt, ein blitzschnelles Reaktionsvermögen und gut gewartete Bremsen.

Ihr Blick ruhte immer noch auf Doldinger, dann sah sie beschämt fort.

Starr ihn nicht an! Jaja. Joshi hat schon recht. Er ist wirklich ziemlich hübsch. Tja, hat auch eine gutaussehende Freundin – die ihn heute versetzt hat, die blöde Zicke! ›Danke, nur ein stilles Wasser‹ …

Obwohl der junge Kommissar schlank war, hatte er recht breite Schultern und blonde, kurze Haare, die sich wegen der Nässe noch mehr kräuselten als sonst. Kathi kannte das Problem.

Er hat graue Augen und … SHIT! Ich stehe direkt neben ihm und starre ihn IMMER NOCH an!

Hastig blickte Kathi zur Seite und setzte ihr Bedienungslächeln auf.

»Alles in Ordnung bei Ihnen? Schmeckt die Suppe nicht?«, fragte sie und konnte den Drang nicht unterdrücken, sich gleichzeitig nach Joshi umzusehen, doch er blieb verschwunden.

»Nein, nein. Alles okay«, antwortete der junge Kommissar gedehnt. Seine Stimme war rau und leise. »Ich … bin nur müde.«

Kathi blieb an seinem Tisch stehen und sah aus dem Fenster.

Vielleicht wartet Joshi draußen?

»Soll ich Ihnen etwas anderes bringen?«, wandte sie sich wieder an Doldinger.

Sie wollte ihrer Stimme einen professionell freundlichen Klang geben, wenn auch mit einem Unterton, bei dem er merkte, dass sie ihm immer noch nicht verziehen hatte, dass er ihre Kleidung zum Untersuchen eingepackt hatte. Es gelang ihr nicht. Sie hörte sich einfach an wie eine erschöpfte Kellnerin.

Naja, wenigstens habe ich seit gestern wieder mein Auto. Allerdings funktioniert es immer noch nicht …

Doldinger legte den Löffel weg, sah zu ihr auf und versuchte ein Lächeln. Es wirkte echt.

»Ich weiß, dass Sie immer noch wütend auf mich sind, Frau Mühlbauer. Das war nichts Persönliches gegen Sie, als wir bei Ihnen vorbeigeschaut haben«, stellte er fest und überraschte Kathi mit seiner Offenheit.

»Ähm. Okay«, antwortete sie zögernd und wartete darauf, dass er einen weiteren Satz anschloss, der mit einem »aber« begann. Er begann nicht mit einem »aber«.

»Andi«, stellte er sich vor und wirkte unsicher, als er auf den Platz ihm gegenüber deutete. »Es ist kaum noch was los. Setzten Sie sich doch …«, sagte er vorsichtig.

Kathi zögerte, sah sich um, aber die Gläser bei den restlichen Gästen waren mindestens halbvoll und niemand wirkte unzufrieden. Gundi war auch nicht zu sehen und Joshi blieb ebenso verschwunden.

Vielleicht auf der Toilette? Wenn Joshi zu mir will, braucht er noch meinen Schlüssel!

»Nun, Frau Mühlbauer …«

Irritiert sah sie ihn an. Eigentlich hatte er eine nette Stimme.

»Kathi. Sag Kathi, sonst fühl ich mich wie meine Oma.«

Kurz überlegte sie, ob das »Du« in diesem Fall okay war, aber er schien erleichtert über ihre Direktheit zu sein.

»Entschuldigung. Alles klar.«

Wieso entschuldigte er sich?

»War ein harter Tag, oder?« Kathi wartete ab, doch ihr Gegenüber nickte nur. »Seid ihr schon weiter mit dem Bachinger-Mord?«

Beim Wort »Bachinger« zuckte Andi merklich zusammen. Dann war aus dem Nebenraum das altmodische Klingeln von Gundis Telefon zu hören. Es war eine richtige Antiquität mit Wählscheibe!

»Vielleicht. Vielleicht sind wir weiter …«

Was war denn das für eine Antwort? Kathi lehnte sich abwartend zurück, als sie bemerkte, dass er noch mehr sagen wollte.

»Sag mal, deine Oma, die macht doch so … so esoterische Sachen. Da kennt sie sich aus, oder?«

Das »Du« aus dem Mund eines anderen Polizisten als Gustl klang komisch für Kathi. Aber sie beschloss, mitzumachen.

»Frag mich doch nicht sowas. Das weißt du doch schon längst. Immerhin ist der Gustl oft genug bei ihr«, schnaubte Kathi. Sie wusste nicht, ob sie damit ein Geheimnis von Gustl Schallhuber ausgeplaudert hatte, aber im Endeffekt war ihr es auch egal. »Abgesehen davon hat meine ganze Familie einen an der Klatsche. Okay?«

Andi wirkte überrascht und hob dann beschwichtigend die Hände.

»Nein, nein, so war das nicht gemeint. Ich meinte, vielleicht will ich sie auch mal wegen etwas fragen …«

»Kathi?«, rief Gundi und gab sich keine Mühe, ihre Überraschung zu verbergen, als sie sie am Tisch von Andi entdeckte. Sie schien kurz die Szene einzuschätzen, dann atmete sie erleichtert auf.

»Na, wird ja amal Zeit, dass d' jemanden kennenlernst!«, frotzelte sie.

Kathi fühlte, wie sich ihre Wangen schlagartig röteten.

»Valentin hat angrufen. Er hat noch amoi losmüssn wega am Notfall. Du musst dir a Taxi nehma … oder wartn, bis i fertig bin.«

»Ich kann dich auch fahren«, bot Andi an und überraschte damit beide – Gundi und Kathi.

20

Längst hatte der Schnee die Tannen und Kiefern unter einem dicken Mantel begraben. Wie düstere Boten des Todes flankierten die Nadelbäume die Autobahn. Dieser Gedanke krallte sich in Bertrams Magengrube, trotzdem zwang er sich ein Gewinnerlächeln ab. Viele schlimme Dinge waren geschehen. Ursulas Tod war furchtbar und hinterließ eine bleierne Leere, die er noch nicht zu füllen imstande war, und dennoch hatte es in den letzten Tagen eine Wende zum Besseren gegeben. Der Wagen, in dem er saß, befand sich zwar schon seit einiger Zeit in seinem Besitz, aber der Anlass, von dem er gerade kam, erfüllte ihn mit einer Mischung aus vorsichtigem Optimismus und der Gewissheit, über das Schicksal triumphiert zu haben. Das Geschäftsessen von heute Abend hatte die Abschlüsse der Verträge gekrönt: Fusionsverträge mit mehreren kleineren Bäckereiketten in ganz Süddeutschland. Heute in einem Jahr würde in Südbayern über fast einem Viertel aller Bäckereifilialen das große, verschlungene BB hängen!

Wenn Ursula das noch erlebt hätte! Neun Tage ist es her … neun Tage.

Und die andere Sache mit dem … Unfall? Wann war die gewesen?

»Vor einem Jahr«, flüsterte Bertram zu sich selbst. »Genau heute vor einem Jahr.«

Es fröstelte ihn und er schaltete auf dem Display die Temperatur des Innenraums und der Sitzheizung höher. Dieses Auto war jeden Cent wert, der darin steckte. Zufrieden nickte Bertram. Zumindest teilweise war er sich bewusst, dass er mit der Konzentration auf seinen Wagen seine Trauer um Ursula zu verdrängen suchte, genauso wie das aufkeimende Gefühl schwerer Schuld.

Der Unfall damals vor einem Jahr. Das … es ist gut ausgegangen. Für mich.

Er tätschelte das Lenkrad wie ein stolzer Vater den Scheitel seines Sohnes. *Mercedes*. GL Klasse. Zweieinhalb Tonnen deutsche Qualitätsarbeit! Er hätte sich nicht so schnell von seinem alten Wagen getrennt, wenn es nicht unbedingt notwendig gewesen wäre. Der Unfall hatte Bertram die Entscheidung abgenommen und so war anstelle einer kostspieligen und langwierigen Reparatur ein schneller Verkauf, weit unter Preis, für ihn vorteilhafter gewesen. Es war gut, dass es immer und überall Leute gab, die wenig Fragen stellten, wenn für sie dabei ein finanzieller Vorteil entstand. So hatte niemand die Spuren genauer untersuchen können und die Geschichte vom Wildunfall war als solche vollkommen akzeptiert worden. Allerdings hatte Bertram auch keinem Förster diesen »Wildunfall« gemeldet, genausowenig wie seiner Versicherung. Natürlich nicht.

Aus den Boxen der Limousine drangen schwere Geigenklänge von André Rieu.

Ich wollte mit Ursula auf das Konzert. Premium Tickets und ein famoses After-Show-Event … aber nun.

Er seufzte schwer und seine Gedanken glitten zurück zu der Nacht vor einem Jahr.

Es war fast Mitternacht gewesen und sogar etwa zur gleichen Zeit, 23.45 Uhr, auf der A95 in Richtung Garmisch-Partenkirchen …

Allerdings bin ich damals von einem anderen Essen gekommen.

Das heute war Big Business gewesen. Aber damals …

Nein, dafür brauch ich mich nicht zu schämen. Ich bin auch nur ein normaler Mann. Mit besonderen Wünschen. Und alles wollte ich meiner lieben Ursula nicht zumuten.

Möglicherweise war das der Grund gewesen, warum er damals viel zu schnell unterwegs gewesen war? Oder der Alkohol?

A95, Ausfahrt 10 nach Kochel, dann die Straße nach Schwaiganger … und dann dieser, dieser … verdammte Penner!

Bertram hielt das Lenkrad so fest, dass seine Knöchel weiß hervortraten. Er hatte zu schwitzen begonnen und fühlte, wie der steigende Blutdruck seine Adern schwellen ließ, und den Druck der viel zu eng sitzenden Krawatte. Sein Kiefer mahlte.

So ein lebensmüder Vollidiot!

Er war die Straße hinunter gebraust, hatte diese Gestalt torkeln sehen – *direkt vor mir!* – hatte sich binnen eines Augenblicks daran erinnert, was einem gesagt wurde – bei einem Wildunfall: Draufhalten! Und das hatte er getan. Der Aufprall hatte ihn selbst so durchgeschüttelt, dass die kommenden Monate mit Krankengymnastikterminen vollgestopft gewesen waren.

So ein lauter Schlag … als ob ich einen Betonpfeiler umgefahren hätte. Dann … im Rückspiegel … da lag er auf der Fahrbahn. Regungslos. Ganz sicher tot! Ganz bestimmt war er tot gewesen!

»Ich hab dir das nie erzählt, Ursula. Was hätte ich denn tun sollen?«

Etwas würgte sein Inneres, quetschte Bertrams Eingeweide. Ein Kamerad, dessen Namen er seit diesem Tag kannte und der ihm keine Sekunde lang von der Seite gewichen war: Schuld. Er wusste, dass er falsch gehandelt und dass er ein Menschenleben auf dem Gewissen hatte, egal wie oft er sich selbst einzureden versuchte, dass es nur ein versoffener Punker gewesen war, den er da erwischt hatte. Und obwohl diese Person ein unbedeutender Niemand gewesen war, hatten die kleinen Lokalzeitungen rundum in den Nachbarorten bereits am kommenden Tag eine kleine Spalte frei gemacht, um von diesem »tragischen Ende eines Jugendlichen nach einer Feier« zu berichten. War man mit Mitte zwanzig noch jugendlich? Wer verfasste solche Texte überhaupt?

Bertram schreckte auf, als das Ausfahrtschild rechts neben ihm erschien, riss das Steuer herum und schleuderte durch die Kurve, bis er das Fahrzeug wieder unter Kontrolle hatte.

»Oh, Muttermariaundjosef!«, rief er aus.

Nichts passiert. Alles gut. Ausfahrt doch nicht verpasst. Nichts passiert. Niemand sonst unterwegs. Alles gut.

Langsamer als notwendig setzte er seine Fahrt fort.

Er hatte damals so viel Glück gehabt. Er selbst war nicht tragisch verletzt worden. Nur ein Schleudertrauma und einige Prellungen. Und es hatte ihn auch niemand darauf angesprochen. Nicht mal Ursula, die normalerweise ein feines Gespür für Dinge hatte, die er vor ihr verbergen wollte. Er hatte noch, bevor er schlafen ging, den Gartenschlauch unter der Winterschutzfolie hervorgeholt und den Wagen gründlich abgespritzt. Es war gut, dass sich Ursula angewöhnt hatte, vor dem Schlafengehen zwei oder drei Gläser Rotwein zu trinken. So hatte sie in dieser Nacht nichts von dem demolierten Wagen mitbekommen. Und am folgenden Morgen hatte Bertram ihr noch vor dem Frühstück verkündet, sich den neuen Offroader von *Mercedes* zu leisten. Sie hatte das nicht hinterfragt.

Hier irgendwo ist es passiert.

Unbewusst drosselte er das Tempo. Einige Meter weiter erkannte Bertram ein kleines, tanzendes Lichtermeer und schließlich erschien ein Kreuz am Straßenrand, umringt von weißen und roten Grabkerzen.

Wird er von so vielen vermisst? Hat er so viele Freunde gehabt? Familie?

Er fuhr rechts ran und brachte den Wagen zum Stehen. Noch währenddessen sackte er vorne aufs Lenkrad und begann zu schluchzen.

»Er hat sich bewegt … er hat sich noch bewegt!«, brachte er mühsam heraus.

Und ich bin heimgefahren, habe den Wagen abgewaschen, den Zweitwagen vorgefahren, den Unfallwagen abgedeckt und weggesperrt.

Und wenige Monate darauf hatte er den beschädigten Wagen für einen Schleuderpreis an irgendeinen dubiosen Autobastler aus dem Ruhrgebiet verhökert. Kurz darauf hatten die Alpträume begonnen.

Bertram wischte sich die Tränen aus dem Gesicht, stellte den Motor ab und stieg aus.

Wenn ich mich stellen würde, dann … dann wäre alles vorbei. Und mein Lebenswerk eine Ruine.

Aber wenigstens so viel an Restanstand sollte er aufbringen und ein kurzes Vaterunser vor dem kleinen Kreuz sprechen. Er schlurfte durch den Schnee, die Schultern hochgezogen, den Kopf gebeugt und beide Hände tief in die lange Lodenjacke geschoben. Langsam näherte er sich der flackernden Andachtsstelle im Dunkeln.

Hatte er Geschwister gehabt? Vielleicht hatte er sogar schon ein eigenes Kind, das nun vaterlos aufwachsen musste? Wer waren seine Eltern gewesen?

Er selbst hatte keine Kinder. Noch nicht einmal Nichten und Neffen. Der Kontakt zu seinen Schwestern war schon lange abgebrochen und irgendwo gab es noch eine Cousine, die er auch nur vom Namen her kannte. Konnte man den Verlust eines Menschen irgendwann verschmerzen? Das mit Ursula war schrecklich. Er weinte und sprach täglich mit ihr. Sie bekam sogar jeden Morgen einen Kaffee von ihm an ihren Frühstücksplatz gestellt, den er dann nach wenigen Minuten wieder in den Ausguss schüttete. Aber wie war es, wenn das eigene Fleisch und Blut einem entrissen worden war? Das Leben, das eine Mutter in die Welt gebracht hat, ein Liebes, um das sich der Vater vom ersten Herzschlag an gesorgt und gekümmert hatte …

»Um den brauchst du dir keine Gedanken machen. Den hab ich das letzte Mal gesehen, als ich fünf war …«, kam eine bitterkalte Stimme von irgendwoher.

»Wer? Wo?«

Bertram schreckte auf und fuhr entgeistert herum.

»Ich glaub, der weiß das noch nicht mal. Meine Mum aber ...«, die Stimme zitterte jetzt und kam näher, »... meine Mum hat sich, gleich nachdem die Bullen ihr davon erzählt haben, einen Haufen Pillen eingeworfen.«

»Wer ... wer sind Sie? Entschuldigen Sie bitte, ich weiß nicht, wovon Sie reden!«, rief Bertram aus und wirbelte dabei um die eigene Achse.

Nur mit Mühe schaffte es Bertram, seine Stimme halbwegs klar klingen zu lassen. Dabei sah er sich hektisch um, konnte aber niemanden entdecken.

»Sie hat es leider überlebt.« Kurz herrschte Schweigen. »Besser, sie wäre gleich zu mir gekommen. Jetzt liegt sie im Wachkoma im *Rechts der Isar* und ich darf ihren Geist jede Sekunde in Kummer weinen hören.«

Ein Heulen drang durch das Unterholz rechts der Fahrbahn. Die Dunkelheit zog sich zusammen, als ob sie etwas außerordentlich Hässliches ausspucken wollte. Kalter Schweiß rann Bertram den Rücken hinab. Ohne es wirklich zu wollen, näherte er sich wieder der Andachtsstelle.

»Mein *iPhone* ...« Hastig klopfte Bertram seine Jackentaschen ab, während sich zu dem Heulen aus dem dunklen Wald ein gieriges Schnaufen und Scharren gesellte.

Wieder erklang die Stimme. Nicht aus dem Gehölz, sondern direkt neben ihm!

»Warum? Warum musste ich sterben? Warum hast du mich liegenlassen? SPRICH! Es bleibt nicht mehr viel Zeit, bis sie da ist.«

Plötzlich stand er neben ihm. Bertram schrie auf, als er ihn erkannte: Ein junger Mann im dunklen Mantel. Sein Gesicht war schmal und blass. Die eine Hälfte der Haare hing in zotteligen Dreadlocks auf seiner Schulter, die andere Seite war kurz rasiert. Er hatte Piercings an Augenbraue, Nase und Unterlippe und einige

Ohrstecker. Abwechselnd huschte sein Blick von Bertram zum pulsierenden Walddunkel und wieder zurück.

Seine Augen …

Selbst im flackernden Schein der kleinen Andachtsstelle war zu erkennen, wie matt und tot sie wirkten. Dazu noch unglaublich traurig und … zornig!

»Warum hast du mich liegenlassen?«

Mit einem stummen Schrei auf den Lippen stolperte Bertram von ihm fort, blieb aber mit dem Saum des Mantels am Kreuz hängen. Er trat auf einige der großen Kerzen, stürzte, ging zu Boden. Wachs übergoss Mantel und Hose. Das Feuer leckte herüber. Instinktiv dachte Bertram daran, es zu löschen, doch dann glitt sein Blick wieder zu dem jungen, blassen Mann, der mit alarmiertem Blick den Waldrand fixierte. Das Weiße der Augen schimmerte perlmuttartig und flackerte im Takt des Feuers.

ER IST ES!

Bertram folgte dem Blick des Toten und gleichzeitig mit dem plötzlichen Erwachen der Flammen, die nun gierig auf den Loden übergriffen, trat ein Mädchen aus dem Wald. Sie war klein, dünn und …

Sie hat graue Haut …

»Wir … haben Hunger …«, krächzte sie. In beängstigender Geschwindigkeit rannte sie ihnen entgegen.

Bertram brüllte auf, als etwas in seine Beine biss. Im ersten Augenblick dachte er, dass der … der Tote ihn angefallen habe, dann entdeckte er erst die Flammen, die seinen Mantel und seine Hose eroberten.

Schreiend rollte er sich instinktiv über den verschneiten Asphalt. Die Flammen! Tausende beißende Mäuler am Körper. Die Flammen!

»Wir … zuFressen Nahrung … wirhunger!«

Trotz der Panik und der Schmerzen schaffte er es, ihr einen Blick zuzuwerfen. Das was er erkannte, war grausig.

Das ist kein Mädchen! Nicht mal ansatzweise! Diese Augen … Kunststoffaugen! Und ihr Mund … ein Maul!

Es verzog sich wie eine schwarze Höhle, es rasselte und schnappte …

»Aufstehen! Schnell! Weg von ihr!«, hörte er den Punk.

»… wirHuuunger …«, gurgelte die Kreatur gleichzeitig.

Sie tat einen Satz, war bei Bertram und biss in seinen Arm, durch den Loden direkt in seinen Unterarm. Bertram brüllte vor Schmerz auf.

Ein Leben lang hatte er jeden ausgelacht, der von »Geist« oder »Seele« erzählt hatte. Ein Mensch war nichts weiter als eine gute Maschine mit Verstand. Jetzt wusste Bertram auf einmal um die Seele, denn das, was diese Kreatur aus seinem Leib zog, war mehr als Sehnen und Muskelstränge. Die Beißerin, das Graumädchen, hatte sich in etwas Kostbareres verbissen. Die Erkenntnis überkam Bertram in Sekundenbruchteilen. Das, was seit Jahrtausenden von einem Körper in den nächsten geschlüpft war und wiedergeboren wurde, sollte vernichtet werden. Es wurde ihm bewusst, dass dieser Tod das Schlimmste wäre.

Von irgendwo aus Teilen seines Restbewusstseins war die Stimme des toten Punks zu hören: »Weg von ihr … nach HINTEN! WEG!«

Die Fratze des Undings vor seinen Augen, schaffte es Bertram, seinen Beinen einen letzten Befehl zu geben. Er rappelte sich halb auf und kroch zurück.

Brausen … Donnern … Licht …

Der Truck, der ihn trotz Vollbremsung frontal erwischte, schleuderte ihn viele Meter durch die Luft und tötete Bertram augenblicklich.

Das Mädchen hatte ihn nicht bekommen. Ein anderes Gericht erwartete ihn.

21

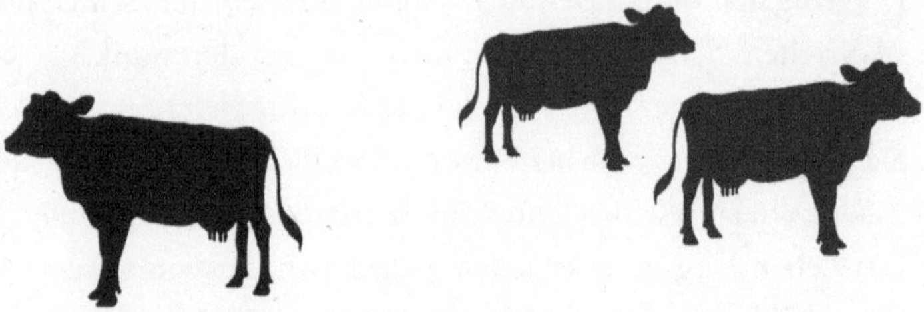

Aufgemotzte Sportwagen waren nie Kathis Ding gewesen, aber dieser tiefergelegte *Audi* gefiel ihr.

Scheint in seinem Job nicht schlecht zu verdienen, dachte sie erstaunt, als sie die Stufen am Eingang vom *Küchlein* hinabstieg. Dabei wurde sie von eisigem Wind und dicken Flocken umweht. Eilig zog Kathi den Reißverschluss der Jacke zu.

Ich brauche unbedingt eine richtige Winterjacke. Das Ding taugt gar nichts! Und … ist das dein Ernst, dass du freiwillig mit einem Bullen …

Sie korrigierte sich.

Ich glaube, er ist wirklich nett. Er … hat es bestimmt auch nicht leicht.

Dieser Gedanke, diese Perspektive, war neu für sie.

Dieses Auto …

Kathi dachte an Joshi, der mal von den Mollers erwischt wurde, als er mit seinem Exfreund in dessen Wagen auf der Rückbank herumgeknutscht hatte. Es war ein alter *Peugeot* gewesen.

Andis Wagen hat gar keine Rückbank. Er ist schick!

Die Hauptstraße wurde nur von wenigen altersschwachen Laternen erhellt, die im kommenden Jahr durch neue LED-Lampen abgelöst werden sollten. Dieser Umstand hätte den Bürgermeister fast um sein Amt gebracht, da die Herstellerfirma ihm auch seinen Firmenwagen gesponsert hatte.

Kathi bewunderte die Lackierung, die leicht silbern schimmerte, obwohl der Wagen an sich schwarz war – bestimmt eine spezielle Farbmischung. Zusätzlich war das Fahrzeug mit beeindruckenden Heckspoilern versehen. Die Form der Scheinwerfer erinnerte an einen entschlossen dreinblickenden, grimmigen Krieger. Fragend sah sie zu Andi.

»Wie kannst du damit auf den Straßen hier fahren?«

»Entschuldigung?«

Andi zog die schwere Holztür vom *Küchlein* hinter sich zu, schloss seine Jacke und kam zu Kathi herunter. Obwohl es irgendeine teure Markenjacke war, schien sie durchgeweicht zu sein, denn der Kommissar fröstelte und strich sich über die Ärmel.

Er war, bevor er ins Gasthaus gekommen ist, wohl länger draußen unterwegs, schlussfolgerte Kathi und musterte Andi.

Misstrauisch sah er die in Schatten gehüllte Straße hinab. Kathi folgte seinem Blick und hielt dabei gleich noch einmal nach Joshi Ausschau. Sie konnte ihn nicht entdecken. Wahrscheinlich war er längst nach Hause getrampt.

»Entschuldigung, was meinst du?«, wiederholte Andi, als er sich wieder ihr zuwandte.

»Ich hab gefragt, wie du mit deinem Auto hier fahren kannst«, sagte Kathi und deutete auf den Sportwagen. »Bei den Schlaglöchern reißt's dir doch die Stoßstange ab oder du fährst dich fest.«

Verständnislos sah er sie an, dann musste er lachen, was Kathi irritierte und sie daran erinnerte, dass Gundi gedacht hatte, sie interessiere sich für ihn. Sie fühlte, wie sich ihre Wangen röteten.

Er ist noch attraktiver, wenn er lacht. Wenn das Joshi gesehen hätte, würde er jetzt tagelang von nichts anderem mehr reden – nur noch das Lachen und der Hintern wären interessant.

Es war das erste Mal, dass der neue Kommissar – Andi – fröhlich wirkte.

Seit ich ihn kenne, schaut er eigentlich immer nur ernst und ein bisschen ... ich weiß nicht. Komisch eben. Der Monk-Blick – in sich gekehrt und grübelnd.

»Ähm, okay, also wegen dem Auto ...«

Andi deutete auf einen roten Kleinwagen, der einige Meter entfernt stand, bedeckt von einer dichten Decke Neuschnee. Im direkten Vergleich mit dem *Audi* wirkte dieser wie eine Schnee-Kröte neben einem feurigen Rappen.

Ach so, das ist seiner?

Es war ein klickendes Geräusch zu hören, als Andi auf den Autoschlüssel drückte, und wie zur Bestätigung blinkten die orangen Sicherheitsleuchten des *Yaris* auf. Andi grinste verlegen und zuckte mit den Schultern. Wieder wirkte er nicht wie ein von Sorgen Gejagter, sondern richtig sympathisch.

»Entschuldigung, aber wenn du mit diesem Wagen hier fahren willst, dann musst du noch den Besitzer dazu finden. Ich kann dir nur den da hinten anbieten«, erklärte er geradeheraus und ging die Straße hinunter auf das Auto zu.

Kathi folgte ihm und musterte ihn von der Seite mit einer Mischung aus Skepsis und Interesse.

»Wieso entschuldigst du dich dauernd? Du bist der erste Bu...«, sie räusperte sich, »ähm, der erste Polizist, meine ich, der sich dauernd entschuldigt.«

Selbst Gustl entschuldigt sich nie! Er sagt höchstens sowas wie »Mei, jetzt stell dich net so an! Du weißt, dass du net so viel Gras mit dir führen darfst!« oder »Ich weiß, dass du net mitkommen magst, aber du musst – zu deiner eigenen Sicherheit! Du hast dich auf die Gleise gelegt! Schon vergessen?«

»Aber ich bin nicht der erste Bulle, der dich nach Hause fährt, oder?«, antwortete Andi. Kathi konnte nicht erkennen, ob das ernst gemeint war oder ein Scherz. »Entschuldigung. Das war pietätlos von mir«, fuhr er ernst fort.

Was ist denn das für ein Wort? »Pietätlos.« Und er hat sich schon wieder entschuldigt.

Kathi bemerkte, wie er verstohlen zu ihr herunter blickte. Er war fast einen Kopf größer als sie und sein Blick sagte ihr, dass er sich nicht sicher war, ob er sie gekränkt hatte.

»Zumindest der erste, der mich in seinem Privatauto nach Hause fährt«, erklärte Kathi, erinnerte sich jedoch gleichzeitig an einen Nachmittag hinter der Turnhalle: Sie war 16 Jahre alt gewesen und hatte Joshis neue »Geheimzüchtung« probiert. Unglücklicherweise hatte sich auch ein Ermittler in Zivil auf dem Schulgelände befunden und entweder dank seiner guten Nase oder wegen eines Tipps den Weg zu ihnen gefunden. Dieser Polizist hatte sie und Joshi auch in einem zivilen Fahrzeug zur nächsten Polizeidienststelle gefahren. Gustl hatte Joshi und sie schließlich kommentarlos, aber vor Wut kochend nach Hause gebracht.

Es war eine schöne Zeit gewesen, damals ... viel besser. Die Welt war noch in Ordnung. Partys, feiern, lange Abende mit Joshi ... Es war ... noch alles gut. Ich ... war aus dieser beschissenen Sekte raus ... ich war frei! ... Ich hatte sogar schon ein eigenes Appartement! Und Joshi ...

Heute war es anders und sie wusste nicht genau, was es war. Kathis Lächeln fror ein. Sie fühlte, wie sich etwas in ihr zusammenkrümmte. Ein dunkler Schmerz, der da irgendwo in ihrer Brust vergraben und verborgen war. Und dieses Etwas wollte sich heimlich und auf leisen Sohlen in ihr Bewusstsein kriechen. Es würde aus seinem Versteck kommen und dann plötzlich vor ihr stehen und ihr seine Fratze zeigen ...

Ihr wurde auf einmal heiß, allerdings war es keine angenehme Hitze, dann fühlte sie, wie der Boden unter ihr weg glitt, und fast gleichzeitig, wie Andi nach ihrem Oberarm griff.

»Ups. Aufpassen!« Er half Kathi auf die Beine.

»Alles okay? Ganz schön glatt hier.«

»Jaja«, log sie und nickte heftig.

Sie hatten das kleine rote Auto erreicht. Andi öffnete den Kofferraum, brachte einen Handbesen zum Vorschein und fegte den Schnee herunter. Je mehr von der Karosserie zum Vorschein kam, desto mehr Dellen entdeckte Kathi an den Ecken und an der Stoßstange. So konnte man selbst im Halbdunkel erkennen, dass der Fahrer kein begnadeter Einparker war.

»… zu werden?«

»Was?«, fragte Kathi. Hatte Andi mit ihr geredet? Und warum sah er sich dauernd um? »Suchst du wen?«

Er öffnete die Beifahrertür, räumte eilig eine Mappe und einige Notizzettel vom Sitz und ließ Kathi einsteigen. Kaum dass sie saß, bemerkte sie noch zwei Kugelschreiber unter ihrem Hintern. Andi stieg ein und nahm die Stifte entgegen, die Kathi ihm reichte.

»Oh, Entschuldigung, hatte ich übersehen.«

Kurzerhand warf er die Kulis auf die Rückbank. Sie landeten auf einem der vier Umzugskartons, die sich auf der umgeklappten Lehne der Rückbank stapelten.

Hier hätte Joshi auch nicht knutschen können, überlegte Kathi, während sie immer mehr Dinge im Rückraum registrierte.

Zwischen den Kartons und auf dem Boden befand sich ein buntes Sammelsurium: Papp-Kaffeebecher, Schriftstücke mit und ohne Schutzfolie, eine Mütze, Socken und eine Tageszeitung. Interessanterweise müffelte es im Auto aber nicht. Das, was Kathi erschnüffeln konnte, war das feine Aroma eines alten Duftbäumchens – Kirsche –, Andis Eigengeruch, der sie auf angenehme Weise beunruhigte, und der eine Wolke aus Rauch, Frittierfett und Wirtshausdampf.

So rieche ich. Toll.

Sie hüstelte verlegen über diese Erkenntnis und deutete auf eine verpackte Zahnbürste, die zwischen alten Zeitungen und einer Packung Taschentücher unter ihren Schuhen zum Vorschein kam.

»Wohnst du hier drin?«

»Läufst du lieber nach Hause?«, kam die Antwort prompt und Andi fuhr schlitternd los.

»Was ist nun? Hattest du die letzten Tage das Gefühl, dass du verfolgt wirst?«, wiederholte er die Frage, die Kathi vorhin wohl verpasst hatte.

»Ich? Nein. Wieso?«

Eine Weile fuhren sie schweigend durch den Ort. Dabei war das Tempo so langsam und der Fahrer so vorsichtig, dass Kathi bald unruhig auf dem Sitz hin und her rutschte.

Ich würde hier um diese Zeit locker mit 70 Sachen … Er ist Polizist. Er muss so fahren. Oder ist er einfach so?

Sie beobachtete Andi möglichst unauffällig von der Seite, was er sofort bemerkte. Ertappt sah Kathi wieder aus dem Beifahrerfenster. Es war fast Mitternacht, niemand außer ihnen war unterwegs – das Dorf schlief.

Die Worte der Kuh kamen Kathi in den Sinn: Ein geöffnetes Tor …

Es ist so dunkel.

Nur noch die Straßenlaternen und ein paar schwach beleuchtete Schaufensterscheiben vereinzelter Geschäfte gaben Helligkeit ab und wirkten wie kleine Inseln des Lichts in tiefster Dunkelheit. Manche Fenster waren mit dekorativen Weihnachtssternen geschmückt, andere mit bunten LED-Lampen verziert, dennoch schien es, als ob beim Kampf Licht gegen Dunkelheit eindeutig die Finsternis gewann. Um diese Zeit hatten sich selbst die feierfreudigsten Touristen längst in ihre Ferienquartiere zurückgezogen und von den Einheimischen ging sowieso keiner nach Anbruch der Dunkelheit auf die Straße, es sei denn er musste. Wie Valentin.

Kathi erinnerte sich, dass er auf der Hinfahrt zum *Küchlein* etwas von »merkwürdigen Raubtierübergriffen« erzählt hatte. Offenbar waren ihm in den letzten Tagen häufiger Wild- und Nutztiere mit ungewöhnlichen Verletzungen gemeldet worden.

»Ich bitte dich, erzähl das nicht weiter, Kathi, aber im Moment bin ich überfragt«, hatte ihr Valentin gestanden. »Es sieht einerseits aus, als ob ein Wolf manch eines der Tiere angegriffen hätte, zumindest wenn man … also die Kehle war herausgerissen. Aber wenn es ein Wolf gewesen wäre oder ein verwilderter Hund, dann hätte er auch etwas von dem Tier gefressen. Aber dieses Raubtier … naja. Hört sich seltsam an, es … es tötet einfach nur. Abgesehen davon hat es hier nur eine einzige Wolfsichtung in den letzten fünf Jahren gegeben, wovon ich immer noch glaube, dass es der ausgebüchste Hund von den Hubers war. Dass dann plötzlich doch einer da ist, ein Wolf, der wildernd herumläuft … nein, nein. Tollwut ist es auch nicht. Das haben wir schon ausgeschlossen.«

Da ist ein Raubtier. Aber was könnte das sein? Und diese Tiere … heute Morgen bei Lore … all diese Tiere auf der Terrasse und am Fenster. Oma hat sie auch gesehen! Der Dackel von der Seilhuber …

Eine wankende Gestalt im Mantel schreckte Kathi aus ihren Gedanken auf. Sie richtete sich in ihrem Sitz auf und sah ihr hinterher. Joshi? Nein. Das war wohl irgendein anderer junger Kerl auf dem Heimweg.

»Kanntest du den?«, fragte Andi. Anhand seiner Stimmlage erkannte Kathi, dass er sich wieder im Monk-Arbeitsmodus befand. Sie verneinte.

»Bist du dir wirklich sicher, dass du die letzten Tage nicht verfolgt wurdest?«, hakte er weiter nach. Ihr knappes Nein von eben reichte ihm offenbar nicht.

»Nein, wieso denn? Hat der Bachinger irgendwen auf mich angesetzt oder was?«, entgegnete Kathi leicht gereizt.

Sie ließen das Dorf hinter sich und aus irgendeinem Grund fühlte sie sich auf einmal unwohl. Natürlich war es verständlich, wenn der Bachinger ein Auge auf die Mühlbauers hatte. Immerhin hatte es ihre Mutter geschafft, mit ihren Anti-Gen-Food-, Anti-

Billigweizen- und ähnlichen Protestaktionen in den *BB*-Bäckereien und -Cafés Hausverbot zu bekommen. Selbst Oma Lore hatte mit einigen Freundinnen an manchen Veranstaltungen teilgenommen, allerdings war sie strikt dagegen gewesen, als Trude vor einigen Monaten die Backwaren im neu eröffneten *BB* an der Hauptstraße mit frischem Dung beworfen hatte. Kathi erinnerte sich noch an das Foto ihrer Mutter in der Zeitung. Sie selbst war nicht dabei gewesen. Zum einen hatte sie genug mit sich selbst und ihrem Leben zu tun, als sich über so etwas aufzuregen, zum anderen …

War ich da noch in der Klinik gewesen? Wegen der Picknick-Aktion, oder? Dann ist das erst vier oder fünf Monate her. Ich hab das Gefühl, dass Jahre vergangen sein müssen seit meinem letzten Klinikaufenthalt. Wenigstens das Zimmer ist schön gewesen. Ein Einzelzimmer mit lindgrünen Vorhängen … Südseite. Nachmittags ist es scheißheiß geworden …

Den Blick auf die verschneiten Felder gerichtet, stieg ihre Nervosität plötzlich sprunghaft an. So als ob ihr siedend heiß einfiele, dass sie vergessen hatte, den Ofen abzustellen.

»Ich will doch nicht zu mir heim – ich will, ich muss zu Lore!«, rief Kathi unvermittelt aus und wäre vom Sitz aufgesprungen, wenn der Gurt sie nicht zurückgehalten hätte.

Andi zuckte zusammen, verriss das Steuer und keuchte.

»Was … Himmel! Erschreck mich nicht so!«

Er fuhr rechts ran und fuhr sich mit der Hand über das Gesicht.

»Okay«, sagte er langsam und sah sie schließlich eindringlich an. »Kein Problem. Wenn du mir noch sagst, wo diese Lore wohnt? Oder, ach so, Hannelore Mühlbauer. Die meinst du? Die Jagdhütte …« Seine Stimme hatte plötzlich einen völlig anderen Klang. So als ob er sich an eine scheußliche Geschichte erinnerte. »Ja, klar, ich weiß, wo sie wohnt.«

»Da stimmt was nicht! Irgendwas stimmt da nicht!«, flüsterte Kathi.

Plötzlich hatte sie das Gefühl, dass die Enge im Fahrzeug sie ersticken würde. Hastig öffnete sie die Wagentür, wollte aussteigen und wurde zum Sitz zurückgezogen. Nach einigem Zerren erkannte sie das Problem, löste den Gurt und sprang nach draußen.

Die Kühle tat gut. Sie beruhigte Kathi, aber nur für einen Moment. Nervös ging sie ein paar Schritte auf und ab, strich sich die Locken aus dem Gesicht und starrte hinaus in die Nacht. Lediglich im Bereich der Lichtkegel war es hell. Die Schneedecke ringsum schien unberührt.

Hier draußen war die Nacht nicht mehr stockdunkel, denn der Himmel hatte sich aufgeklart und war mit unzähligen Sternen gesprenkelt. Der Schnee erhellte die Landschaft zusätzlich. Je weiter sich Kathi vom Auto entfernte, desto mehr Sterne waren zu erkennen. Am Horizont zeichneten sich die Berge ab, die sie alle beim Namen kannte. Der Hirschberg, Ohlstädter Teilberg, der Heimgarten und in der Ferne eine Straße, gesäumt von Häusern, in denen nur noch vereinzelt Lichter brannten. Die Berge waren alle in silbrige Schatten getaucht und es war vollkommen still. Kathi fror und hörte Andis Schritte hinter sich im Schnee knirschen, als er sich ihr näherte. Schließlich blieb er bei ihr stehen.

»Wieder alles gut?«, hörte sie seine Stimme.

Misstrauisch wandte Kathi ihre Aufmerksamkeit den verschneiten Feldern zu ihrer Rechten zu. Sie machte schwarze Flecken im Nachtgrau aus, war aber noch zu weit entfernt, um sagen zu können, ob es sich um große Steine handelte oder um Kühe.

Hier hat es keine Findlinge in der Größe und … sie kommen auf uns zu!

»Wir müssen zu Lore! Wir müssen zu Oma Lore!«, wiederholte Kathi.

»Ja, okay. Aber …«

Jetzt war es genau anders herum und sie hatte es eilig, zum Auto zurück zu kommen.

Hier … es ist fast die gleiche Stelle wie vor ein paar Tagen, als ich diese beschissene Panne gehabt habe! Ich will auf keinen Fall, dass mich wieder eine Kuh anquatscht! Sie kommen näher!

»Hast du vielleicht ein bisschen Gras dabei?«, fragte sie Andi und fügte ein hastiges »War nur ein Witz!« hinzu, als sie seinen irritierten Blick bemerkte.

Doch er blieb ernst und skeptisch zugleich. Seinem Gesichtsausdruck nach hätte sie genauso gut fragen können: »Hast du dich schon mal mit einer Kuh unterhalten?«

»Gras?«

»War echt ein Witz!«

Kathi öffnete die Tür und ließ sich wieder auf dem Beifahrersitz nieder.

Kein Gras. Die Kühe kommen immer noch näher! Lore!

Sie zitterte inzwischen am ganzen Körper. Wahrscheinlich würde jemand, der sich nicht mit Drogen auskannte, meinen, dass sie Entzugserscheinungen hatte. Aber selbst die nervigsten Therapeuten, an die sie bis jetzt geraten war, wussten, dass die »Entzugserscheinungen« von Hasch die gleichen waren wie die von Schokolade: Man wollte es und wenn es nicht da war, war's halt blöd.

Von draußen hörte sie ein Rumpeln, als Andi gegen den Wagen lief.

Wieso läuft er rückwärts?

Er hatte offenbar um das Fahrzeug herum gehen wollen, um auf der Fahrerseite einzusteigen, allerdings starrte er dabei hinaus zur nächtlichen Weide. Kathi folgte seinem Blick und erkannte den Grund: Ein halbes Dutzend Kühe kam auf den Zaun zu galoppiert, weitere folgten.

»Nein, nein, nein …«, wimmerte Kathi.

Sie wollte nicht wieder aussteigen und tat es doch.

»Machen … Kühe … so was … manchmal?«, flüsterte Andi, ohne den Blick von den Tieren zu nehmen.

»Vielleicht nur … nur wenn das Tor offen ist. Oder wenn … sie einem etwas sagen wollen«, antwortete Kathi. Sie hatte so leise gesprochen, dass sie sich nicht sicher war, ob Andi es überhaupt gehört hatte.

»Zefix! Rutsch zur Seite!«, war auf einmal die tiefe Stimme von Bonny zu hören.

Natürlich, das ist die Weide bei mir. Mit Andis Wagen wäre ich in wenigen Minuten zuhause, aber … Oma! Ich muss zu Lore!, dachte Kathi und schaffte es nicht, ihren Blick von der sich ihr nähernden Kuh zu nehmen.

Kurz vor dem Zaun stoppte Bonny und sorgte mit einigen angedeuteten Tritten dafür, dass die ihr folgenden Kühe nicht in sie hineinliefen oder sie zur Seite drängen konnten.

»Hey! Hörst du zu, Mädchen? Hast du mich verstanden? Sie hat Lore gefunden! Sie hat Lore geholt! Du musst ihr helfen!« Sie machte eine Pause, legte den Kopf schief und besah sich Andi. »Ist das dein Mann?«, wollte sie noch wissen.

Kathi sah sprachlos zu Andi, der immer noch perplex auf die versammelten Kühe starrte, deren kräftige Leiber im Halbdunkel dampften. Langsam tastete er sich zur Fahrerseite.

»Ist das … normal? Ich war neulich joggen … irgendwie sind plötzlich alle Kühe in eine Ecke gelaufen und haben durcheinander gemuht«, berichtete Andi, ohne dabei den Blick von den Tieren abzuwenden. »Da war was im Wald gewesen.« Er verstummte und presste die Lippen aufeinander.

Die Tiere aus dem Wald. Sie haben Lore.

Das Bild, wie die Wildtiere aus seltsam starren, toten Augen zu ihnen geblickt hatten, kam ihr wieder in den Sinn.

»Nein. Dein Mann meint das Graumädchen«, berichtigte Bonny.

»Graumädchen«, flüsterte Kathi, woraufhin Andi ihr einen alarmierten Blick zuwarf.

»Wovon sprichst du?«, fragte er. Sein Blick sagte jedoch, dass er ganz genau wusste, was mit »Graumädchen« gemeint war.

Kathi sprang in den Wagen und auch Andi hatte es jetzt sehr eilig einzusteigen. Er schleuderte mit Kraft die Tür zu und sah zitternd zu ihr herüber.

»Lass uns zu Lore fahren. Sofort!«, befahl Kathi leise.

22

Andi dachte an das Erlebnis im Schrebergarten vor wenigen Stunden.

Ursula Bachinger. Sie … sie war so verzweifelt gewesen. Babys. Sie hat sie einfach getötet.

Professor Blümel hatte nichts von alldem mitbekommen.

Aber ich habe ihn ja gar nicht bis zu der Stelle gelassen, sondern sofort mit seinem Smartphone Forensiker angefordert, weil … da etwas SEIN MUSS! Ich habe mir das nicht eingebildet!

Und was, wenn doch? Wenn er sich getäuscht hatte und man trotz gründlichen Suchens nichts außer Erde fand?

Spätestens in einer Stunde wird der Anruf kommen. Entweder ist der Oberkommissar wütend und wird wissen wollen, warum ich auf die Idee komme, den Garten umgraben zu lassen, oder …

In gleichmäßigem Tempo fuhr Andi weiter, obwohl Kathi ihn immer wieder drängte, schneller zu fahren. Draußen zogen die verschneiten Äcker und Weiden vorbei. Weißgräulich im Scheinwerferlicht und in der Ferne schwarz. Die Dunkelheit kroch ihnen scheinbar hinterher, wie angezogen von dem einzigen Lichtquell weit und breit. Dann kam per Funk die Nachricht, dass es bei der alten Jagdhütte der Mühlbauers vermutlich einen Einbruch gegeben hatte. Kathi schnellte im Sitz nach vorne.

»Wie geht es Oma?«, rief sie in die Sprechanlage.

»Doldinger! Ist das etwa die junge Mühlbauer?«

Schallhuber am anderen Ende des Funks schien wenig begeistert zu sein. Andi setzte zu einer Erklärung an.

»Ja. Sie war …«

Seine Antwort wurde von einem unangenehmen Knarzen im Gerät unterbrochen.

»… ssss …«

Kathi kramte in der Zwischenzeit ihr Smartphone aus der Jackentasche.

»Gustl, wie geht es Oma?«, wiederholte sie die Frage, die sie in das Funkgerät brüllte, und hängte ein paar Flüche hinten dran, die auf »Scheiß Akku!« endeten.

»Fahr schneller!«, befahl sie Andi.

»Und wenn die Welt untergeht! Nein!«, sagte Andi bestimmt und schob sich eine verschwitzte Strähne aus der Stirn.

»Herr Schallhuber? Hören Sie mich? Wissen Sie Genaueres?«, rief er ins Funkgerät.

Und gibt es Neuigkeiten zum Gartenabteil?

Diese Frage verkniff er sich. Es war jetzt wichtiger, dass niemand bei der Jagdhütte zu Schaden gekommen war.

Ein undefinierbares Rauschen antwortete. Andi wechselte den Kanal.

Kathi starrte wie gebannt aus den Fenstern, mal rechts, mal links an ihm vorbei, nach vorne und hinten. Was suchte sie? Oder wen? Oder ging es ihr einfach nicht schnell genug?

Die Straßen waren um diese Uhrzeit so gut wie leer. Trotzdem.

»Gib Gas!«, forderte sie ihn auf.

»Nein! Und ich sag dir auch warum!«

Der schlimmste Verkehrsunfall, zu dem Andi gerufen worden war, lag schon über drei Jahre zurück, aber die Bilder davon hatten sich in sein Gedächtnis gebrannt, als ob es eben erst gewesen wäre.

»Stell dir einen üblichen Sattelzug vor, dahinter einen LKW mit Doppelachse …«

Hitze wallte in ihm auf, diese Art von Hitze, bei der sich einem die Kehle zusammenzog, der Schweiß auf der Stirn perlte und sich die Muskeln verkrampften.

»… ssssen …«, knarzte es aus dem Funk.

Weder das noch Kathis plötzliche Aufmerksamkeit drangen zu ihm durch. Sonst hätte er bemerkt, dass sie ihm zuhörte und anscheinend in Gedanken passende Bilder zu den Wörtern »Sattelzug« und »Doppelachse« suchte. Und vielleicht wäre ihm aufgefallen, dass die Störgeräusche sich zu Wörtern formten.

»… frrressen …«

»Der vordere Sattelzug macht eine Vollbremsung, weil der Fahrer nicht aufmerksam gewesen war und andernfalls in ein Stauende hineingedonnert wäre. Der hintere ist am Ende seiner zweiten Schicht, die er ohne längere Pausen gefahren ist, und kracht ungebremst in den vorderen LKW …«

Kathi unterbrach ihn rüde: »Hier ist kein LKW! Fahr endlich schneller! Kann ich dein Smartphone benutzen?«

»… zufrrrresssen …«

Andi fummelte es aus der Halterung an der Windschutzscheibe und reichte es ihr.

Kurz darauf fluchte sie wieder. Hier war nirgends Empfang. Eigentlich sollte sie das wissen.

Er fuhr weiter – vorschriftsmäßig. Mit Sicherheit waren bereits genügend Beamte und Helfer vor Ort, um das Möglichste zu tun. Nicht so wie damals, als er die Unfallstelle als Erster erreicht hatte.

Zwei geschrottete LKW. Zwei leicht verletzte Trucker. Das war nicht das Tragische an der Geschichte. Was ihn über die Jahre nicht losließ, war der *Fiat Punto* dazwischen. Ein *Fiat* mit zwei Insassen. Wenigstens keine Kinder. Keine toten Kinder. Zuerst hatte Andi den Kleinwagen dazwischen gar nicht bemerkt. Er war auch nicht mehr als Auto zu erkennen gewesen. Und es gab auch keine richtigen Leichen. Erst einer von der Gerichtsmedizin hatte nach Untersuchungen im

Labor herausgefunden, dass es zwei Insassen gegeben haben musste. Zwei Insassen, von denen nur Knochenfragmente, ein paar Fetzen Kleidung und der eine oder andere Zahn herumlagen. Der Rest hatte irgendwo in einem Klumpen aus Blech gesteckt, ein Meter lang und eineinhalb Meter hoch. Die Straße war voller ... Zeug gewesen. Öl, Benzin, und anderes ...

Körperflüssigkeiten.

»... zufrrressenwirHuuuunger ...«, grollte es aus der Sprechanlage.

»Was ist denn das für ein Scheiß?«, schimpfte Kathi. Ihre Stimme bebte.

»Störgeräusche? Oder es hat sich jemand in den Polizeifunk gemogelt«, mutmaßte er verwirrt.

»... zufrrressendeNahrungwirHuu ...«

Kathi schnappte sich das Mikro des Funkgeräts.

»Bitte! Lass die Finger von ...«, wollte Andi sie abhalten, aber sie schrie bereits in das Gerät.

»Ihr Vollidioten! Lasst den Scheiß, sonst schick ich euch die Bullen ...«, sie sah hastig zu Andi. Ihre Hände zitterten. »Tschuldigung.«

»... sssendeNahrungwirkommen ...«

Kathi erschrak diesmal so sehr über diese Stimme, dass sie das Funkgerät vor sich auf den Boden warf. Dabei starrte sie es an, als ob sie erwartete, dass sich auf einmal wie in dem alten Achtziger-Horrorstreifen *Nightmare on Elmstreet* eine Zunge herausschlängeln würde.

Andi krallte sich am Lenkrad fest.

Sie erreichten die Abzweigung zur alten Jagdhütte, als sein Smartphone summte. Das Funkloch war überwunden. Er wagte einen kurzen Blick aufs Display. Acht neue Anrufe in Abwesenheit.

Davon fünf von Schallhubers Diensthandy aus und drei vom Festnetz der Dienststelle.

Aber jetzt bin ich sowieso schon da …

Die letzten Meter des verschneiten Schotterweges führten steil bergauf.

Dort, rechts, bin ich von dem Kiesweg gekommen, da ist die Weide. Jetzt ist sie leer. Und hier … genau hier ist dieses … Mädchen? … aus dem Wald gelaufen.

Andi beschleunigte, um den Anstieg trotz Eis und Schnee und der wenigen Pferdestärken seines *Yaris* zu bewältigen. Das Funkgerät rutschte unter den Sitz und zischte:

»… HuuuuungerzufressendeNahrung …«

Kathi sprang vom Sitz auf und stieß sich den Kopf am Fahrzeugdach.

»Oh, Shit! Dieses Scheißding!«

»Bleib sitzen, wir sind gleich da«, versuchte Andi zu beruhigen.

Seine Arme zitterten, so sehr krampften sich seine Hände um das Lenkrad. Das Verlangen, das Gaspedal einfach durchzudrücken und dabei bestenfalls ein paar Sekunden eher den Ort des Geschehens zu erreichen, wurde übermächtig.

Schallhuber ist bei der Hütte. Der Notarzt und andere Ermittler bestimmt auch. Ruhig bleiben. Ruhig bleiben.

In anderen Situationen half ihm diese Selbstsuggestion. Heute nicht. Und eine Erklärung für den gestörten Funk hatte er auch nicht – und noch weniger für das, was er im Schrebergarten gesehen hatte.

Der Wald bedeckte die Bergkuppen wie ein stummer, schwarzer Mantel. Hier auf dieser Seite gab es keinen Skihang, sondern ausschließlich den Wald mit ein paar Pfaden, die im Sommer Wanderer anlockten und des Winters die Langläufer. Sobald die Sonne unterging, wurde es hier in den Wintermonaten stockfinster. Jetzt aber blinkten mehrere Einsatzfahrzeuge bis weit hinab ins Tal und sorgten mit ihren Scheinwerfern für Licht: ein Löschgruppenfahrzeug, ein Krankenwagen, ein Notarztwagen, zwei Streifenwagen und mehrere PKW, darunter auch der von Schallhuber. Das war definitiv kein gutes Zeichen.

»… sssendeNahrungwirkommen …«

»Oma«, wimmerte Kathi, starr vor Furcht.

Leichenblass saß sie da, die dunklen Augen weit aufgerissen. Ein dünner Schweißfilm schimmerte auf ihrer Haut und ihre Locken hingen ihr wild im Gesicht.

Die Jagdhütte war hell erleuchtet und voller Leben. In jedem Zimmer waren die Lampen angemacht und Gestalten in Plastikoveralls wanderten konzentriert hin und her. Andi bemerkte, wie Kathi nahezu paralysiert das Geschehen verfolgte.

Plastikoveralls. Das kann alles Mögliche bedeuten – vom Einbruch bis hin zu einem Mord. Ihre Oma könnte völlig unversehrt sein und irgendwo befragt werden, während die Ermittler einfach die Spuren sichern. Oder sie liegt grausam zerstückelt im ganzen … NEIN! Nichts dazu addieren! Erst die Fakten einholen, dann den Raum befragen! Die Seele des Raums.

Andi lenkte seinen *Yaris* neben den Notarztwagen. Auf dem Rand von dessen aufgeklapptem Kofferraum saß eingesunken ein Mann, daneben ein weiterer, der aber wesentlich weniger erschüttert wirkte. Letzterer war vermutlich der Notarzt.

»Valle«, flüsterte Kathi und schnallte sich ab, obwohl der Wagen noch fuhr.

»Dein Opa?«

»Warum ist Valle hier und nicht bei Lore?«

Vor »Valle« war eine junge Polizistin in die Hocke gegangen, die ihn mit gezücktem Notizblock befragte.

Oberkommissar Schallhuber schritt daneben auf und ab, in ein Telefongespräch versunken.

Um effektiv arbeiten zu können, muss man schnellstmöglich alle Informationen beschaffen, die man kriegen kann. Außerdem verhindert man damit, dass Familienangehörige einfach in den Tatort hineinlaufen.

»Kathi, bitte lass mich erst mit den Ermittlern reden. Wir wissen ja noch nichts Genaueres …«

»OMA!«

Taub für Andis Stimme, sprang Kathi aus dem noch rollenden Auto, stolperte, fing sich und rannte an ein paar Beamten und an »Valle« vorbei zum Haus.

23

Schnee spielen. Falsche Tiere! Riechen tot, laufen aber! Gefahr! Schmerzen. Schlafen. Gefahr! Liebelore in Gefahr! Böse Frau – falsche Frau! Schmerzen! Herrvalentin kommt! Gefahr! Liebelore GEFAHR! Herrvalentin .... Nein! Liebelore beschützen!

Schriller als jede Hundepfeife, lauter als jeder Feuerknall war einzig dieser Gedanke in Frau Schmitt geblieben: Liebelore ist in Gefahr!

Der Wagen von Herrnvalentin war normalerweise gut. Er bedeutete Sicherheit. Jetzt war er ihr Gefängnis. Im Inneren roch es intensiv nach Kuhdung. Das lag an den Gummistiefeln im Kofferraum, die neben Frau Schmitt vor sich hindampften. Viele andere Gerüche mischten sich dazu. Der des Koffers, in dem Herrvalentin seine Spritzen und Medikamente aufbewahrte, der Duft des Herrchens selbst – *Angst!* Es war nicht gut, wenn der Rudelführer Angst hatte! Frau Schmitt heulte auf. Andere Duftnoten stammten von Essensresten und Dingen, die »Hygienetücher« hießen und entsetzlich stanken.

Raus! RAUS! Helfen! Liebelore! GEFAHR!

Frau Schmitt heulte auf, als sie draußen die Stimme von Kathi erkannte. Sie warf sich im Kofferraum hin und her, winselte, bellte, scharrte an der Hecktür des Jeeps, obwohl sie wusste, dass sie das nicht durfte. Sie verfolgte Kathi mit ihrem Blick. Mehr als einen Schatten konnte sie nicht erkennen. Aber von der Bewegung her war es Kathilein! Im Alter waren nicht nur Frau Schmitts Knochen und Muskeln schwächer geworden, auch die Welt um sie herum wurde zunehmend verschwommener. Sie ahnte mehr als dass sie sah, wie Kathilein von einem Mann daran gehindert wurde, in das Haus zu gehen.

Ein Mann! Er greift Kathilein an!

Niemand durfte das tun! Kathi schrie und schlug auf den Mann ein. Frau Schmitt sprang noch wilder umher, war voller Wut und Angst um Kathi und Liebelore, die am frühen Nachmittag in den Wald hatte fliehen müssen.

Kathilein helfen! Wagen zu. Raus! RAUS!

Wenn sie doch nur aus dem Wagen könnte! Sie würde den Mann angreifen, der Kathilein festhielt. Sie bellte so laut und fest wie sie konnte.

»Ruhe! Verdammt!«

Frau Schmitt erkannte die Stimme des Rudelführers draußen, aber sie war schwach. Voller Müdigkeit, Trauer und Furcht. Warum durfte Frau Schmitt nicht helfen? Sie hätte auch Liebelore geholfen und vor dem Wesen beschützt. Aber zu diesem Zeitpunkt hatte sie sich kaum bewegen können vor lauter Schmerzen in der Hüfte. Sie war so schwach gewesen, dass sie sich auch Stunden später nicht hatte aufrappeln können, um vor der Tür ihr Geschäft zu verrichten. Sie hatte in ihr Körbchen gepinkelt, was ihr sehr peinlich war. Vorher hatte sie hilflos dem Kampf zusehen müssen – zwei verschwommene Gestalten, von denen eine Liebelore gewesen war. Liebelore hatte so viel Angst gehabt! Frau Schmitt hatte es gerochen und gehört. Genauso wie die gurrende Sprache der Besucherin. Es war nicht diese zischende Stimme des grauen Mädchens. Diese war von Rache erfüllt. Frau Schmitt warf ihren Kopf in den Nacken, legte die Ohren an und begann aus voller Kehle zu heulen. Sie hatte das warme Blut von Liebelore gerochen, gehört, wie die Vase mit den Schirmen im Flur zerbrach, wie Liebelore gegen die Wand geschlagen wurde und sich dennoch befreien konnte, während sie selbst es gerade mal geschafft hatte, sich unter Grollen und Winseln aus dem Körbchen zu ziehen. Allerdings nur zur Hälfte. Der Schmerz im Körper war schlimmer geworden und schließlich war die Welt, die Farben, Töne und Gerüche grau geworden und Frau Schmitt war in die Traumwelt geglitten.

Der Schrei von Herrnvalentin hatte sie geweckt. Dann hatte er ihr eine Spritze gegeben. Eigentlich wusste Frau Schmitt, dass die Spritze ihr helfen würde, trotzdem hatte sie ihn gebissen. Herrvalentin hatte geschimpft, sie hochgezogen, auf den Arm genommen und zu seinem Auto getragen. Kurz darauf waren all die großen Wagen mit den Lichtern gekommen. Viele fremde Stimmen, dazwischen einige bekannte. Die Unruhe und die Hektik verstärkten ihre Sorge um Liebelore, die irgendwo da draußen im Schnee war, tot oder noch lebend und auf der Flucht vor einem der Wesen aus dem Wohnzimmer.

Böse Wesen. Graumädchen mit den Füchsen. Totes Rachemädchen, das Lore angegriffen hat. So viele Schattenkriecher. Aus dem Spiegel. Kleine, große, gierig, böse.

24

»Hätte mir jemand vor einem halben Jahr erzählt, was hier alles abgeht – ich hätte ihm kein Wort geglaubt!«, frohlockte aus dem Hintergrund eine junge Dame.

Andi drehte sich um und erkannte Janina, die zielstrebig auf die Jagdhütte zuging.

»Mord und Totschlag im Skiparadies«, kommentierte ein junger Mann schwer schnaufend, da er samt Equipment versuchte, der Frau zu folgen. Trotz High-Heels bewegte sich Janina wieder einmal erstaunlich trittsicher und schnell durch den Schnee mit einem Gefolge von vier Mann: einem mit Kamera, einem mit Mikro an einer langen Stange, einem Kabeljungen und einem Kerl, den man wohl für alles Mögliche verwenden konnte.

»OMA!«, brüllte Kathi wieder, wollte zur Hütte rennen, aber Schallhuber hielt sie immer noch fest. Einige Meter weiter war der Hund der Mühlbauers zu hören, wie er sich in Rage bellte. Sicherheitshalber war er in einen Jeep gesperrt worden.

»Doldinger! Steh'n S' net rum, sondern rein in die Klamotten!«, befahl der Oberkommissar und nickte in Richtung eines Polizeibeamten, der bereits mit Plastikoverall, Überziehschuhen und Handschuhen auf Andi zuging, gefolgt von der Reporterin samt Team.

»Blutiger erster Advent auf der Mühlbauer-Alm«, fantasierte der Tonmann vor sich hin, während Janina routiniert den Blick über die Szene gleiten ließ, um den bestmöglichen Hintergrund für ihre Reportage zu bekommen.

»Die haben schon lange keine Almwirtschaft mehr«, korrigierte sie knapp.

»WEG MIT IHNEN! Zefix! Das ist ein Tatort!«, befahl der Oberkommissar der Filmcrew. Dabei hatte er schon ziemliche Mühe, Kathi festzuhalten.

Zwei weitere Polizeibeamte stellten sich dem Fernsehteam in den Weg.

»WAS IST MIT OMA? WAS IST PASSIERT?«, rief Kathi immer wieder. Dann drehte sie sich kurz zu der Reporterin. »Die blöde Schnepfe soll SICH VERPISSEN!«

Wie zur Unterstützung begann der Hund im Auto wieder zu bellen. Die »Schnepfe« schien weder überrascht noch gekränkt von Kathis Ausruf. Oder sie hatte ihn überhört, da sie die Gunst der Stunde nutzte und von zwei herumstehenden Polizeibeamten nach weiteren Informationen verlangte. Dann entdeckte sie Andi, der bereits halb im Plastikanzug steckte.

»Hallo, Herr Doldinger!«, flötete sie. Von der frostigen Kälte, mit der sie Andi im *Küchlein* sitzen gelassen hatte, war nichts mehr zu spüren.

Janina eilte zu ihm und beeindruckte ihn durchaus mit ihrer sportlichen Eleganz auf Schnee und Eisplatten – und das bergauf. Der Kabeljunge hinter ihr rutschte aus, fiel und riss beinahe den Kameramann mit um, was die Reporterin ignorierte. Dafür zauberte sie ein perfektes Lächeln in ihr Gesicht.

»Schön, Sie wiederzusehen!«

Hätte Andi nicht gewusst, dass es sich um eine Floskel handelte, weil die Reporterin ein Profi war, hätte er diese Aussage glatt für bare Münze genommen. Zumindest strahlte die junge Dame, als ob sie eine alte Jugendliebe aufgetan hätte.

»Gehen Sie hinter die Absperrbänder«, versuchte Andi sie zurück zu schicken.

»Hier vorne hat es keine Absperrbänder! Also, was können Sie mir sagen? Gab es einen Überfall? Gibt es Verletzte? Wie geht es …«

»Mühlbauer. Hannelore Mühlbauer«, rief ihr einer der Männer mit Headset zu.

»DIE SOLLEN VERSCHWINDEN!«, rief Kathi, während ihr Ringkampf mit Schallhuber weiterging. Inzwischen war noch ein Mann dazugekommen, den Andi als den Lebensgefährten von Hannelore Mühlbauer identifizierte.

In den meisten Fällen ist der Partner des …

Nachdenklich beobachtete er, wie Valentin Müller auf Kathi einredete.

Nein. Er hat nichts damit zu tun.

Kathi setzte sich mit ihm in das Heck eines geöffneten Kombis und verbarg ihr Gesicht in den Handflächen. Der Schäferhund im Jeep heulte.

Auf dem Weg zur Haustür kam Andi am Kombi vorbei. »Ich geh jetzt rein und schau, was ich finde. Okay? Du bleibst bitte hier«, ordnete er an. Kathi zeigte keine Reaktion.

»Jetzt gehen Sie schon und machen Sie Ihre Arbeit!«, antwortete an ihrer Stelle Valentin Müller. Der große, schlanke Mann mit den weißen Haaren und dem dichten Schnauzer legte den Arm um Kathi und klopfte ihre Schulter. Seine Augen waren verquollen und gerötet.

Andi nickte, warf einen Blick auf sein Handy. 01.38 Uhr. Dann wandte er sich an Janina, die ihm gefolgt war. Inzwischen war er nur noch genervt von ihrer Hartnäckigkeit.

»Dort drüben. Dort warten Sie!«, befahl Andi. »Sobald ich etwas weiß, werde ich es Ihnen sagen.«

Tatsächlich? Nicht mal sie glaubt dir das!

Sie schien offensichtlich Gedanken lesen zu können, denn das warmherzige Lächeln kühlte binnen Sekundenbruchteilen ab.

»Natürlich, Herr Doldinger.«

Andi machte sich auf den Weg zum Eingang der Jagdhütte. Während er sich die Haube und die Handschuhe überzog, ließ er die Fakten Revue passieren. Einen kurzen Bericht über den Stand der Dinge hatte er sofort nach dem Eintreffen von einem der Ermittler, Kommissar Brunner, bekommen: Notruf von Herrn Müller um 00.54 Uhr. Eigentlich hätte dieser schon sehr viel eher bei Hannelore Mühlbauer eintreffen sollen, allerdings war er von einem Notfall aufgehalten worden …

… etwa um ein Uhr bin ich mit Kathi vom Küchlein *aufgebrochen …*

… und wahrscheinlich war da bereits ihr Handyakku leer gewesen; Ankunft der ersten Beamten um 01.12 Uhr; kurz danach kam der Notarzt; es waren Fotos von den Spuren im Schnee gemacht worden, die sich Andi bereits auf dem Laptop von Brunner angesehen hatte. Das war auch gut so gewesen, denn mittlerweile war der Bereich ums Haus und insbesondere vor dem Eingang zur Jagdhütte komplett zertrampelt. Einzig bergauf waren Wiese und Waldrand mit Bändern abgesperrt worden, da vermutet wurde, dass der Täter Hannelore Mühlbauer verfolgt hatte – in den Wald hinein. Eine Hundestaffel mit Suchtrupp war angefordert und sollte in der nächsten Stunde eintreffen.

Kurz vor der Jagdhütte blieb Andi stehen und besah sich das Haus, die Wiese darum und den angrenzenden Wald.

Die Seele ….

»Rein mit Ihnen!«, rief Oberkommissar Schallhuber Andi im Vorbeigehen zu, dann telefonierte er wieder. Offenbar kam es zu Verzögerungen mit der Hundestaffel.

Die Seele des … Platzes …

Obwohl alles beleuchtet war und voller Leute, die umherrannten und riefen, stellten sich Andis Nackenhaare auf. Der Wald … die Dunkelheit darin schien mächtiger zu werden, je mehr Lichter hier angingen. Er dachte an die »Störgeräusche« im Funk und dann an den Schrebergarten.

Diese Frau … war das tatsächlich Ursula Bachinger gewesen? So viele … Jetzt bist du hier! Hannelore Mühlbauer ist verschwunden! Konzentriere dich! Die Jagdhütte … nur das zählt jetzt! Wo ist Hannelore Mühlbauer?

Ursprünglich war die alte Jagdhütte eingeschossig gewesen, bis vor einigen Jahrzehnten das Dach ausgebaut worden war. Der Grundstock des Hauses bestand aus einem soliden Ziegelbau, weiß verputzt, mit kleinen, urigen Holzfenstern und einer knorrig wirkenden Eingangstür. Eine Kuhglocke hing links daneben und darunter ein Keramikschild, auf dem »Bitte benutzen! Das ist keine Deko!« zu lesen stand. Vor der Tür war eine Veranda, die gänzlich aus Holz gezimmert war. Darauf hatte man rechts und links rustikale Tische in Form halbierter Baumstämme und ebensolche Bänke aufgestellt.

Nachdenklich zog sich Andi die Schuh-Überzieher an.

Diese Bauart wirkt einladend. Ich kann mir gut vorstellen, dass Wanderer und Skifahrer hier gerne rasten.

Er warf dem Jeep einen Blick zu, in dem der Hund inzwischen wie von Sinnen mit den Pfoten an den Scheiben scharrte.

Einladend …

Ohne es zu wollen, erinnerte sich Andi an das »Mädchen« – *graue Haut, Graumädchen* –, das er beim Joggen gesehen hatte. Argwöhnisch begann sein Blick das Dickicht um die Jagdhütte abzutasten. Was, wenn sie hier …

»Doldinger! Worauf warten Sie?«

Schallhuber hatte offenbar eine Telefonpause eingelegt und deutete auffordernd auf die Hütte. Andi nickte und wandte sich wieder der Tür zu.

»Wo ist eigentlich ihre Tochter?«, fragte Andi sich selbst und beobachtete gleichzeitig einen der Ermittler, der gerade dabei war, am Türrahmen mit einem Wattestäbchen Blut abzutupfen. Dabei fluchte der Mann leise, denn die Kälte hatte es bereits gefrieren lassen.

Hannelore Mühlbauer hat eine Tochter. Gertrude. Sie wohnt auch im Dorf, aber bis jetzt habe ich sie hier noch nicht …

»Meine Mutter ist auf einem ganzwöchigen Kurs für Geistheiler in Südtirol.«

Lautlos schien Kathi neben ihn getreten zu sein. Ihre Stimme war von tiefer Trauer durchsetzt und der Blick in ihren Augen wirkte beängstigend stumpf und leer.

Borderline-Störung. Das ist über Kathi Mühlbauer bekannt. Es muss sich irgendeine psychologische Fachkraft um sie kümmern, damit sie das Geschehen hier nicht vollkommen überrollt … Überrollt. Die Sache mit dem Picknick auf den Gleisen. Es ist erst ein Dreivierteljahr her.

»Kathi …, besser, du gehst zu Oberkomm … zu Gustl oder zu deinem …« *Wie nennt man das?* »… zu Herrn Müller.«

Sie sah zu ihm auf. Der Blick war klar und kalt.

»Du hast gefragt, wo sich Lores Tochter, also meine Mutter, befindet! Also: Wenn du meine Mutter erreichen willst, dann brauchst du übernatürliche Mittel! Wie gesagt: Sie besucht gerade einen Kurs für Geistheiler in Südtirol! Und in solchen »Hotels« hat es kein Telefon oder Handynetz! Du kannst es mit ›channeln‹ versuchen oder so was! Und auch dann: Viel Glück! Wahrscheinlich ist die Leitung gerade besetzt, weil sie mit Erzengeln kommuniziert!«

Kathi hatte zu zittern begonnen, zog die Schultern hoch und schlang die Arme um sich.

Jemand muss sich um sie kümmern!

Mit einem Wink gab Andi einem Sanitäter ein Zeichen, der sich sofort mit einer Wolldecke und einer Thermoskanne Tee auf den Weg zu Kathi machte. »Bitte.«

Andi legte Kathi die Decke um und schob sie zur Holzbank rechts vor der Eingangstür. Willenlos ließ sie sich sinken.

»Setz dich und trink etwas Warmes. Warte hier. Wenn ich was herausgefunden habe, werde ich es dir sagen, okay?«

Kathi zeigte keine Reaktion, bis sie schließlich doch noch zögerlich nickte. Andi registrierte, wie der Sanitäter ein unverfängliches Gespräch mit ihr begann, was die junge Frau mit einem genervten Schnauben abblockte. Dann ließ er sie zurück und trat ein.

Schon als Kind hatte Andi gerne Indianer gespielt und Spuren gelesen. Seine Ausbildungseinheiten hatten sein natürliches Interesse dahingehend nur noch abgerundet. Viel Neues hatte er dabei nicht erfahren können, zumindest nicht vom Grundsatz her. Natürlich gab es jede Menge High-Tech-Endgeräte, die dem Ermittler zu Diensten waren, aber an erster Stelle blieb: Eine Spur musste erst einmal entdeckt werden – und dann richtig interpretiert. Und dabei hatte er sich bisher immer auf seinen ersten Gedanken und seine Intuition verlassen können. Andi dachte an die Fotos, die ihm Kommissar Brunner gezeigt hatte.

Spuren im Schnee. Sie führen vom Eingang weg Richtung Waldrand. Zwei Personen, vermutlich Frauen – die Füße sind nicht allzu groß – sind in den Wald gelaufen. Von der Art der Fußabdrücke her sind sie richtig gerannt und die eine hat die andere verfolgt. Hannelore Mühlbauer – ich denke, sie ist es – hat Pantoffeln getragen und … sie ist verwundet. Ihre Spur … sie humpelt und verliert Blut. Sie hat erst versucht, Richtung Dorf zu laufen. Aber die Verfolgerin … hat sie abgedrängt und in den Wald gejagt.

Und vor allem: Die Verfolgerin schien zu tropfen!

Die Angreiferin war nass. Warum? Wie geht das? Hat sie davor ein Bad genommen?

Das klang äußerst unwahrscheinlich, aber er war sich sicher, dass er im Hausinneren dazu mehr Hinweise bekommen konnte.

Andis Gedanken verstummten, als er Stück für Stück die Wand in Augenschein nahm. Das war hier das Erste, das ins Auge stach. Auf Hüft- und Kopfhöhe gab es Blutspuren zu seiner Linken. Dazwischen Blutspritzer und noch feuchte Handabdrücke, die sich schemenhaft abzeichneten und gerade von einem Beamten dokumentiert wurden, bevor sie verdunstet waren.

Etwa einen Meter weiter war der erste Blutfleck an der Wand zu sehen. Auf Kopfhöhe.

Sie wurde dagegen geschlagen und hat sofort geblutet. Eine Platzwunde. Vermutlich … sie hat sich mit der Hand an den Kopf gegriffen und ist vorwärts gestolpert … versucht, sich mit der blutigen Hand an der Wand zu stützen …

Während Andi das dachte, ging er langsam an der Küche vorbei, in der am Ofen ein großer Hundekorb stand. Eine unangenehme Geruchsmischung aus Kaffee, Sandelholzstäbchen und Urin wehte ihm entgegen.

Vor seinem inneren Auge erschien das Bild, wie Hannelore Mühlbauer, Valentin Müller und Kathi gemeinsam am Tisch saßen. Der Hund lag im Körbchen.

Es stimmt zwischen den dreien. Die Chemie stimmt.

Jetzt klärte sich auch, dass der Uringestank darauf zurückzuführen war, dass der Hund ins Körbchen gemacht hatte. Einer seiner Kollegen stopfte gerade die Hundedecke fluchend in einen Plastiksack.

Andi ging den Gang weiter und ließ seinen Blick schweifen. Grundsätzlich hatte die Hütte Charme und hätte sicher eine geradezu alteingesessene Gemütlichkeit verströmt – wenn sie nicht vor kurzem ein Tatort gewesen wäre. Die knarzenden Dielen, der

Kachelofen in der Küche, die kalkweißen Wände, dazu ein paar Gemälde und alte Fotos vom Dorf. Die üblichen Jagdtrophäen vermisste Andi, entdeckte aber einige helle Schatten an den Wänden, an denen möglicherweise welche gehangen hatten. Sein Blick wanderte zur Decke. Holzvertäfelung. Er rechnete mit einigen Spinnweben, stutzte dann und japste erschrocken. Mit einigen großen Schritten wich Andi zurück und trat auf etwas, das unter seinen Sohlen sofort zu Bruch ging. Spontan dachte er an trockene Babyknochen.

»Himmelherrgott! Schau g'fälligst, wost hintrampelst!«, fluchte ein Beamter im Plastikoverall.

Andi sah nach unten, entdeckte mehrere Scherben unter seinen Füßen – *keine Babyknochen!* – und eilte vor die Tür.

»Brunner!«, rief er lauthals. »Fotos!«

Kurz darauf stand der Ermittler neben ihm und fotografierte, während Andi nicht mehr imstande war, seinen Blick von der Decke des Flurs abzuwenden.

Kratzer säumten die Holzdecke. Tiefe Kratzer. Frische Kratzer. Die Decke war recht niedrig, etwa 2,20 Meter, schätzte Andi. Dennoch sah das für ihn aus, als ob ... Er folgte der Spur, weiter ins Wohnzimmer hinein. Schallhuber war inzwischen dazu gekommen und fühlte sich sichtlich unwohl.

»Was hat sie denn da gemacht?«, wunderte er sich. »Warum hat niemand ...«

Er brauchte die Frage nicht auszuformulieren. Andi wusste, wie sie lautete: Warum hat keiner der Ermittler zuvor diese Kratzer entdeckt?

Als nächstes sah sich Andi im Wohnzimmer um.

Die Seele des ... NEIN!

Irgendetwas in ihm weigerte sich, diesen speziellen Blick zu aktivieren.

Warum will ich das nicht sehen?

Die Einrichtung bestand vorwiegend aus alten Möbeln aus den Sechzigern oder Siebzigern und auch in diesem Raum deuteten helle Schatten an den Wänden darauf hin, dass hier bis vor kurzem noch einige Jagdtrophäen den Raum geschmückt hatten. An der linken Wand befand sich zwischen zwei Bücherregalen ein schmales Sideboard, worauf ein üppig verzierter Spiegel stand. Den Ornamenten und der Trübung nach wirkte er wie eine echte Antiquität aus dem Jugendstil. Vor dem Spiegel befanden sich mehrere Räuchergefäße, ein Stapel mit abgegriffenen Karten, halb abgebrannte Kerzen, eine alte Madonnen-Statue und andere Dinge.

»Was ist das hier?«, fragte Andi. Eigentlich war es eine rhetorische Frage, denn selbst der harmloseste Bürger hätte darin eine Art Hexen- oder Voodoo-Altar erkannt.

Der Oberkommissar räusperte sich, zwirbelte seinen Oberlippenbart, obwohl er so geschnitten war, dass es dort kaum etwas zu zwirbeln gab.

»Das ist doch jetzt egal! Wir müssen Lore finden!«, lenkte Schallhuber von der Frage ab.

Andi wartete weiter, bis er eine Antwort bekam.

»Nun, ja. Also, die Lore … ich meine: Frau Mühlbauer, … sie hat da so ein spezielles Talent. Ich hab Ihnen das doch schon erzählt! Oder nicht?«

Andi schwieg und warf Schallhuber einen zweifelnden Blick zu.

»Gut, pass auf, Doldiger! Für dich ist das neu, aber wir hier haben schon öfters Lore um einen Tipp gebeten, wenn wir bei einem Fall nicht weitergekommen sind!«

Wir? Er meint nur sich.

»Für jemanden wie Sie aus der Großstadt mag das vielleicht komisch klingen, aber sie hat schon einige nützliche Hinweise liefern können!«

Offenbar erwartete Schallhuber irgendeine Antwort, denn er hatte die Fäuste in die Seite gestemmt und sah sein Gegenüber herausfordernd an.

Andi ließ das unkommentiert und betrachtete den Altar von Nahem. Dann deutete er auf den Bereich vor dem Spiegel.

»Was ist da passiert?«, sagte er mehr zu sich selbst als zu Schallhuber.

Abgebrannte Kerzen, die Räucherstäbchen, die Statue … alles voller Ruß und Staub. Ein Messingkelch, ein Messer – nein, ein Dolch!, die Räucherschale …

Einige Gegenstände waren vom Altar gefallen und lagen am Boden verstreut. Unter anderem ein weiteres Kartendeck mit Engelmotiven und das Foto von einem Dackel. Aber nichts von alldem interessierte Andi im Moment. Er hob seinen Blick und starrte wie gebannt auf den Spiegel.

Etwa 40 cm hoch, ovale Form, wird von beiden Seiten von einem Gestell gehalten. Man kann ihn drehen.

Andi trat näher heran und beugte sich vor.

Der Belag … der Spiegel ist … erblindet. Er ist alt. Sieht man hinein oder sieht etwas heraus?

Irritiert über diesen merkwürdigen Gedanken wich er kurz zurück, nur um gleich darauf den Spiegel erneut zu fixieren.

Staub, Ruß … es ist klebrig, speckig …

Je näher sich Andi das betrachtete, desto mehr wuchs ein Unwohlsein in ihm. Dann erkannte er die dünnen Linien und schmale Abdrücke.

»Habt ihr das schon?«

Ungewollt hatte er geflüstert.

Andi hatte keine Erklärung dafür. Aber er musste auch nicht sofort eine Interpretation für alles haben. So ermittelte man nicht. Es ging darum, zuerst alles zu sichten, zu sichern und zu dokumentieren. Die Erkenntnisse kamen später. In diesem Fall … Das Unwohlsein in ihm war schlagartig überwältigend.

Die Seele des Zimmers … Ich WILL es mir nicht ansehen. Diese Spuren … dafür gibt es keine Erklärung!

Schallhuber trat nun auch näher heran, sorgsam darauf bedacht, nicht auf die Karten am Boden zu treten.

»Heilige Mutter Gottes!«, entfuhr es ihm, als er die Spuren erkannte, auf die Andi deutete.

Sie schienen aus dem Spiegel heraus zu kommen – so absurd das klang. Eine Fährte aus Abdrücken vom Spiegel über das Sideboard, den Boden. An den Wänden entlang führten sie zur Terrassentür. Abdrücke von kleinen Ballen und Krallen, wie von einem Nagetier, und größere Abdrücke … Klauen und anderes. Es waren viele, doch nur hauchzarte Spuren, die auf den ersten Blick niemandem auffielen.

»Hier. Und hier. Hier auch …«

Wie in Trance lief Andi durch den Raum, wobei ihm Schallhuber und zwei andere Ermittler mit den Augen folgten. Dabei deutete er auf die Couch, die Wand, den Boden und das Glas der Vitrine. Da führten Spuren senkrecht abwärts.

»Hier auch …«, flüsterte Andi und deutete auf weitere Abdrücke. Diesmal waren es winzige Hände und Füße. Babymaße.

Wie die Babys im Schrebergarten …

»So klein …« Brunner kniete sich daneben und machte Aufnahmen. »Also, ich hab einen Enkel mit einem Jahr. Der hat mal den Küchenboden mit Marmeladehänden vollgesaut: Seine Hand war doppelt so groß.« Es war zu hören, dass er mit sich selbst sprach und keine Antwort erwartete.

»Sie sind … gekrabbelt … gekrochen … zur Terrassentür hinaus.«

Der Raum. In Dunkelheit gehüllt. Nur die Kerzen brennen. Ein Babygesicht im Spiegel … klein, unfertig, pausbackig … grau.

Grauding. Graumädchen. Arme, Hände, Klauen greifen aus dem Spiegel, sie schiebt sich hindurch. Das Gesicht … ohne Augen … sie SIEHT MICH AN!

Andi schreckte auf, das Bild war verschwunden.

Schallhuber kniete inzwischen neben Brunner.

»Das sieht mir nicht neu aus. Das ist schon ein paar Wochen her. Da liegt schon Staub drüber«, murmelte Schallhuber. »Mei, Lore …«

»Hier auch und dort auch …«

Andi deutete erst auf eine Stelle auf der Kommode und dann auf die Decke. »Hier sind neue.«

… abgesprungen, an der Decke festgekrallt, entlanggelaufen? Wer Glas senkrecht entlang laufen kann, kann das auch an der Decke. Kopfüber.

Es wunderte Andi nicht, als er die getrockneten Wasserflecken am Boden erkannte, die zur Terrassentür führten und von dort hinausgingen. Er ging zur Tür und öffnete sie. Ein eisiger Windhauch wehte ihm entgegen. Doch er folgte der Spur.

Ein lautes Fluchen ließ Andi zusammenfahren. Die Spuren hatten ihn fast bis zur Eingangstür geführt, einmal um das Haus herum.

»Argh! Verdammt!«, schimpfte Valentin Müller bei den Autos.

Andi sah zu ihm hinüber, erkannte noch, wie der Hund sich aus dem Griff seines Herrchens wand und dann, an Andi vorbei und unter der Absperrung hindurch, in Richtung Waldrand preschte.

»Verflixter Köter! Kathi, ruf du sie zurück!«

»SCHMIDIII!«, schrie Kathi, warf die Decke beiseite und rannte der Hündin hinterher.

»Nicht« … *in die Spuren treten,* wollte Andi ihr nachrufen, zuckte aber zusammen, als hinter ihm auf einmal Schallhuber stand und ihm seine Hand auf die Schulter legte. Der Oberkommissar war ein »alter Haudegen«, ein »schlauer Fuchs«. Zumindest war er ihm so beschrieben worden. »Vom alten Fach« und durch »nichts zu erschüttern«. Klein, untersetzt, ein Urbayer, wie man ihn sich so vorstellte. Aber so wie Schallhuber jetzt vor ihm stand, wirkte er wie ein blasser Schatten seiner selbst.

»Woher wusstest du das?«, fragte er überraschend harsch.

»Was? Ähm, Kathi ist … ich muss hinterher!« Andi wollte loslaufen, aber der Oberkommissar hielt ihn fest. »Ich will wissen, woher du das weißt und dann wie … ich hatte dich gerade in der Leitung! Zefix! Ich HALTE den Funk noch in der Hand!«

»Was gewusst? Und, hä? … mein Funkgerät ist im Auto!« Andi deutete vage mit einem Arm auf seinen Wagen, während er Kathi nicht aus den Augen ließ, die dem Schäferhund ins Dickicht folgte.

»Der Max hat gerade bestätigt, dass er zwei Schädel gefunden hat! Sehr kleine Schädel! Zwei! Einen guten Meter seitlich unterm Kompost! Und er meint, da ist noch mehr! Zefix, Doldinger! Woher …?«

»Jetzt nicht! Kathi ist in den Wald!«

Ich lag richtig! Natürlich lag ich richtig! … Was? Welche Schädel? Die getöteten Babys …

»Und wer funkt auf deiner Frequenz? Ich hab gleich nach dem Max mit dir gesprochen! Aber du stehst HIER!«

Schallhuber hatte ihn am Arm gepackt und starrte ihn eindringlich an.

»Nein. Mein Funkgerät ist im Wagen. Wieso sollte ich …?«

»Der Max ist auch schon aus dem Häuschen. Er meint, dass er ebenfalls angefunkt wurde. Fünf. Es sollen fünf Säuglinge sein, die dort liegen. DU hast das angeblich gesagt.«

Die beiden blickten sich ungläubig an.

»Und dann hast du erklärt, dass du Hunger hast und fressen musst und hast aufgelegt.«

Aus dem Wald ertönte ein Jaulen, gefolgt von einem Schrei. Andi sprintete los.

25

Dass der Tod eines Tages auf sie warten würde, war ihr immer bewusst gewesen. Was denn auch sonst. Als ewige Mumie umherwandern? Die Verstorbenen hatten davon erzählt, was dann geschah.

Die Toten haben es erzählt … so ein Unfug! Ich hab zu viel von meinen Räucherstäbchen eingeatmet! Ich hab mit diesem Blödsinn angefangen und irgendwann hab ich es selbst geglaubt …

Um Lore herum war es stockfinster und in ihr kalt. Gleichwohl brannte ihre Lunge. Ihr Körper war voller Schrammen, Kratzer und Blutergüsse.

Sie wird mich töten.

Wer gewaltsam und plötzlich aus dem Leben schied, für den war es schwierig. Sterben erforderte einen offenen Geist und eine Seele mit Bereitschaft für den Übertritt auf die andere Seite. Wer gewaltsam aus dem Leben schied, stand hilflos, verzweifelt, wütend, zornig seinem jähen Ende gegenüber.

Ich … ich darf nicht stehen bleiben. Sie wird mich …

Wie schön wäre doch das friedliche Dahinscheiden im heimischen Bett, die Königsdisziplin, rechtzeitig noch alle Lieben zu sich gerufen, damit diese Abschied und am Verlassen des Körpers Anteil nehmen konnten. Das war für die Bleibenden eine Erleichterung und für den Weitergehenden ebenso.

»Du wirst genau das erleben, was ich erlebt habe!« Die Stimme nur wenige Meter hinter ihr war verzerrt und blubberte.

So klingt man, wenn man unter Wasser versucht zu sprechen.

Für einen Moment hatte Lore geglaubt, dass es ihr doch noch geglückt war, die Untote abzuhängen. Deren Stimme versetzte Lore einen neuen Energieschub aus purer Angst. Sie wollte noch einmal spurten, stürzte, kam wieder auf die Beine, die sie kaum noch fühlte, und eilte halb benommen weiter durch die Dunkelheit.

Lore rannte um ihr Leben. Sie war nicht mehr die Jüngste und dass sie so eine Ausdauer hatte, überraschte sie selbst. Wie viel Zeit war vergangen, seit die Untote vor ihrer Tür gestanden hatte? Zwei Stunden? Drei? Zehn? Lore hatte flüchten und sich nach einer Weile sogar verstecken können. Nach einer gefühlten Ewigkeit auf dem eiskalten Boden hatte sie sogar angenommen, dass ihre Verfolgerin sie nicht mehr behelligen würde, doch dann war die wieder vor ihr gestanden.

Ich laufe und laufe …

Vielleicht hatten die vielen langen Spaziergänge mit Frau Schmitt dazu beigetragen, dass sie sich in einer so guten körperlichen Verfassung befand. Oder es war nichts als Todesangst, die ihre Beine antrieb.

Das Mädchen mit den langen blonden Zöpfen. Sie war vor vielen Jahrzehnten gestorben. Einen grausigen Tod.

Und ich war dabei.

Jetzt sann diese Seele auf Rache, voller Unverständnis und Hass. Eigentlich hatte sich Lore immer als Meisterin der Vermittlung verstanden.

Alles Einbildung! Alles Täuschung! Ich … es war doch nur ein Spiel! Ich habe so getan, als ob der Dackel mit mir spräche …! Himmelnocheins! Ich … das war doch nicht ECHT!

Ab dem späten Nachmittag gab es hier keine Lichtquelle mehr weit und breit. Und obwohl Lore tagsüber hier jedes Gestrüpp, jeden Baum und jeden Busch kannte, so schien in tiefer Dunkelheit alles neu. Scheinbar bei jedem zweiten Schritt stolperte Lore, jede Dornenhecke riss an ihrer Hose, verfing sich in ihren Ärmeln und zerrte an ihrer Strickweste.

Und immer dieses Keuchen, diese Stimme hinter ihr: »Erinnerst du dich? Erinnerst du dich? Weißt du, wer ich bin?«

Das Brennen in den Lungen wurde heftiger und ihr Herz hämmerte so stark gegen ihren Brustkorb, dass sich Lore sicher war, dass selbst die Untote es hören konnte!

Meine Füße …

Sie hatte ihre Pantoffeln verloren, noch bevor sie den Wald erreichte, was ihr einen kleinen Vorsprung verschaffte, denn das Wesen nahm sich die Zeit, um diese aufzuheben und daran zu riechen.

Ein Bluthund, der eine Fährte aufnimmt …

Lange hatte der Vorsprung nicht gehalten, denn die Untote schien sich in der Dunkelheit ohne Probleme bewegen zu können – im Gegensatz zu Lore. Dann und wann hatte eine Hand sie gepackt, eisig und glitschig, die Nägel viel zu lang, hatte an ihrer Kleidung gerissen, aber Lore hatte sich befreien können und war weiter gestolpert.

Irgendwann war sie aus dem Wald gefallen auf einen Forstpfad. Natürlich hatte sie bereits zuvor versucht, immer bergab zu laufen – da musste sie über kurz oder lang auf eine Straße treffen –, aber die Untote hatte wieder und wieder ihre Pläne durchkreuzt, indem sie ihr den Weg abschnitt, um Lore dann erneut vor sich herzutreiben, wie es ein hungriger Wolf mit einem Schaf tun mochte.

Lore stürzte weiter voran, kämpfte sich wie dutzende Male zuvor aus dem Dickicht und erkannte trübes Licht dahinter. Sie erwartete eine weitere Lichtung, doch diesmal näherte sie sich tatsächlich einer Straße.

Aus dem Wald. Ich bin aus dem Wald …

Alles wirkte unwirklich und irgendwie verschoben. Ihre Bewegungen, ihre Gedanken schienen sich in grausiger Zeitlupe abzuspielen. Lore gab einen gedämpften Schrei von sich, kämpfte sich weiter der Straße entgegen, wobei sie weder in den Füßen noch in den Händen irgendein Gefühl hatte. Es flirrte vor ihren Augen, aber das Gurgeln der Untoten irgendwo hinter ihr mobilisierte die restlichen Kräfte. Sie arbeitete sich durch die Böschung zur Straße hoch.

Obwohl sie hier aufgewachsen war, wusste sie im ersten Moment nicht, wo sie sich befand. Sie hielt es sogar für möglich, dass sie sich längst in der Anderswelt der Toten befand – in der für die sündigen, bösen Seelen. Ihr Körper lag dann wohl irgendwo zwischen Baumwurzeln und den Krallen eines kahlen Brombeerstrauchs, völlig erkaltet, bis er weiß Gott wann von einem Suchtrupp oder Langläufern entdeckt werden würde.

Straße. Asphaltiert.

Lore sah die Straße hinab, die Locken schlugen ihr in nassen, eisigen Klumpen gegen das Gesicht wie kalte, tote Schlangenleiber.

Straße. Licht. Auto!

Tief vornüber gebeugt humpelte sie hastig dem kleinen Licht entgegen.

»Wir waren Freundinnen.«

Lore stieß einen spitzen Schrei aus, als die Stimme direkt hinter ihrer Schulter erklang. Sie drehte sich zu ihr und in diesem Moment wich die Wolkendecke, so dass der Mond mit seinem matten Schein einen Blick auf die Verfolgerin zuließ. Die Haut des Mädchens hing in Fetzen von Wangen und Hals und überall sonst, wo sie unter der gammeligen, volkstümlichen Kleidung zum Vorschein kam. Die Augen blickten bleich und leblos. Der Atem, den sie ausstieß, erinnerte Lore an den Gestank des verendeten Hasen, den ihr Frau Schmitt letzten Sommer stolz ins Haus gebracht hatte.

Lore war unfähig, noch einen Schritt zu tun. Das Mädchen mit den blondgrauschimmeligen Zöpfen packte sie am Hals. Ihr Gesicht: reiner Hass.

Sie war so hübsch gewesen. Ich hatte mir immer gewünscht, dass ich auch so hübsch …

»Ich habe keine Luft mehr bekommen, Lore! Eine Wand, wie ein Fenster, über mir und ich wollte raus … raus … ich hab keine Luft mehr bekommen … und es war so … KALT!«

Fast hätte es nach der verzweifelten Stimme eines jungen Mädchens geklungen, das letzte Wort jedoch wurde herausgespien.

»Anni«, hauchte Lore und verlor das Bewusstsein.

Licht. Sehr helles Licht. Es stach äußerst unangenehm in ihren Augen.

Tot. Bin gestorben. Aber … kein sanfter Schein? Tanzende Prismen? Das Gefühl von Leichtigkeit? Bin so schwer und … meine Beine brennen. Meine Hände! Tot? Hölle?

»Hallo!« Ihre Wangen wurden grob getätschelt. »Können Sie mich höööören?«

Lore wurde an den Schultern geschüttelt, hoch gehievt und dann wurde es noch heller um sie herum. Waren das die Stimmen der Engel? Die ihrer Schutzgeister in der Anderswelt? Mindestens zwei konnte sie erkennen und sie waren beide zu dick! Lore versuchte, einen besseren Blick auf die zwei zu erhaschen und sah sich stöhnend um. Das, was sie erkennen konnte, hatte nichts mit dem zu tun, was sie erwartet hatte und schon gar nichts mit perfekten Engeln! Immer hatte sie auf die hübschen Jünglinge aus ihren alten Gebetsbüchern gehofft, einen muskulösen Erzengel Michael mit wallendem, nussfarbenem Haar und androgynem Antlitz. Der hier hatte Pausbacken, Halbglatze und Nasenhaare. Außerdem waren keine Posaunen zu hören oder irgendwelche sphärischen Klänge, sondern leicht verrauschte Schlager … wie aus einem Radio.

»Das ist unsre Nacht, wie für uns beide gemacht, ohoho. Ich schließe meine Augen, lösche jedes Tabu, Küsse auf der Haut …«

»… wie ein Liebes-Tattoo, ohohoooo …«, sang der zweite dicke Engel zusammen mit Helene Fischer, deren Stimme von irgendwo aus einem Radio trällerte. Er trug einen Vollbart und roch nach Fast Food.

Zu diesem Geruch mischte sich der von Desinfektionsmittel und Schweiß.

»So, liebes Omilein. Haben wir uns verlaufen?« Der Engel mit der Halbglatze schnallte sie auf einer Liege fest.

Lore versuchte sich zu bewegen, was wegen der Gurte kaum möglich war, und begann schwer zu husten. Ihre Lunge fühlte sich an wie ausgepeitscht, die Kleidung hing ihr in Fetzen am Leib und sie war durchnässt bis auf die Haut.

»Atemlos durch die Nacht …«, fingen beide Engel an zu singen, der vordere klopfte an eine Wand und schrie: »Kannst losfahren«, der neben ihm sang weiter.

»Ich muss nach Hause! Schmidi ist ganz alleine!«, rief Lore, von plötzlicher Erkenntnis und Panik erfasst, und wollte sich losreißen.

»Wir bleiben ruuuhig, Omilein. Alles wird guuut«, säuselte der Sanitäter neben ihr und der Krankenwagen setzte sich in Bewegung. »Wie ist Ihr Name? Was ist passiert? Erinnern Sie sich? Nehmen Sie irgendwelche Medikamente?«

»Ich muss nach Hause!«, schrie Lore, was in ein gurgelndes Husten überging.

»Ich glaube, das liegt an der Kopfverletzung«, vermutete der andere Sanitäter, während sich der Dicke wieder zu ihr beugte.

»Alles wird guuut«, versicherte er.

Entweder meinte er, dass er sie tatsächlich beruhigte durch sein Tätscheln der Hand, oder es war ihm völlig egal. Sein Blick jedenfalls wanderte verträumt ins Nirgendwo, während er weiter Helene-Fischer-Kram sang. Der andere Sanitäter gab inzwischen über Funk einen kurzen Bericht durch, von dem bei Lore nur die Begriffe »alt«, »geistig verwirrt« und »verwahrlost« hängenblieben.

»Bitte! Ich muss nach Hause«, drängte sie leise flehend.

Der Sanitäter neben ihr lächelte geduldig.

»Aber natürlich. Wie heißt du denn und wo wohnst du?«

Zorn wallte in Lore auf.

Was erlaubt sich dieser haarlose Schlagermops!

»Jedenfalls ist sie nicht in akuter Gefahr.«

Lore setzte zu einer kehligen Schimpftirade an, in die sie auch gleich den anderen Sanitäter mit einbeziehen wollte, der inzwischen aus einer braunen Papiertüte ein paar Pommes herausklaubte. Da stieg ihr neben dem alten Fett der frittierten Dinger ein weiterer Geruch in die Nase. Entsetzt riss sie ihren Kopf herum und sah auf einem Sitz hinter sich Anni.

Die Wut in ihr wich fassungslosem Grauen.

»Na, wie heißt du? Will uns der Name nicht mehr einfallen? Aber das ist nicht schlimm«, war die Stimme eines der Sanitäter zu hören, doch Lore konnte ihren Blick nicht von dem Mädchen abwenden.

Anni sah wieder aus wie früher, als sie sie das letzte Mal gesehen hatte. Ein Mädchen von elf Jahren mit zwei dicken blonden Zöpfen. Sie trug den gleichen Wollmantel wie damals und hatte ihre Schlittschuhe in der einen Hand, in der anderen ihre Strickmütze, die sie nie gemocht hatte, weil die Wolle kratzte.

»Ich werde jetzt für immer bei dir bleiben«, versprach die Untote lächelnd.

»Macht! Mich! Los!«, flüsterte Lore eindringlich, ohne dabei den Blick von Anni abzuwenden, und begann an den Gurten zu reißen.

»Ruhe jetzt!«, fuhr sie der Fritten-Sanitäter an. »Wir sind gleich da!«

»Ob das Eis uns noch trägt?«, fragte Anni in gespielter Vorfreude.

Lore antwortete wie damals: »Mach du. Ich trau mich nicht.«

Noch während sie die Worte wisperte, beugte sich die Untote über sie. Die beiden Sanitäter begannen zu singen.

»… wir sind unzertrennlich, irgendwie unsterblich. Komm, nimm meine Hand und geh mit mir …«, sangen sie im Duett, während Anni auf Lores Brustkorb stieg und sich schwer darauf niederließ.

26

Hinter sich konnte Kathi Valentin, Gustl und Andi rufen hören, aber sie dachte nicht daran, umzukehren. Ganz im Gegenteil. Völlig konzentriert auf Frau Schmitt folgte sie ihr durchs vereiste Gestrüpp. Wahrscheinlich hatte Valentin der Hündin eine Beruhigungsspritze geben wollen, nachdem sie in seinem Auto angefangen hatte, die Sitze zu zerbeißen, doch der Versuch, Schmidi festzuhalten, hatte damit geendet, dass sie ihn erneut gebissen hatte. Daraufhin war die Hündin wie wild in den Wald gerannt und Kathi hinterher. Allerdings nicht, um sie einzufangen.

Schmidi weiß, wo Oma ist!

Kurz nachdem Kathi in den Wald getreten war, beschränkte sich die Sicht bereits auf schwach flackernde Flecken, hervorgerufen durch die Lichter der Einsatzfahrzeuge. Der Rest bestand aus Schatten und Baumstämmen, die wie finstere Säulen einer Kathedrale des Bösen wirkten, ansonsten herrschte Finsternis.

»Oma?«, rief Kathi ins Dunkel, fühlte, wie etwas am Hosenbein ihrer Jeans riss, und befreite sich mit einem leisen Fluchen auf den Lippen von der Ranke, die sich im Stoff verhakt hatte.

»Oma?«, wiederholte sie ihren Ruf und ergänzte ihn mit einem kurzen Pfiff durch zusammengepresste Zähne. »Schmidi!«

Das Restlicht der Einsatzfahrzeuge wurde immer weniger, aber Kathi stapfte konzentriert voran.

Wo ist Schmidi? Hat sie Oma schon gefunden?

Sie hatte auch längst bemerkt, dass ihr jemand gefolgt war.

»Kathi?«

Andi war irgendwo hinter ihr, aber sie ignorierte seine Rufe.

»Oma? Schmidi?«

Ohne es wirklich zu wollen, hatte sie nur geflüstert.

Falls Oma in der Nähe ist, ist auch der Angreifer irgendwo. Oder nur der Angreifer. Und Oma ist längst tot.

Kathi schluckte schwer, drängte den Gedanken beiseite und eilte weiter voran.

Ein schnelles Fortkommen war bald nicht mehr möglich, denn schon konnte Kathi kaum noch etwas sehen und musste die Hände ausstrecken, um tiefhängende Zweige abzuwehren. Selbst die Umrisse der Baumstämme waren nur noch schemenhaft wahrzunehmen und hin und wieder ein Teil der vor ihr her huschenden Schäferhündin, alles andere verlor sich in einer Welt aus ineinanderfließenden, konturlosen Schatten. Wenn sich nicht irgendwo hinter ihr Andi durch den Wald gekämpft hätte, wäre es totenstill gewesen. Im Gegensatz zu ihr hatte er allerdings eine Taschenlampe dabei, deren Licht wie ein gespenstisches Irrlicht zwischen den Baumstämmen der Nadelbäume tanzte, aber noch nicht vernünftig bis zu ihr reichte.

Kathi blieb stehen und pfiff ein weiteres Mal. Hinter ihr raschelte es – Andi kam näher. Schließlich rumpelte es dumpf, gefolgt von schmerzlichem Aufstöhnen. Ganz offensichtlich gehörte Andi zu den wenigen Menschen, die wieder und wieder stolpern, fallen und irgendwo dagegen laufen konnten, ohne zu fluchen. Allerdings war diesmal etwas an der Lampe kaputt gegangen, denn ihr Schein war erloschen.

»Kathi! Warte!«, rief er von hinten.

»Jaja«, antwortete sie, ging aber trotzdem weiter, wobei sie aufmerksam ein Bein vor das andere setzte und die Arme weit ausstreckte. Sie erinnerte sich an das, was sie als Gesprächsfetzen aufgeschnappt hatte: Lore war in den Wald geflüchtet, soviel war sicher. Das Gute war, dass das auch bedeutete, dass sie trotz des Blutens noch fit genug war, um zu laufen. Also konnte sie nicht allzu schwer verletzt worden sein. Das Schlechte war, dass das etwa vor fünf oder sechs Stunden gewesen sein musste. Oder länger?

Ihre Jacke war noch im Haus. Sie hat höchstens den Pulli und die Weste getragen, Hosen, Strümpfe, ihre Pantoffeln, aber keine Schuhe! Und … es hat Frost! Minusgrade! Wie lange kann ein Mensch bei den Temperaturen durchhalten …

Kathi stutzte.

»Schmidi!«, zischte sie und blieb stehen. Sie wagte es nicht, laut zu rufen.

Der Angreifer!

Ein Rascheln zog ihre Aufmerksamkeit auf sich. Es war nur wenige Meter entfernt. Kathi seufzte erleichtert, als sie den Schatten am Boden erkannte.

»Komm her.«

Sie beugte sich Frau Schmitt entgegen in Erwartung des weichen, dichten Winterfells der Schäferhündin und ihres Kopfes, der sich mit seiner langen Schnauze gegen ihre Handinnenfläche drücken würde. Kathi konnte die Hündin kaum erkennen. Dafür hörte sie ihre Schritte, wie sie sich ihr zaghaft näherten. Kathi ahnte, warum sie auf einmal so scheu schien. Schmidi war nicht dumm und wusste ganz genau, dass sie weder Valle hätte beißen dürfen, noch einfach in den Wald laufen, ohne zu hören!

»Jetzt komm schon. Ich will Oma auch finden. Wir suchen zusammen, okay?«

Kathi streckte versöhnlich die Hand nach ihr aus, während irgendwo hinter ihr Andi sich weiter durch das Dickicht schob.

»Was hat dich nur so erschreckt?«

In geduckter Haltung und schnüffelnd bewegte sich die Hündin auf sie zu.

Eine Windböe fuhr plötzlich durch die Wipfel der Tannen und Fichten, ließ einige Schneeablagerungen von den Zweigen rutschen und zu Boden fallen und schien zugleich einige Wolken, die den Mond verdunkelten, fortzupusten. Für einen Moment erhellte das schwache Mondlicht den Waldboden. Kathis Augen hatten sich längst an die Finsternis angepasst und so reichte ihr dieses Restlicht eines müden Halbmondes, um mit einem Schlag zu erkennen, dass das, was ihr schnüffelnd entgegenkroch, definitiv kein Hund war!

»… ssss …«

Unfähig, sich zu bewegen, versuchte Kathi zu verstehen, was sie sah, aber ihre Gedanken zogen sich träge in die Länge bei der Suche nach einer Erklärung.

Ein … nur ein Mädchen …

Mit spinnenartiger Eleganz näherte sich das Kind auf zu langen, grauen Gliedmaßen, darüber schwarz-strähniges Haar und ein schiefer Kopf mit … *Was sind das für Augen?*

Sie glänzten orange und wirkten weit aufgerissen. Insgesamt erinnerten sie an das ungeliebte Werk eines untalentierten Tierpräparators.

Da war das Mondlicht wieder weg und Kathi wurde augenblicklich wieder von tiefer Finsternis eingehüllt. Das Ding vor ihr zischte und stieß ein Klackern aus. Wie eine Fledermaus, die etwas zu orten versuchte.

Kathi sprang schnaufend aus der Hocke hoch, wich nach hinten aus und streifte mit ihrer Wange hart die eisige Rinde eines Baumes. Sie warf sich herum, fiel mit Wucht gegen etwas Großes, Warmes. Entgeistert sah sie auf zu Andi, der hektisch seine Taschenlampe schüttelte, um diese aufzuladen.

»Hast du den Hund? Hast du deine Oma gesehen?« Er klang zutiefst beunruhigt und schien gleichzeitig erleichtert zu sein, Kathi endlich erreicht zu haben. »Hast du sie gefunden? Ah, ich glaube, ich habe gerade deinen Hund …«

»DAS IST NICHT SCHMIDI!« Kathi riss ihn am Ärmel weiter zurück.

»… sssen. Wir … Huuunger!«

Das schlaksige Wesen zog sich an einem herabhängenden Ast mühelos in die Höhe und ließ sich auf diesem nieder. Aus orangen, runden Augen, die das letzte Licht einzufangen schienen, glotze es auf sie herab. Der gierige Schimmer darin, verbunden mit der grotesken Körperhaltung der Kreatur, raubte Kathi für einen Moment den Atem und die Fähigkeit zu denken. Andi, der sie mit seiner Taschenlampe anleuchtete, schnappte hörbar nach Luft, dann wurde Kathi von ihm nach hinten weggerissen, herumgeschleudert und fortgestoßen.

»LAUF!«, brüllte er ihr zu, während er japsend das Graumädchen über ihnen anstarrte.

»Lauf!«, wiederholte Andi. Seine Stimme schwankte wie der Gesang auf der alten *Hair*-Langspielplatte von Joshi, die er liebte, obwohl sie eierte. Durch Kathi ging ein Ruck, dann drehte sie sich um und hastete davon, gefolgt von Andi und dem Wesen, das mit einem Satz behände vom Baum sprang und klackernd die Verfolgung aufnahm. Jetzt war kein vorsichtiges Vorantasten mehr möglich.

WEG! NUR WEG!

In blanker Panik rannte Kathi, stolperte, fiel und rappelte sich auf. Zweige, Äste und Gestrüpp schlugen, rissen und zerrten an ihrem Körper. Nur wenige Meter hinter ihr lief Andi, dessen Taschenlampe nur hin und wieder aufflammte. Die Kreatur war direkt bei ihm.

»Wir … fressen. Wir … haben Hunger«, heulte eine kratzige Stimme durch den Wald.

Schlimmer … schlimmer als Stimmen im Kopf. Viel schlimmer …, dachte Kathi, stieß mit der Schulter gegen einen Ast, schrie auf und fühlte einen stechenden Schmerz. Sie wurde sofort von Andi weiter geschoben.

»Schneller! Schneller!«

Sie rannten immer weiter und als Kathi für einen Moment schon meinte, dass sie das Graumädchen abgehängt hatten, wurde sie eines Besseren belehrt. Völlig überraschend löste sich das Wesen, das zwischenzeitlich wieder auf einen Baum geklettert sein musste, von einem der Wipfel und stürzte sich auf sie. Kathi konnte gerade noch eine Bewegung über sich ausmachen, das Knacken, Rascheln, begleitet von fallendem Schnee, dann wurde sie bereits von Andi, der hinter ihr lief, zur Seite gerissen und die Kreatur landete in einem blattlosen Gestrüpp.

»WEITER! WEITER!«, rief Andi, während Kathi immer mehr Schwierigkeiten hatte, überhaupt Luft zu holen.

Eine Lichtung tat sich auf. Irgendeine verschneite Alm, die Kathi vielleicht erkannt hätte, hätte die blanke Panik nicht ihren Geist besetzt wie ein Nachtmahr sein dämmerndes Opfer. Die eisige Winterluft stach in ihren Lungen, sie wandte sich um, sah Andi, der für einen Moment zu ihr blickte und dann abrupt die Richtung wechselte. Wollte er das Ding von ihr weg locken?

Das Graumädchen hielt nur kurz inne, schnupperte, schien zu überlegen und galoppierte dann auf allen Vieren auf Kathi zu.

Ich kann nicht mehr …

Gleich einem bösen Karussell kam Kathi der Gedanke wieder und wieder. Bei jeder Wiederholung wurde er lauter und gemeiner. Die Schritte wurden schwerer und kamen im hüfthohen Schnee viel zu langsam voran.

Und Oma?

In ihr stieg ein Bild auf, wie Lore, zerfetzt und sterbend oder bereits tot, im Dickicht lag. Ganz so wie die Tiere, zu denen Valle in den letzten Tagen immer wieder gerufen worden war.

Ich kann nicht mehr.

Schließlich verlangsamte Kathi ihr Tempo, schwer schnaufend und bebend vor Angst.

Ich kann nicht mehr!

Vor ihren Augen flimmerte es und in ihren Ohren rauschte es, als ob sie sich inmitten eines Orkans befand. Sie blickte sich um und fühlte die Hoffnungslosigkeit in sich wachsen.

Grau. Schwarz. Tote Welt …

Einzig der Schnee wirkte wie der letzte, hoffnungslose Versuch, etwas Licht zu spenden.

Tote Welt.

Pfeifend sog sie die eisige Winterluft ein, während ihr Blick am Hang hinunterglitt. Weiter unten war eine Straße zu erkennen. Hinter ihr preschte auf flinken Gliedern das Graumädchens heran, aber Kathi war so erschöpft, dass selbst das grausige Klackern, das das Wesen von sich gab, ihr keine Gänsehaut mehr verursachte. Plötzlich war Andi wieder bei ihr, griff sie unter den Armen und zog sie vorwärts.

»Weiter!« Obwohl sein Atem sehr schnell ging, schien er eine wesentlich bessere Ausdauer zu haben als Kathi. »Dorthin!«

Er hatte wohl den gleichen Gedanken wie sie. Auf der Straße, auch wenn sie unter einer Schneeschicht lag, würden sie besser vorankommen und dem Ding eher entfliehen können als im düsteren Wald.

Ich habe … schon drei Mal versucht, mir das Leben zu nehmen und jetzt … Scheiße!

»Ich kann nicht mehr. Ich kann nicht …« Kathis Stimme war rau und rasselte. Das Ding hinter ihnen klackerte triumphierend.

»Doch, du kannst! Weiter …«

Kathi wurde langsamer, taumelte nur noch bergab und bemerkte trotz ihrer Benommenheit, wie viel Verzweiflung in Andis Stimme lag – und dass er genausowenig wie sie verstand, was hier gerade passierte.

Aber … er sieht es auch. Er … es ist nicht irgendeine Halluzination! Er … sieht das auch!

Sie warf einen Blick zurück zu dem Graumädchen. Wie ein dünnbeiniger Frosch in einem zerfetzten Kleidchen hockte es nun da. Dann machte es einen Satz. Kathi stolperte über ihre eigenen Füße, bemerkte, dass der Boden plötzlich weg war und sie fiel. Instinktiv versuchte Andi sie zu halten, wurde mitgerissen und landete neben ihr im Graben, wo in wenigen Monaten das Schmelzwasser reißend an der Straße entlang ins Tal strömen würde. Die groteske Silhouette ihrer Verfolgerin schoss nur wenige Zentimeter an ihnen vorbei, landete grazil auf der Straße und beugte sich mit gierig zuckendem Kopf zu ihnen herab.

»Unsere schönen Augen sehen gut«, gluckste das Graumädchen. »Wir werden fressen!«

Kathi schloss die Augen und lehnte sich zurück.

Es ist vorbei.

Sie spürte, dass sich Andi wieder vor sie schob, und mit eiskalter Gewissheit wurde ihr bewusst, dass auch diese tapfere Geste das Wesen nicht aufhalten würde. Tränen stiegen in ihr auf und liefen über ihre Wangen. Sie blinzelte sie weg.

Andi hockte halb über ihr. Sein Rücken wirkte wie ein riesiger Schatten. Einen Arm hatte er nach vorne ausgestreckt, als trüge er einen Schild. Den anderen stemmte er gegen den steinigen Rand des Bachbetts.

»Wir fressen … das Weibchen zuerst.«

Die Stimme fuhr Kathi durch und durch und jagte ihr den Frost in die Knochen.

»Verschwinde!«, keuchte Andi hilflos.

Es war offensichtlich, dass das graugliedrige Mädchen an ihm wenig Interesse hatte, denn ihr Kopf zuckte hin und her, fast wie der einer Kobra, nur um einen besseren Blick auf das zu werfen, was hinter ihm lag.

»Lauf weg!«, flüsterte Andi Kathi zu.

Sie blieb liegen und schüttelte nur müde den Kopf.

Die Kreatur sprang vor, packte Andi an der Kehle, zog ihn auf die Beine und warf ihn zur Seite wie ein missliebiges Spielzeug. Röchelnd rollte er sich auf die Knie, während sich das Gesicht des Mädchens zu verformen schien. Langsam wandte es sich Kathi zu. Fast kreisrund war es nunmehr, die Augenschlitze flossen ineinander, die orangenen Augäpfel plumpsten in den Schnee. Auch ihr Maul begann sich zu verformen.

»Lass sie in Ruhe!«

Das war nicht Andis Stimme.

Zornig horchte das Graumädchen auf. Inzwischen hatte es kaum mehr Ähnlichkeit mit einem menschlichen Wesen. Es richtete sich auf und ließ von Kathi ab. Einen Moment zögerte es, dann sprang es auf und stürzte sich auf die dazugekommene Gestalt. Kathi versuchte, sich irgendwie hochzurappeln und kam tatsächlich zitternd auf die Beine – gleichzeitig mit Andi, der, immer noch hustend, gemeinsam mit ihr hinauf auf die Straße kletterte.

Die zwei Kontrahenten auf der verschneiten Wiese begannen sich zu umkreisen, wobei das Graumädchen vor Zorn knurrte.

»Joshi?«

Erst jetzt hatte Kathi den Gegner des Mädchens erkannt. Joshi war kein Kämpfer. Nicht ansatzweise. Er fürchtete sich vor Spinnen, Bienen und selbst vor den kleinsten Hündchen, sobald sie ihm zu nahe kamen. Jetzt stand er breitbeinig auf der anderen Seite des Grabens gemeinsam mit dem Ding inmitten des Schneefelds und jede seiner Bewegungen ließ erkennen, dass er es ernst damit meinte, den Kampf mit diesem Ding aufzunehmen.

»Schnell. Weg«, rief Andi und schubste Kathi weiter.

»Joshi! Wir müssen Joshi helfen!«, flüsterte Kathi eindringlich und stemmte sich gegen Andi, der sie fort vom tödlichen Duell ziehen wollte.

»Komm, solang sie da so rumsteht … Komm schnell!«, beschwor Andi sie.

»Sie wird ihn töten! Wir müssen ihm helfen!«

Kathi hing in Andis Armen, versuchte sich herauszuziehen, während die beiden Kämpfer auf dem Feld übereinander herfielen. Die Bewegungen der Grauen erinnerten an einen hungrigen Panther, der sich auf ein zappelndes Kaninchen stürzte.

»Sie wird Joshi töten! Wir …«

»Joshi? Welcher Joshi?«

Andi schaffte es, sie ein ganzes Stück fortzuzerren. Dann blieb er urplötzlich stehen, hielt Kathi an beiden Schultern, beugte sich zu ihr und blickte ihr fest in die Augen.

»Joshi … du meinst Joachim Winkler? Er ist nicht hier! Joshi ist tot. Er ist bei einem Unfall ums Leben gekommen.«

Kathi sah Andi an, verlor sich in seinem Blick und suchte gleichzeitig nach einem Anzeichen dafür, dass sie sich das alles nur einbildete oder er einfach einen geschmacklosen Witz zu einer völlig unpassenden Gelegenheit gemacht hatte.

»Komm jetzt! Schnell!«, beschwor Andi sie.

Kathi fühlte, wie sie taumelte. Die Beine gaben nach, das Summen in den Ohren nahm zu und die Welt begann sich zu drehen.

Joshi ist tot. Joshi ist tot. Joshi ist tot, hallte es in ihr.

Etwas in ihr tat sich auf und brach entzwei. Jetzt war es völlig einerlei, ob eine Kreatur, die sie sich nicht in den kühnsten Alpträumen hätte vorstellen können, sie jagte. Und auch die Kuh-Gespräche waren bedeutungslos geworden. Während Andi sie voran zog, senkte sich ein bleischwerer Schleier über Kathi. Gleichzeitig öffnete sich etwas in ihr und gab das Erkennen frei auf Dinge, die sie noch mehr ängstigten als sprechende Kühe und das Graumädchen. Gleich abertausenden von Wespen brach in einem einzigen großen Schwarm die Erkenntnis hervor, während sich in ihrem Kopf in einem immer wieder kehrenden Echo die Worte wiederholten: *Joshi ist tot. Das weißt du doch!*

27

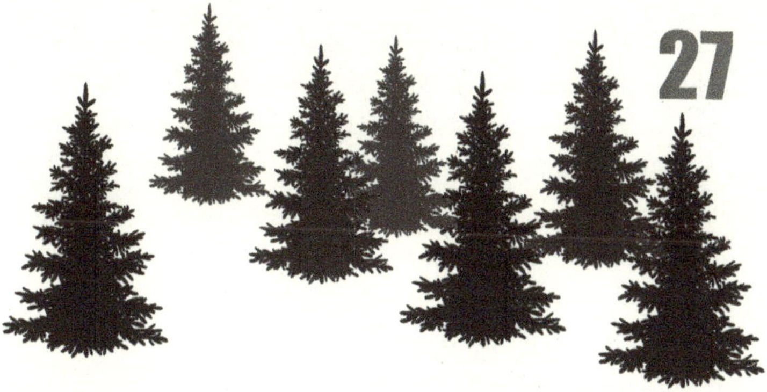

»Komm! Weiter!«

Andi hatte seinen Arm um Kathi gelegt, griff unter ihre Achsel und schob. Er war längst völlig durchgeschwitzt und sah immer wieder über seine Schulter zurück.

Zwar war es gut, dass er die Kreatur im Moment nicht entdecken konnte, allerdings war es so auch unmöglich, sich auf den nächsten Angriff vorzubereiten. Was würde überhaupt helfen? Jiu-Jitsu kam nicht in Frage und seine Dienstwaffe befand sich im Tresor.

Diese Haut … Ich will das nicht anlangen! Da kommt ein Auto!

Andi rechnete damit, dass spätestens jetzt, wo sich ihnen ein rettendes Fahrzeug näherte, dieses Wesen hinter irgendeinem Gebüsch oder aus dem Graben hervorspringen und sie töten würde, bevor das Auto sie erreicht hatte.

»Warte, Kathi!«

Er stellte sich breitbeinig auf die Fahrbahn und winkte mit seiner Taschenlampe.

»STEHENBLEIBEN!«, schrie er aus Leibeskräften.

Einen Moment lang schien es, als ob der Fahrer einfach durch ihn hindurch brausen wollte, doch dann stoppte er im letzten Moment, wobei das Fahrzeug auf der verschneiten Straße bedenklich schlingerte, und ließ das Fenster auf der Fahrerseite herunter.

»Du brunzdämlicher Depp, du! Was soi des?«

»Ein Notfall. Schnell. Sie müssen uns mitnehmen!«, rief Andi ihm zu, blieb aber vor der Kühlerhaube stehen, da er das Gefühl hatte, dass der Fahrer andernfalls einfach weiterfahren würde.

»An Scheiß muaß i!«

»Polizei! Ich bin von der Polizei! Das ist ein Notfall! Sie nehmen uns mit!«, befahl Andi und merkte selbst, wie unsicher und verzweifelt er klang.

»Sie ham ja ga koa Unifom o!«

Misstrauisch beäugte ihn der Mann über die halb heruntergelassene Seitenscheibe, dann wanderte sein Blick weiter zu Kathi hinter ihm. Andi wagte es, die Kühlerhaube zu verlassen und trat ans Fahrerfenster. Abgestandene, warme Luft drang aus dem Wagen – einem alten *BMW*. Dazu kam eine Wolke aus Schweiß, Bier und Kräuterschnaps.

Er kommt von einer Party. Der Promillewert wäre interessant.

Er bemerkte, dass sich sein Polizei-Hirn einschaltete, was sich deutlich besser anfühlte als die pure Panik von eben. Aber jetzt war dafür der falsche Augenblick! Selbst ein sturzbetrunkener Fahrer war ihm lieber, als noch einmal auf dieses Wesen zu treffen. Nervös kramte Andi seinen Ausweis hervor und hielt ihn dem Wagenbesitzer vor die Nase. Gleichzeitig versuchte er, den Waldrand, die verschneite Wiese davor und Kathi im Auge zu behalten. Sie murmelte immer wieder »Joshi ist tot?«

Andis Schuhe waren durchgeweicht und trotz der Anstrengungen und des Adrenalins fror er inzwischen erheblich. Die Hand mit seinem Dienstausweis zitterte.

»I kann des sowieso net lesn. Mei Bruin is dahoam.«

Der Kerl, vielleicht Anfang vierzig, breite Schultern, Schnauzer und Karohemd, wirkte zunehmend ablehnender.

»Seids ihr so Hippies oder wos? Junkies? Ihr schauts aus wie … ja, so a Scheißdreck! Is des Bluat da in Eahnam G'sicht? Und Eahna

Freindin do, die hat doch nimma alle Tassn im Schrank. Und überhaupt. I glaub, ihr seids zu'dröhnt von irgendam Zeig! Ihr ...«

Zweige knackten. Vielleicht nur fünfzig Meter von ihnen entfernt, schätzte Andi. Es raschelte und Schnee rutschte schwer von traurig herabhängenden Ästen. Das Geräusch wiederholte und beschleunigte sich. Andi dachte an das Schnüffeln, an dieses groteske Gesicht, diese dünnen langen Spinnenglieder ...

Augen aus Glas oder Kunststoff ... sie sind herausgefallen.

»SIE KOMMT!«, rief er und riss die Fahrertür des Wagens auf.

Kurzerhand drückte er dem Mann seinen rechten Unterarm gegen die Kehle, wobei er ihm weiter seinen Ausweis hinhielt.

»Entschuldigen Sie! Aber Sie WERDEN uns mitnehmen! Keine Zeit! Kathi! Rein hier!«, rief Andi. »Und Sie ...«

Eine Faust donnerte gegen Andis Kinn, sein Arm wurde weggerissen und ein weiterer Schlag ins Gesicht folgte mitsamt wüsten Beschimpfungen, die er nicht verstand. Er ließ von dem Kerl ab, schnappte nach Luft und stolperte nach hinten und ging fast in die Knie, während sich die Welt um ihn immer schneller drehte und der Schmerz im Kopf bedenklich pochte. Mit beiden Händen stützte sich Andi auf seine Oberschenkel und versuchte, tief vornüber gebeugt, auf den Beinen zu bleiben.

»Kathi! Steig ein!«

Er warf ihr einen verzweifelten Blick zu. Sie stand immer noch stumm und bleich am Straßenrand. Ihre Haare umrahmten wirr ihr Gesicht. Hinter ihr, gleich einem Schatten, krabbelte die Kreatur aus dem Gehölz.

»Nicht wegfahren!«, keuchte Andi, während der Mann fluchend aus dem Wagen stieg.

»Du saudämlicher ...«

»Kathi! Steig ein!«

»Nicht weg...«

Der Rest blieb ihm im Halse stecken, denn der Kerl hatte ihn am Revers gepackt und herumgeschleudert, sodass Andi mit dem Rücken gegen den Wagen krachte. Der Aufprall kam so unerwartet, dass ihm erst einmal die Luft wegblieb.

»Scheißdrecks Großstadtjuppies! Herkemma, oan auf dicke Hose macha und die ganzen Madeln abschleppa …«

Die Welt drehte sich immer noch. Luft war auch noch keine da, aber Andi spannte alle Muskeln an, sprang zu Kathi und zog sie die wenigen Meter zum Auto. Es kostete ihn seine gesamte Konzentration, dabei den fluchenden Mann und die heranschleichende Kreatur auszublenden. Er riss die Hintertür auf und schob Kathi auf die Rückbank.

Der Fahrer brauchte einen Moment, um zu realisieren, was geschehen war, lief dann auf Andi zu und holte erneut zum Schlag aus.

Andi duckte sich. Diesmal gelang es ihm, der Faust auszuweichen. Dafür packte er den rechten Arm des Angreifers, wirbelte den Mann herum, warf ihn zu Boden und kniete einen Augenblick später halb auf dessen Rücken.

»Schluss jetzt!«, befahl er, selbst überrascht, Luft und Stimme wiedererlangt zu haben.

Trotzdem ging der Atem noch schwer. Der Mann unter ihm heulte vor Schmerzen auf. Wenige Meter hinter ihm hörte er das Graumädchen klackern. Andi zitterte vor Wut, Anstrengung und Angst.

»Sofort! Einsteigen! Klappe halten! Schlüssel her! Ich fahre!«

Ein letztes Mal drehte sich Andi zu dem Wesen ohne Augen, gerade als es sich knurrend auf alle Viere niederließ und lossprintete.

Andi klemmte sich hinter das Steuer, der Wagenbesitzer ließ sich matt auf den Beifahrersitz fallen.

Er sieht sie nicht.

»I ruf die Polizei.«

Andi startete den Wagen.

Etwas knallte brutal aufs Wagendach.

»Jessesmaria! Was war denn des?«, japste der Wagenbesitzer.

Okay. Das hat er gehört!

Mit durchdrehenden Rädern raste Andi los und hielt sich krampfhaft am Lenkrad fest, wie ein Ertrinkender am rettenden Schwimmring.

Die Luft im Wageninneren war stickig und dunstig und seine Kleidung klebte schweißig, unangenehm an der Haut. Er fühlte sich ausgelaugt und schwach, gleichzeitig hämmerte seine Schläfe immer noch und seine Rippen schmerzten.

Mit Vollgas brauste Andi davon, wobei das Wesen polternd vom Wagendach fiel. Durch den Rückspiegel konnte er schließlich noch kurz seine Umrisse im Dunkeln erkennen, wie sie sich vor der verschneiten Wiese abzeichneten. Dann wurden sie kleiner und verschwanden irgendwann.

»Des wird a Nachspiel ham!«

Der Mann neben Andi massierte sich die malträtierte Schulter. Unschlüssig und verärgert zugleich blickte er zu seinen unerwünschten Mitfahrern und sah dann fragend zum Dach.

»I werd die Polizei ...!«

»JA, BITTE!«, schrie Andi und schlug mit der flachen Hand aufs Lenkrad. »BITTE! Tun Sie das!«

»Wo geht's lang, Kathi?« Andis Stimme bebte.

Kathi blieb stumm. Sie hatte die Arme verschränkt und starrte mit ausdruckslosem Blick auf ihre Knie. Der Mann neben ihm hatte dafür in der Zwischenzeit sein Handy hervor geholt und begann eine Nummer zu tippen, wobei er immer wieder misstrauisch zu Andi äugte, als ob er annahm, dass dieser in letzter Sekunde doch noch seine Meinung ändern könnte.

»Wenn S' zum Unfall woin, dann müssen S' da lang ...«, murmelte der Wagenbesitzer. »Und wenn S' doch a Bulle san ... I hob fast goar nix 'trunken.«

Andi horchte auf. Dachte an Kathis Oma.

»Welcher Unfall?«

»Bei der Autobahnabfahrt. A Brummi hat jemanden zamgefahren ... Ah! Empfang! Jetzt hab i ... Hallo? Polizei?«

Kurz darauf hatte Andi unter den missmutig-besorgten Blicken des Wagenbesitzers das Handy des Mannes zwischen Schulter und Ohr geklemmt. Der Mann schien langsam zu realisieren, dass er sich mit einem Polizisten geprügelt hatte.

Gustl Schallhubers erste Frage galt Kathi.

»Ist die Kathi bei dir? Ist alles okay mit ihr?«

Andi bejahte, obwohl ein Blick in den Rückspiegel ihm eine bleiche junge Frau mit hängenden Schultern und stumpfem Blick präsentierte.

»Und jetzt sag: Woher hast du des g'wusst? Der Max ist immer noch bei dem Gartenverein und sie graben immer noch, da, wo du gemeint hast. Jetzt sans scho vier ...«

»Ich habe nichts gewusst, nichts gemeint und nichts gesagt!«, versicherte Andi. »Ich hatte nur eine Vermutung und wollte, dass da jemand nachsieht!« Gleichzeitig erinnerte er sich an die geisterhafte Szene, die sich ihm dort im Garten dargeboten hatte. Die Verzweiflung und Trauer darin.

Zum zweiten Mal in dieser Nacht schlug Andi den Weg hinauf zur Jagdhütte der Mühlbauers ein – diesmal alles andere als im erlaubten Tempo. Zwar schienen nicht mehr ganz so viele Einsatzfahrzeuge dort zu stehen, zumindest war das blinkende Lichtermeer kleiner geworden, dafür waren aber die ersten Schaulustigen aus dem Dorf eingetroffen sowie weitere Presseleute auf der Suche nach einer guten Story.

Jeden Moment muss die Hundestaffel da sein.

Aus dem Handy schallte erneut die ungläubige Stimme des Oberkommissars: »Der Max ist inzwischen bei vier! VIER Säuglings…«

»Ich bin hier nicht allein im Auto!«

Vier Babys. Vergraben. Lebendig? Totgeburten? Nein. Ich habe es gesehen. Sie wurden ermordet.

»Max und seine Leute graben weiter! Und es gibt noch mehr Neuigkeiten«, fuhr Schallhuber weniger lautstark fort. Andi war sich nicht sicher, ob er sie hören wollte, denn der Oberkommissar wirkte reichlich angeschlagen.

»Vor etwa drei Stunden gab's einen Unfall bei Ausfahrt 10. Aber nicht irgendwer! Bachinger ist ums Leben gekommen.«

»Das ist kein Zufall«, dachte Andi laut. »Wir sind gleich da. Ich seh schon die Hütte …«

»Für mich sieht das fast so aus, als ob jemand eine Liste abarbeitet«, erklärte Schallhuber weiter und wurde dann unterbrochen. Er wirkte erleichtert, als er sich kurz darauf wieder meldete: »Doldinger! Sag Kathi, dass wir ihre Oma gefunden haben! Sie ist im Krankenhaus in Murnau und wird dort …« Ein schrilles Geräusch, gleich einem Kreischen drang aus dem Handy. Andi verriss fast das Steuer und warf unwillkürlich das Smartphone fort. Das Satzende, das von irgendwoher aus dem Handy kam, konnte er jedoch gut verstehen – es klang ganz und gar nicht nach seinem Chef –: »… sterben!«

28

Alles nur … wegen diesem blöden Dackel!

Ein röchelnder Ton entkam Lore, was Valentin dazu veranlasste, sich über sie zu beugen und sie auf die Stirn zu küssen. Sie wollte etwas sagen, war aber zu keiner Regung fähig.

»Alles wird gut«, flüsterte er.

Eine Träne fiel auf sie herunter und lief kitzelnd ihre Wange hinab. Lore wollte sie abwischen und konnte es nicht. Diesmal lag es nicht an den Manschetten – die hatte man ihr inzwischen abgenommen. Seit einer Beruhigungsspritze mit irgendeinem Teufelszeug darin war sie bewegungsunfähig und das Denken zeitverzögert und träge. Es fühlte sich absolut falsch an und hatte sicher nicht so wirken sollen! Zumindest entnahm sie das dem verlegenen und zugleich hektischen Gebaren der Ärzte, die ein und aus marschierten. Eigentlich hatte sie das Beruhigungsmittel nicht gebraucht, denn ihre Reaktion war in keiner Weise übertrieben gewesen.

Anni, die tropfnasse Wasserleiche, hatte sich im Krankenwagen nicht nur auf ihrem Brustkorb niedergelassen, sondern war darauf herumgetrampelt und hatte schließlich mit der Wucht wütender Wellen begonnen, ihr wieder und wieder die Kehle zuzudrücken. Erst konnte Lore vor lauter Schock kaum reagieren, doch dann mühte sie sich, die auf ihr hockende Anni mit Schreien, Schlägen und Tritten abzuwerfen. Eine ihrer Fäuste traf dabei das Kinn des dicken Sanitäters mit dem Schnauzer, was ihn zu Boden plumpsen ließ. Da kamen sie gerade am Krankenhaus an und sie wurde sofort mit diesen verfluchten Manschetten gefesselt und bekam die Spritze verabreicht.

Seitdem fühlten sich ihr Geist und Körper an wie Brei. Überall an ihrem Leib hingen Kabel und in ihrer Luftröhre steckte ein Schlauch.

Ein gequältes Keuchen entkam Lore, während das Beatmungsgerät in hypnotischem Rhythmus vor sich hin arbeitete.

Keine Luft, weil … Anni … wie unter Wasser …

In der Ecke hinter dem obligatorischen Tisch aus Pressspan und abgewetzten Besucherstühlen, die man selbst hier auf der Intensivstation zwischen all den blinkenden Geräten aufgestellt hatte, hockte die Wasserleiche, die einst ihre beste Freundin gewesen war, und wirkte äußerst zufrieden.

Sie will mich sterben sehen.

»Ist die Beatmung wirklich notwendig?«, fragte Valentin besorgt.

Der Arzt im weißen Kittel lugte über Brillenrand und Klemmbrett und bedachte Valentin mit einem arroganten Blick.

»Sie hatte schon im Krankenwagen Atemaussetzer und kurz nachdem sie hier angekommen ist, einen Atemstillstand von über vier Minuten!«

JA! Weil eine Leiche auf mir gesessen hat und weil ihr Vollidioten mir irgendeine Scheiße gespritzt habt …, dachte Lore und nun liefen ihr die eigenen Tränen über die Wangen.

Die Einzige, die ihre Gedanken zu verstehen schien, war die Tote. Sie stand auf und watschelte zu ihr herüber.

… und alles nur wegen diesem Dackel! Die olle Seilhuber mit ihrem ewigen Gejammer!

»Dr. Arrogant« leuchtete Lore eifrig in die Augen und las dann irgendwelche Daten von den Maschinen ab. Da stieß Lore die wenige Luft, die sie in sich fühlte, mit einem widerlichen Röcheln aus. Die Tote war mit einem verblüffend eleganten Satz auf sie gesprungen und kniete sich knöchern auf Lores Brust. Eines der Geräte stieß einen schrillen Alarmton aus und Dr. Arrogant verwandelte sich in Dr. Hektisch.

»Atemstillstand!«, rief er und deutete auf das Gerät.

JA! TUT WAS!

Ungefähr die gleiche schrille Verzweiflung wie das Gerät hatte Walburga an den Tag gelegt, als der Dackel gestorben war. Über Wochen war sie jeden Tag zu Lore marschiert und hatte sich dabei nicht nur an ihren Kaffee- und Keks-Vorräten ausgiebig bedient, sondern ihr den letzten Nerv geraubt mit ihrer dramatisch nach außen getragenen Trauer.

Lore starrte direkt in das verquollene Gesicht der Toten, die geduldig das nahende Ende abzuwarten schien, während um sie herum ein munterer Ärzte-Tanz begann. Die großen, schlierigen Fischaugen der Wasserleiche waren nur eine Handbreit von den ihren entfernt. Das Gewicht des Körpers quetschte Lores Brustkorb zusammen. Dr. Hektisch, Krankenschwestern und ein Krankenpfleger zogen hier und da an Kabeln und ihrem Körper, Valentin war weg und das ganze Zimmer voller Menschen, ein Brei aus verschwommenen Gesichtern und Geräuschen … irgendwo hinter diesen beiden glotzenden Augen.

»… Wasser in der Lunge … Embolie …«, hörte Lore jemanden sagen. Sie schloss ihre Augen und fiel in sich zurück.

»Der ganze Firlefanz wird dir noch mal jede Menge Ärger einbringen!« Das war Valentins Standardspruch immer dann, wenn sie wieder ihr »magisches Arbeitstuch« ausgebreitet und darauf je nach Bedarf verschiedene Utensilien drapiert hatte.

Die Welt wurde dumpfer und der Druck auf ihr und die Verzweiflung, irgendwie etwas von der Luft, die vom Beatmungsgerät weiter in sie hineingepumpt wurde, abzubekommen, schwoll an.

»Ich will nur noch einmal meinen Erwin sehen! Ich will wissen, ob es ihm gut geht und ob er jetzt bei den Englein ist!«

Lore wollte ihr diesen Wunsch erfüllen. So war ihr der Gedanke mit dem Spiegel gekommen. Ihre eigene Oma, die »alte Zigeuner-Hexe«, hatte Lore viel über diese Rituale erzählt. Über besondere Jahrestage, von zwischenweltlichen Wesen, den Energieformen und wie man dadurch, dass man »Kleines« tut, »Großes« verändern kann. Und einen Spiegel, den konnte man nicht nur zum Schminken benutzen oder zur Selbsthypnose. Sondern auch als Tor! Zu sich und zu der Welt hinter der Welt.

Lore hatte es so gemacht, wie sie es immer tat, wenn sie etwas Neues ausprobierte – nicht denken, sondern handeln! Ein paar Hundehaare von Erwin, seine stinkende Schmusedecke und sein Quietschetierchen, magisches Öl, Kerzen, Räucherzeug und viel Trara, das sie sich immer spontan ausdachte. Nach dem Ritual war Walburga zufrieden nach Hause marschiert.

Dann, vor ein paar Tagen, kam um fünf Uhr am Morgen ein Anruf von ihr. Erwin war Walburga im Traum erschienen! – Lore hatte den schieren Enthusiasmus gähnend entgegen genommen, während sich Valentin fluchend unter der Decke vergraben hatte.

Entsetzt riss sie die Augen auf, als man etwas in den Schlauch einführte, der in ihrer Luftröhre steckte, und das Wasser mit einem blubbernden Geräusch aus ihr heraussaugte. Es war ein widerliches Gefühl!

»Ist sie bei Bewusstsein?«, fragte irgendeine Frau hinter einer Maske.

»Nein.«

Luft … Wasser …

»Ihr Ehemann ist selbst Arzt«, erklärte Dr. Hektisch.

Die Frau hinter der Maske lachte.

»Ja, aber Dr. Müller ist ein Tierarzt. Er kommt immer zu meinem Bruder auf den Hof, wenn was mit den Kühen ist.«

Die Wasserleiche, Anni, lächelte. »Und, Lore? Wie ist es so zu sterben?«

»Sollen wir noch weitermachen?«, fragte eine andere Krankenschwester.

»Genug geplaudert, Lore. Jetzt sieh mich an und komm mit mir ...«

29

Eine Kuppel aus Glas. Ich fühle nichts. Ich bin nicht da.

Kathi war isoliert von allem und jedem, in einem summenden Kosmos, in dem alle Sinne in Watte gepackt schienen.

Etwas berührte sie an der Schulter. Das war ein unwirkliches Gefühl. Damals, kurz nach Joshis Tod, war es ihr ähnlich gegangen. Die anderen Patienten hatten ihr später erklärt, dass sie eine »Betonspritze« bekommen habe. *Haldol.* Kathi konnte sich danach nur in Zeitlupe bewegen. Auch das Denken war beschwerlich und zäh, und wenn sie versuchte zu sprechen, hatte sie den Eindruck, dass sie mit Mühe jedes einzelne Wort aus ihrem Inneren heraussuchen musste. Diese Begriffe dann zu Sätzen zusammenzubauen, war noch schwieriger gewesen.

Jetzt habe ich keine Spritze bekommen. Es ist nur … Joshi ist tot. Ich … ich habe mir alles nur eingebildet. Dass er bei mir ist. Hier ist … Vielleicht bin ich auch tot? Mir ist so kalt.

Abermals wurde sie an der Schulter berührt. Eine Hand legte sich schwer darauf. Sie wandte sich schwerfällig dem Mann neben ihr zu und erkannte Gustl. Was sagte Lore immer? Er und Valentin seien die einzigen Männer, die Schnauzer tragen konnten, ohne albern auszusehen.

Gustl wirkt so alt. Wenn man tot ist, sieht man die anderen Menschen noch?

Falten hatten sich in die Wangen und die Stirn des Oberkommissars gegraben. Zutiefst beunruhigt blickten unter den buschigen Brauen seine dunkelbraunen Augen und suchten angestrengt nach einer Bestätigung in Kathis Gesicht.

»Hörst du mich? Verstehst du mich? Was ist passiert?«

Kathi lächelte, fühlte sich wie ein Stein. Ein Stein, den man in den Ozean geworfen hatte. Sie sank tiefer in das Blau, genoss das Rauschen und die Ruhe, bis sie wieder Gustls fragenden Augen begegnete.

Er schüttelte sie an der Schulter.

Sie kannte ihn schon seit ihrer Kindheit. Die Zeit, in der es für sie noch normal gewesen war, dass sie Dinge sah und hörte, von denen andere noch nicht einmal die leiseste Ahnung hatten.

Ich war schon immer verrückt.

Schon damals, als sie noch mit beiden Eltern bei den Sonnenjüngern gewohnt hatte, die sich in diesen Jahren noch die »Indigohüter« genannt hatten. Eigentlich hießen sie nie »Sonnenjünger«, sondern »Kinder des Sternenlichts auf dem Weg in die Neue Zeit« – ein viel zu langer Name, bei dem Abkürzungen nicht funktionierten. »Kidinz« war mal aufgekommen, nachdem es aber gegen eine Handvoll Mitglieder Ermittlungen wegen Missbrauch Schutzbefohlener und Inzestvorwürfe gegeben hatte, war »Kidinz« ganz schnell wieder vom Tisch gewesen. Außerdem hatte der Klang so überhaupt keinen sphärischen Beigeschmack gehabt.

»Lore …«, begann Gustl.

Ihr geht es nicht gut. Ich weiß es.

»… ist in guten Händen, Katterl. Es wird alles für sie getan!«, erklärte er.

Kathi hörte zwar die Worte, trotzdem erreichten sie diese nicht.

Die Welt war irgendwo da draußen und sie selbst in einer Blase gefangen außerhalb von Raum und Zeit. Hinter einer unsichtbaren Barriere, die sie abschirmte. Ein Fremder stand plötzlich neben ihr mit einem professionellen Lächeln im Gesicht. Weißes Hemd mit Aufnäher, rote Hose und Arbeitsschuhe. Gustl redete mit ihm, aber Kathi verstand nicht, um was es ging.

»Kommen Sie, Fräulein«, sagte der Fremde sanft.

»Ihr Name ist Mühlbauer! Katharina Mühlbauer!«, erklärte Gustl.

»Okay, alles klar. Frau Mühlbauer. Wir gehen jetzt zusammen zum Wagen«, säuselte der Mann in einem Tonfall, in dem pädagogisch bewusste Mütter ebenso geduldig wie nutzlos ihren verzogenen Nachwuchs von einer Dummheit abzuhalten versuchten.

In Kathi regte sich Widerstand. Ihr Blick wanderte suchend über die Leute, die bei Lores Hütte herumstanden und -hockten und irgendwelchen Arbeiten nachgingen.

»Kommen Sie weiter. So ist's fein. Wir kümmern uns um Sie. Bald ist alles gut.«

Verwirrt sah Kathi auf den Typen neben ihr, der sie beharrlich weiter zu einem der Rettungswagen schob. Er roch nach Schweiß und Frittenfett und trug auch einen Schnauzer, aber im Gegensatz zu Gustl hätte ihm eine Rasur gutgetan, außer er wollte aussehen wie ein Pornodarsteller aus den Neunzigern.

Kathi wollte sich träge aus dem Griff winden, der sie immer mehr nervte.

Rettungswagen?

Sie erinnerte sich nur schlecht. Hatte sie um sich geschlagen? Geschrien und geweint? Joshi war verunglückt. Drei Männer hatten sie festgehalten. Kathi hatte die Sachen, die herumlagen, durch die Gegend getreten.

Der Stich im Oberarm. Mein Stiefel im Bauch des Sanitäters …

ICH WILL NICHT MEHR LEBEN! LASST MICH STERBEN!

Der Schmerz, der sie gerade noch hatte zerreißen wollen, war plötzlich weg gewesen. Ruhe.

Sie wankte ein paar Schritte fort von dem Mann in Sanitäterkluft.

»Nein …«, sagte sie schwach. Es war fast unmöglich, aus der Blase heraus zu sprechen. »Ich … will nicht.«

»Doch, doch. Sie kommen mit!«, ordnete er an. Auf einmal gar nicht mehr sanft. Sondern ungeduldig, erschöpft, genervt.

»Nur Irre heute Nacht! Und wir haben noch nicht mal Vollmond!«, drang die Stimme eines zweiten Mannes zu ihr durch. Er sprang aus dem Notarztwagen und kam auf sie zu.

Aus den Augenwinkeln heraus entdeckte sie Andi und Gustl, die lebhaft miteinander diskutierten. Gustl saß in seinem Dienstwagen. Hatte er nicht irgendetwas von Lore gesagt? Fuhr er zu ihr? Und wo war sie gleich?

»So, Fräulein. Auf geht's.«

Resolut wurde Kathi rechts und links unter den Armen gegriffen und zum Krankenwagen gebracht. Sie war eingekeilt zwischen Frittengeruch und Schweiß, links der Oberlippenbart, rechts ein zerzauster Vollbart. Sie drehte sich, so weit es ging, um zu Andi. Ihre Blicke trafen sich. Er wollte ihr hinterherkommen. Gustl im Wagen neben ihm griff durch das geöffnete Fenster seinen Arm und erklärte ihm irgendetwas, das Andi nicht zu gefallen schien. Beide begannen wieder zu diskutieren.

Ich werde weggebracht …

Das bunte Lichtermeer hatte sich inzwischen auf vereinzelte Spotlights der Ermittler und einige wenige Autoscheinwerfer reduziert. Nur noch ein paar Ermittler der Kripo waren zugegen und die Medientussi in ihren High-Heels war auch noch da. Sie saß im Übertragungswagen und hackte mit ihren langen Fingernägeln auf ihr Laptop ein. Dazwischen warf sie Andi verstohlene Blicke zu, die von mehr als beruflichem Interesse zeugten.

Joshi … er war da! Er … er hat Andi hinterher gesehen. Auf den Hintern!

»Na, komm schon. Das sind nur zwei Stufen. So schwer ist das nicht.«

Geziehe und Geschiebe.

Kathis Blick hing immer noch an der Szenerie vor der Jagdhütte, den wenigen Lichtinseln davor, dem warmen Glimmen, das aus dem Hausinneren kam, dem mittlerweile sternenklaren Nachthimmel darüber und dem lauernden Wald drumherum.

Das Wesen glotzte ihr entgegen. Fast hätte Kathi es übersehen, doch als sich die Kreatur wie ein abgestorbener Ast aus dem Schatten eines Stammes schälte, schrumpften die spinnenhaft langen Gliedmaßen zusammen und die schwarzen, speckigen Strähnen umrahmten ein Mädchengesicht.

»Sie ist zurück. Sie will fressen!«, hauchte Kathi.

»Ja, Fräulein. Ganz recht. So, jetzt noch ein Versuch. Hopp! Und rein in den Wagen.«

Kathi riss die Arme hoch und befreite sich aus dem Griff der zwei Sanitäter. Da waren noch mehr Dinge im Wald! Auf einmal schimmerte hinter jedem Baum, hinter jedem Gebüsch und Strauch ein Augenpaar. Ungeduldig, kaum noch in der Lage, abzuwarten.

Alles wie damals. Als Kind schon hatte sie all die Dämonen, Geister und Lichtwesen gesehen, von denen ihr Vater immer erzählte.

Ja, das war Humbug gewesen! Immerhin hatte sie über Jahre hinweg diese Tortur aus erzwungener Glückseligkeit in Meditation, Lichtnahrung und wenigen Brocken »reiner« Erdnahrung über sich ergehen lassen müssen. Vermutlich hatte sie es Lore und Gustl zu verdanken, dass ihre Mutter mit ihr die Sonnenjünger eines Tages verlassen hatte. Viele Jahre später hatte ihr Lore erzählt, dass sie damals, im Alter von sieben Jahren, gerade mal zwanzig Kilo wog und die Alternative für ihre Mutter hieß: die Sekte verlassen oder Kathi in die Fürsorge des Jugendamts zu übergeben.

Die Erinnerungen schienen so klar wie selten zuvor. Kathi dachte an den ersten Blick in den Spiegel der neuen Wohnung. Sie war vor dem dürren Mädchen darin erschrocken! Auch die helle, saubere Kleidung konnte nicht von dem hohlwangigen Kind mit den großen, hungrigen Augen ablenken. Das war ihre erste Begegnung mit einem Spiegel gewesen. Der erste Kleiderschrank in ihrem Leben und dann auch noch einer mit einem Spiegel, der eine ganze Schranktür vereinnahmte.

In der Kommune hatte es keine Spiegel gegeben. Leute mit Spiegeln, eigenen Schränken und anderen Besitztümern waren eitel und selbstsüchtig. *Selbstverliebte Menschen mag Gott nicht. Alle Liebe muss ihm gelten.* Außerdem, so wurde gesagt: Spiegel sind gefährlich. Hexenwerk.

»Wenn ihr zu lange hineinseht, kann es passieren, dass er euch fängt und ihr hinein gezogen werdet in die Welt der Kreaturen, die sich selbst mehr lieben als Gott! Der Teufel persönlich und abermillionen andere schreckliche Dämonen leben dort auf der anderen Seite und sie warten auf eure reinen Seelen!«, hatte ihr Vater den Kindern im Unterricht zugeraunt.

Manche der kleineren hatten dann zu weinen begonnen und sich an die älteren Geschwister geklammert. »Und manchmal kommen sie heraus, um euch zu fangen.«

Die Kinder, die zu laut gejammert hatten, bekamen später die Rute zu spüren. Etwas Angst war gewollt, aber zu viel davon nervte ihren Vater. Sie zeuge von Unreife und zu geringer Gottesfürchtigkeit. Die Grenzen zwischen »etwas« und »zuviel« waren beliebig.

Unsere Angst vor den Spiegeln …

»Der Spiegel!«, rief Kathi aus.

»Was will sie?«, fragte der eine Sanitäter den anderen.

Das Graumädchen blickte zu Kathi herüber.

Wie kann es mich sehen? Es hat keine Augen mehr!

Eine Hand, deren Finger an die Krallen eines Vogels erinnerten, wuchs in die Länge und legte sich von hinten auf Andis Schulter.

Der Schmerz, den die Berührung des augenlosen Graumädchens ihm zufügte, ließ Andi mit schmerzverzerrtem Gesicht halb in die Knie gehen.

Mit weit aufgerissenem Maul beugte sich das Mädchen über ihn. Dabei entblößte sie spitze Zähne. Dabei hatte sie ihre Fratze immer noch in Richtung Kathi gedreht. Hätte sie Augen besessen, wäre ihr Blick auf sie gerichtet gewesen und die Warnung darin unmissverständlich: »DICH will ich. Und wenn du nicht kommst, …«

»Lass ihn in Ruhe!«, kreischte Kathi.

Die beiden Sanitäter neben ihr machten einen raschen Schritt auf sie zu und packten Kathi diesmal fester am Arm. Gleichzeitig schienen aber auch sie zu bemerken, dass irgendetwas mit Andi nicht stimmte.

»Hat der einen Herzinfarkt oder was macht der da?«

»Oh, Mann! Heute gibt's wohl keinen Feierabend mehr! Was für eine beschissene Schicht«, kommentierte der andere.

Ein Heulen drang aus dem Wald und einige silbrig schimmernde Augenpaare, die dort gelauert hatten, erloschen. Offensichtlich war das ein Geräusch gewesen, das auch alle anderen gehört hatten – selbst die Sanitäter bei Kathi.

»Was is denn des jetzt?«

Gustl, der gerade losfahren wollte, stieg wieder aus, blickte zuerst ratlos zu Andi, der, schwer atmend wie ein Marathonläufer nach dem Wettkampf, am Boden kniete. Dann leuchtete der Oberkommissar mit seiner Taschenlampe den Waldrand ab. Das Unterholz war in Bewegung, was an den hunderten Tieren lag, die sich dort tummelten, die aber niemand außer Kathi zu sehen schien. Dafür hörten alle das Brummen, Schnattern und Kreischen.

»Ja, um Gott's Wuin …«

Kathi nützte die Gelegenheit der Verwirrung, riss sich von den beiden Männern los und rannte zum Hauseingang. Am Rande ihres Blickfelds sah sie, wie Andi endgültig zusammenbrach, als das Graumädchen ihre Zähne mit Wucht in seine Schulter schlug.

Ich kann dir nicht helfen, aber ich weiß jetzt, was ich tun muss.

Kathi lief weiter. Sie hörte plötzlich Gustls Stimme.

»Schmidi! AUS!«, brüllte er.

Kathi hatte den Eingang erreicht, fuhr herum. Schmidi? Tatsächlich war es die Hündin, die trotz der Schmerzen, die sie haben musste, auf Andi zu preschte. Doch die Freude darüber, dass sie zurückgekehrt war und es ihr besser ging, währte nur kurz. Die Schäferhündin hatte das Fell gesträubt und die Zähne gefletscht – Kathi war sich sehr wohl bewusst, wie das für die Umstehenden aussehen musste.

»AUS! Schmidi! AUS!«, Gustl hatte seine Waffe gezogen. »Verdammt! Kathi, ruf sie zurück!«

Es war nicht möglich. Kathi war unfähig, etwas zu tun, klammerte sich an der hölzernen Zarge des Eingangs fest, mit der lähmenden Sicherheit, ganz genau zu wissen, was nun kommen sollte.

Alle anderen mussten annehmen, dass Frau Schmitt wie ein tollwütiges Biest ihre Zähne in Andis Nacken schlagen wollte. Aber das war nicht ihre Absicht! Ihr Ziel war das Graumädchen dahinter! Frau Schmitt setzte zum Sprung an.

Zwei Schüsse fielen und warfen die Hündin zur Seite, was sich für Kathi alles wie in Zeitlupe abspielte. Blut spritzte, die Hündin fiel und blieb leicht zuckend im Schnee liegen. Andi brach zusammen – über ihm thronte das Graumädchen, bereit für das kommende Festmahl.

»Ammermeier! Wer hat Ihnen erlaubt …«, Gustl steckte seine Waffe wieder weg und eilte zu der Hündin und zu Andi, die nebeneinander im Schnee lagen.

»Sanitäter!«, schrie er und blickte immer wieder zwischen Andi und Frau Schmitt hin und her. Dann sah er auf und begegnete Kathis Blick.

»Oh, Mist! Katterl, warte!«, befahl Gustl noch, aber sie hatte sich bereits abgewandt und lief einem der Beamten der Spurensicherung in die Arme.

Mit ungeahnter Kraft stieß sie ihn zur Seite und drückte sich an ihm vorbei ins Haus. Sie stolperte mehr als dass sie rannte, den Gang hinunter, riss die Wohnzimmertür auf, stürzte regelrecht hinein und erstarrte. Mit einem Donnern schloss sich die Tür hinter ihr.

Schlagartig hatte sich Finsternis über die Welt um sie gestülpt. Darin tanzten gräuliche Schattensäulen aus allen Winkeln des Raumes, dessen Größe sich auf unwirkliche Art und Weise mindestens verdreifacht hatte. Alles hier wirkte surreal verzerrt.

Was … passiert hier?

Die Schatten begannen ihre Beine zu umflirren und neckisch in ihrem Haar zu spielen.

»Wir wisssen, was du vorhassst«, säuselte eine Stimme in ihr linkes Ohr. Der Klang erinnerte an trockenes Laub – gebrochen und tot.

»Wir werden esss nicht zulasssen«, kam die Stimme plötzlich von rechts.

Ist das die Hölle?

In dieser Welt gab es nur die summenden Schatten und das Dunkel, das aus jedem Winkel kroch. Und diese böse Stimme, die in Kathis Inneres drang wie eine Armee aus winzigen Insekten auf tausenden von Füßen. Und die tanzenden Säulen. Erst allmählich erkannte Kathi, dass es unzählige kleine Fliegen waren, die in Formation zu schwirren schienen.

Das Wohnzimmer war nicht mehr als solches zu erkennen. In diesem Zerrbild wirkte auch das Mobiliar um Jahrhunderte gealtert, zerlumpt und zerfleddert, zernagt vom Zahn der Zeit und den unwirklichen Kreaturen, die hier krochen und krabbelten. Vor dem Wohnzimmerfenster gab es keine Wiese, keinen Wald, nicht mal das Glimmen des LED-Weihnachtsschmucks, den Valentin gekauft hatte. Dafür dutzende Gesichter, die sich angstverzerrt von außen an die Scheibe pressten und vor Wahn, Kummer und Schmerz zu schreien schienen. So viele Augen und Münder. Aber kein Ton drang zu Kathi, was den Anblick nur noch fürchterlicher machte.

»Oma?«

Lore war dabei. Die Haut grau und glitschig. Daneben Joshi. Er stand da auf einem Bein, das andere war verdreht. Körper und Gesicht waren unförmig und flach. So musste er ausgesehen haben, als er von dem Auto überfahren worden war. Andi? Er zuckte, hielt seine Hände an die Schulter gepresst, da wo das Graumädchen seine Zähne hinein gegraben hatte. So viele Gesichter. Eine Frau im eleganten Anzug und sehr ordentlich frisierter Hochsteckfrisur. Das Gesicht passte nicht dazu. Augen und Mund waren voller Erdklumpen, die Haut zerkratzt. Zwischen ihren Oberschenkeln floss ein Rinnsal aus klebrigem Blut herab. Fünf Babys, die noch viel zu klein aussahen, klammerten sich schreiend an ihre Knöchel. Daneben ein Mann. Wie er mal ausgesehen haben mochte, war nicht zu erraten. Der Anzug wies ihn als Mann aus. Der Körper darin: nicht mehr als bewegter Brei.

Kathi zitterte am ganzen Leib, als moosige Fäden sich von oben auf sie herabsenkten. Es wurden mehr. Ein dichter Vorhang. Dann eine Stirn. Ein Gesicht. Das Graumädchen stand auf der Zimmerdecke, als ob sich die Schwerkraft umgedreht hätte. Ihre Augen, nein, nichts als schwarze Runzelhöhlen, waren nur wenige Zentimeter von Kathis entfernt. In ihnen räkelte sich das Böse. Die Nase verkümmert und winzig. Das Wesen zischte.

»Wir dachten, du könntessst uns gefährlich werden. Aber du bissst doch nur ein Mensch.«

Der Klang kratzte in Kathis Kopf und sie presste fest ihre Augen zu. Doch ohne zu sehen, was passierte, war das Tosen, Scharren, Heulen und Kratzen um Kathi nur noch beängstigender. Ihr Zittern geriet völlig außer Kontrolle, sodass sie sich kaum noch auf den

Beinen halten konnte. Trotz der nackten Angst zwang sie sich, die Augen wieder zu öffnen.

Unendliches Grauen. Ein finsteres Loch tat sich auf, direkt vor ihr, direkt im grotesk weit aufgerissenen Maul des Graumädchens. Reißzähne markierten den Rand. Bräunlich verrottet und doch nadelspitz. Fauliger Sud dampfte Kathi entgegen. Und die klagenden Stimmen verlorener Seelen. Hunderter. Tausender?

Es war eine Welt der Hoffnungslosigkeit und Verwesung. Und das ihre Fürstin? Oder einfach nur eine hungrige Kreatur, die die Seiten gewechselt hatte?

Kathi fühlte die Schwere, die nach ihrem Herzen griff und es zu zermalmen suchte.

Alle verloren? Lore. Joshi. Andi. Schmidi? In einer nimmersatten Welt des Bösen?

»Wir Huuunger …«, faulte ihr ein mächtiger Atem entgegen.

Kathi brüllte in blanker Panik. Sie schrie, warf sich blindwütig zur Seite und verfing sich in den schwarzen Spinnwebbändern, die an ihr klebten. Unter Würgen und Husten verschluckte sie dabei eine Wolke aus winzigen Fliegen. Das Graumädchen griff nach ihr, doch sie duckte sich weg und kam dabei dem matschig-schwarzen Sofa so nahe, dass sie die Maden darin erkennen konnte. Angewidert drehte sie sich um und entdeckte den Altar, der sich in einem Wirbel aus Dunkelheit und Elend zu befinden schien. In der Mitte thronte der Spiegel in glühend-gieriger Erwartung.

Das Tor …

Es blieb keine Zeit zum Überlegen. Je näher sie dem Spiegel kam, desto heißer schien es zu werden. Kathi ächzte auf und griff trotz der Schmerzen, die es verursachte, ins Zentrum der Hitze. Sie konnte nicht erkennen, ob sie den Spiegel berührte. Doch irgendetwas hatte sie in der Hand. Alles brannte und sämtliche Sinne wollten nur loslassen und weg!

Kathi schrie aus Leibeskräften, verstummte mit einem Mal, als die Glut ihr in die Lunge zu kriechen begann. Sie krallte sich fest wie eine im Feuer Ertrinkende. Drosch dann ihre Faust panisch gegen was auch immer. Sie spürte nichts vom Aufprall. Sie hörte auch kein Splittern und doch stoben plötzlich spitze Scherben um sie her. Ein Strudel aus Spiegelbruchstücken löste den Tanz der zornigen kleinen Fliegen und der schwarzen Bänder ab. Aus den Augenwinkeln, irgendwo hinter tosenden Spiegelsplittern, erkannte Kathi das Graumädchen, wie es auf allen Vieren forthetzte. Dann sah sie auf ihre rußverbrannten Arme. Die Schwärze verbarg sogar die Narben von den vielen Schnitten, die sie sich zugefügt hatte. Und plötzlich waren die Schmerzen vorbei. Die Schattengestalten vor dem Fenster zerfielen …

… Oma, Joshi, Schmidi, Andi …Habe ich das Richtige getan? War … oh, … ich zerfalle wie sie …

Kathi schloss die Augen und genoss die plötzliche Ruhe im Inneren und die Stille der Welt da draußen.

Licht …

30

Mag nicht! Nein!

Es war eine Schande, eine Schmach, einfach absolut erniedrigend! Diese Behandlung hatte sie nicht verdient! Aber sie musste es erdulden. Zwar war es warm, da Herrvalentin viel Holz in das Feuer geworfen hatte, und auch ihr Bett war längst mit neuen Polstern frisch ausgelegt, aber sie mochte den Geruch nicht. Es duftete nicht mehr wie ihr Bett, sondern wie der Wäscheschrank, wo sie niemals spielen durfte. Die alten Sachen waren besser gewesen, denn sie hatten einen intensiven Duft von ihr getragen! Zusätzlich stach der Gestank der Salbe ihr immer noch in der Nase, obwohl es viele Nächte her war, dass ihr diese aufgetragen worden war.

Menschen riechen kaum etwas.

Menschen schnupperten lange und ausgiebig an den Plätzchen mit Anis, mit Vanille oder mit Zimt. Frau Schmitt beobachtete das sehr genau. Ihre Menschen hielten die Nasen ganz dicht an das Gebäck und befanden es für gut. Warum durfte sie das nicht? Wenn sie ihre Nase an das Blech oder die Schüssel hielt, wurde sie sofort von jedermann mit einem »Nein!« ausgeschimpft. Das war nicht richtig! Das hier war ihr Haus! Ihres und das von Kathilein und Liebelore. Herrnvalentin akzeptierte sie – das musste sie. Er war groß und stark. Er war der Doktor und der Rudelführer. Und er trug einen Verband an der Hand und sie hatte diesmal kein kleines bisschen schlechtes Gewissen!

Mag nicht!

Untermalt von einem singenden Knurren, verrenkte Frau Schmitt ihren Kopf und versuchte zum x-ten Mal an diesem Tag, an das enganliegende, pinke Ding zu kommen, in dem sie seit Tagen steckte. Der Laut wurde gequälter, als sie wiederholt feststellte, dass sie mit ihrer Schnauze nichts ausrichten konnte, da außerdem ihr Kopf von diesem furchtbaren Plastikding umgeben war, das ihr nur beim Fressen und Trinken kurz abgenommen wurde.

»Gib a Ruh!«, schimpfte Herrvalentin halbherzig und sah zu ihr herunter.

Er schien müde und zufrieden zu sein, rieb sich seinen Bauch, der merklich unter dem Pullunder spannte. Frau Schmitt hielt seinem strengen Blick nur kurz stand, begann zu knurren, besann sich dann doch schnell eines Besseren und sah hastig zur Seite.

Nicht den Rudelführer anstarren!

»Ach, ich kann sie gut verstehen, Valle.«

Die freundliche Stimme von Kathilein ließ die Hündin hoffnungsvoll zu ihr blicken.

»Schau sie dir doch an in ihrem rosa Anzug und mit dem Trichter. Ich hätte da auch miese Laune.«

Kathilein hatte Mitleid mit ihr. Das war gut. Das bedeutete Plätzchen oder …

Vielleicht macht sie dieses Ding an meinem Hals weg?

»Bleib!«

Sofort senkte sie wieder ihren Kopf. Mit Herrnvalentin war seit dem letzten Biss nicht mehr zu scherzen. Frau Schmitt ließ sich wieder auf ihrem Platz nieder und warf sehnsüchtige Blicke hinüber zu Kathilein, die am Tisch saß und in ihrem Blaukohl stocherte. Dann wanderte ihr Augenmerk hinüber zu Liebelore, die geschäftig an der Küchenanrichte arbeitete. Warum musste sie nicht so ein Ding tragen? Menschen trugen oft komische Sachen. Liebelore hatte sogar manchmal Anziehsachen aus Gummi an und es hatte ihr und Valentin gefallen! Frau Schmitt fand so etwas sehr interessant. Allerdings hatte Herrvalentin letztens wieder einen Pantoffel nach ihr geworfen und ihr somit zu verstehen gegeben, dass Liebelore manchmal nur ihm gehörte.

»Hat sie denn noch Schmerzen?«

Die Stimme war weich und freundlich. Frau Schmitt sah nicht zu ihm hinüber, denn der große, junge Mann würde ihre Position hier nicht in Frage stellen.

Rangniedrig!

Sie brauchte ihn nur anzusehen und er wich aus. Wäre er höher in der Hierarchie gestanden, hätte er sich auch nicht von diesem Mädchengraumonster bespringen lassen!

Frau Schmitt erinnerte sich noch an die Nacht mit den bösen Wesen. Besonders an das größte und gefährlichste. Die Fährte von Liebelore und der Wasserleiche hatte sie bald verloren, aber das Mädchenmonster hatte sie verfolgen können – bis sie auch dessen Fährte verlor. Erst als sie auf dem Rückweg war, entdeckte sie es hinter dem rangniedrigen Mann und verstand, dass es ihn fressen wollte. Oder … sich in ihn hineinsetzen? Ihn …?

Es war verwirrend für Frau Schmitt, denn solche Gegner kannte sie nicht. Außerdem hatte sie wieder diese schlimmen Schmerzen, bei denen sie kaum noch laufen konnte. Der große, rangniedrige Mann war ihr eigentlich egal, aber er gehörte zu Kathilein. Sie hatte ihn in das Rudel geholt.

Wahrscheinlich wussten die beiden das noch gar nicht, denn weder schleckten sie sich ab wie Liebelore und Herrvalentin, noch rollten sie ohne ihre Kleidung irgendwo in der Wohnung herum. Frau Schmitt konnte es riechen, wenn zwei Menschen zusammengehörten. Deshalb blieb ihr keine Wahl. Frau Schmitt musste ihr Rudel beschützen!

Allerdings hatte sie das Monster nur wenig verletzen können, denn etwas hatte sie im gleichen Moment gebissen. Es war so heftig, dass ihr selbst der letzte Kampf mit ihrer Erzfeindin Milka, der kräftigen Bernhardiner-Hündin des Metzgers, wie ein Klacks dagegen erschien. Sie sah noch, wie das Mädchenmonster schattenhaft verschwand, dann fiel sie und konnte sich nicht mehr bewegen. Sie war vollkommen hilflos, so sehr, dass selbst Gustl keine Angst mehr vor ihr hatte, als er sich über sie beugte, um ihr zu helfen. Schließlich schwanden ihr die Sinne und sie schlief lange.

Das leise Pochen eines herabfallenden Keksstückes ließ Frau Schmitt aufhorchen. Es war nahe bei ihr gelandet. Sie schob ihren Kopf langsam aus ihrem Bettchen, konnte den Zuckerguss auf dem Plätzchen erkennen, roch den Anis und die Butter darin, erreichte das Stückchen fast … und schob es mit der Halskrause weiter von sich weg. Vor Frust heulte sie laut auf.

»Da – du Arme.«

Gustl hatte sich auf seinem Hocker zu ihr umgedreht, hob das Keks auf und reichte es ihr. Ohne zu zögern, aber auch ohne ein Zeichen der Dankbarkeit verschlang sie es.

Eines war klar: Wenn sie diesen Anzug und dieses Ding am Hals wieder loshatte, musste sie hier zuallererst ihr Rudel sortieren! Der mitleidige Blick von Gustl, der neben dem rangniedrigen neuen Mann saß, zeugte nicht von Respekt und Achtung, wie sie es von ihm verlangte!

Nach einer Weile stand Liebelore auf und räumte gemeinsam mit Herrnvalentin die Reste von Gans und Blaukraut ab. Stattdessen stellte sie Kaffeegeschirr auf den Tisch und eine Schale mit noch mehr Plätzchen dazu.

»Ach Oma … ich platz gleich«, jammerte Kathilein.

Die Redewendung war Frau Schmitt wohlbekannt. Das war für gewöhnlich ihr Stichwort, sich unter die Eckbank zu schleichen und all das, was Kathilein nicht mehr selber essen konnte oder wollte, unter dem Tisch aus ihrer Hand in Empfang zu nehmen. Eigentlich war das so. Heute blieb sie wegen dem Ding um ihren Hals am Fuß der Eckbank hängen.

»AB INS KÖRBCHEN!«, donnerte Herrvalentin. »Wenn sie weiter so einen Zirkus macht, dann kommt sie raus zum Carport! Mir reicht's langsam!«

Frau Schmitt trollte sich in ihr Bett neben dem Kachelofen und rollte sich unter wehleidigem Maulen zusammen, soweit es mit dem Anzug und dem Ding am Kopf möglich war. Sie musste sich vor Herrnvalentin hüten. Seit dem einen Tag war er ein sehr strenger Anführer.

Sie erinnerte sich an den tiefen Schlaf. Als sie wieder aufgewacht war, hatte sie sofort gewusst, wo sie war: dort, wo die kranken Tiere hinkamen! Dort, wo es nach scharfen, künstlichen Sachen roch! Alles war kalt und der Boden glatt und die Tische silbern und es stank nach Angst und Salben! Da waren Frauen und Männer, die sie in diesen Anzug gesteckt hatten, und Herrvalentin, der mit seinen Händen dieses Ding um ihren Kopf legen wollte! Sie hatte Angst. Dann die vielen fremden Leute und die Schmerzen … Frau Schmitt biss nach der erstbesten Hand. Es war kein kleines Ermahnen gewesen wie bei Gustl, wenn er nicht aufpasste, oder bei der dicken Seilhuber, die Lore so oft besuchte. Dafür war ihre Reaktion zu plötzlich gewesen …

Jetzt war sie wieder seit einiger Zeit zu Hause und alles war gut. Außer der Hand von Herrnvalentin, der immer noch wütend auf sie war. Frau Schmitt fügte sich ihrem Schicksal und döste weiter in ihrem Bett, das gar nicht mehr wie ihr Bett roch, bis alle gegangen waren. Die Menschen wollten zur Messe, was auch immer das war.

»Komm doch mit, Valle. Schmidi kann gut allein bleiben. Sie kann hier sowieso nix abräumen mit ihrer Halskrause.«

Das Ding am Hals heißt »Halskrause«. Ich mag es nicht! Es soll ab!

Kathileins Stimme klang gut. Sie hatte auch die Monster gesehen und sie hatte gegen sie gekämpft! Fast wie eine Rudelführerin! Genau wie Liebelore. Beide waren wieder wohlauf, ihrer beider Gang war sicher und stark, sie hörten sich klar und gut an und sie rochen nicht mehr nach Angst und Verwirrung. Die schlimme Zeit war vorüber. Wenigstens hier in der Hütte.

Und was am wichtigsten war: Das Tor im Spiegel war geschlossen! Frau Schmitt wusste nicht, wie Kathilein es gemacht hatte. Sie wusste nur, dass es keine kleineren und größeren Kriech- und Krabbeldinger mehr im Haus gab, die nicht hierher gehörten. Mäuse und Spinnen waren willkommen, aber nicht diese Art von Wesen. Diese waren mit dem Spiegel verschwunden.

»Jetzt schleichts euch und wenn die Seilhuber oder wer anders fragt, warum ich nicht dabei bin, dann sagts, dass ich einen Notfall habe.«

Valentin warf Frau Schmitt einen herausfordernden Blick zu. Sie antwortete mit einem Grummeln und sah zu Boden.

Kein Augenkontakt zum Rudelführer!

Schließlich waren alle gegangen und nur noch Frau Schmitt und Herrvalentin zusammen in der Küche. Er kratzte sich sichtbar erleichtert am Bauch, dann stellte er den Gürtel weiter und begann, summend das Geschirr in die Spülmaschine zu räumen. Schließlich drehte er das Radio lauter. Frau Schmitt mochte den Klang nicht, weil er unangenehm in den Ohren stach und durch den Trichter wurden diese Geräusche noch verstärkt. Sie schnaubte.

Mit einem genervten Seufzen schloss Herrvalentin die Spülmaschine und drehte das Radio wieder leiser.

»Du bist so eine Nervensäge, seit du das anhast! Unglaublich!«

Er schimpfte, aber seine Augen lächelten dabei. Frau Schmitt wagte, ihn anzusehen, und er kniete sich kopfschüttelnd zu ihr auf den Boden.

»Du bist ein richtiges Miststück, weißt du das?«, fragte er, während er ihr über den Rücken strich. Obwohl die Geste gut gemeint war, fühlte es sich durch den Body unangenehm an. Frau Schmitt rollte sich zur Seite, maulte weiter und streckte ihm, dem Rudelführer, ihren pinken Bauch entgegen.

»Okay. Pass auf.«

Frau Schmitt spitzte die Ohren und setzte sich.

»Ich nehm dir den blöden Trichter ab und du versprichst mir, nicht ständig am OP-Body zu zupfen. Okay?«

Was sie klar verstanden hatte: »Trichter ab« und »OP-Body zupfen«. Sie zeigte ihre Zähne, aber diesmal war es ihrerseits ein Lächeln und ihr Schwanz pochte wie wild auf den Rand des Körbchens.

»Das muss noch besser verheilen. Vergiss das nicht! Der einzige Grund, warum du weder in der Hüfte noch wegen der Schusswunden Schmerzen verspürst, ist, dass du mit Drogen vollgedröhnt bist, liebes Fräulein!«

Ihr Schwanz pochte heftiger, sie setzte sich noch gerader und war absolut aufmerksam. »Liebes Fräulein« war auch so ein Signalwort. Das hieß für sie normalerweise, dass sie ihn wieder herausfordern konnte, denn es bedeutete, dass er zu weich und zu schwach war. Frau Schmitt beobachtete konzentriert, wie sich seine Hände dem Ding am Hals näherten.

»Denk nicht mal dran!«, wies Herr Valentin sie scharf zurecht, woraufhin sie sich wieder hinlegte und auf den Rücken drehte.

Dann war das Ding ab und sie konnte den Drang nicht unterdrücken, Herrnvalentin freudig über das Gesicht zu lecken.

»Du bist so eine Mistbiene! Unglaublich!«, lachte er, während sie sich an ihn drückte und freudig japste.

Dann schnellte sie herum und beeilte sich, die restlichen Krümel am Küchenboden aufzulecken.

Herrvalentin seufzte. Er klang glücklich und zufrieden.

31

Alles ist gut. Ich sage, dass alles gut ist. Ich melde mich jeden Tag in der Praxis. Die Ärzte fragen, ich nicke und lächle. Selbst wenn ich nur anrufe, hört man das. »Klar, alles wieder okay«, »Ja, natürlich nehme ich die Medikamente«, »Nein, keine Stimmen mehr und auch keine Wahnvorstellungen. Alles ist gut« … Ich will nicht wieder in die Klinik!

Die letzten Tage hatte Kathi bei Lore verbracht und ab morgen wollte sie zurück in ihre Wohnung.

Unvermittelt dachte sie an ihren Kühlschrank und was sich darin in den vergangenen Wochen wohl getan hatte …

Braune Salami und grau geflockter Joghurt. Und … der Abwasch! Shit!

Wahrscheinlich sprossen auch Grashalme aus dem Abfluss im Spülbecken – allerdings kein Haschisch, sondern einfach irgendwelche Keime aus den vollwertigen Superbroten ihrer Mutter. Im Sommer hätte sie Sorge gehabt, dass noch anderes gedeihen würde, aber jetzt im Winter gab es keine Fliegen, die fleißig für Nachwuchs gesorgt hätten.

Kathi stieß ein tiefes Seufzen aus und verschränkte die Hände im Schoß. Dabei starrte sie müde aus dem Frontfenster des Jeeps, den Blick ins Leere gerichtet. Dicke Flocken klatschten an die Scheibe und wurden von den Scheibenwischern sofort zur Seite befördert.

Nur Schneeflocken, keine … Vögel.

Kathi erinnerte sich daran, wie sie am Morgen mit Lore darüber gesprochen hatte – ohne Valle natürlich. Über den Tag, als die Tiere auf der Terrasse gewesen waren und versucht hatten, ins Haus zu kommen. Lore hatte ihr von dem Hermelin mit dem kaputten Ohr erzählt und sie versuchte, sich das vorzustellen. Aber als sie das Bild vor Augen hatte, blieb der Schauder aus. Selbst bei dem Gedanken an die Wasserleiche, von der Lore ihr nach und nach zögerlich berichtet hatte.

Tote Tiere, die zurückgekommen sind. Ein totes Mädchen, von dem Lore erzählt hat, und ein Monster. Das Graumädchen ohne Augen. Und vermutlich waren es noch viel mehr tote Seelen, von denen wir gar nichts mitbekommen haben, dachte Kathi.

Eigentlich war sie davon ausgegangen, dass die Erinnerungen sie wieder und wieder als roher Schrecken überwältigen würden, doch selbst der hässlichste Gedanke an das Graumädchen berührte sie kaum noch. In ihr blieb es ruhig. Kathi wusste, dass das nichts Gutes bedeutete.

Die meisten Menschen glaubten, dass man bei Depressionen den ganzen Tag herumheulte, ständig versuchte, sich umzubringen oder zumindest daran dachte. Aber so war das nicht. Wenn einem selbst schöne Dinge nichts mehr bedeuteten oder solch furchtbare Erfahrungen kaum noch berührten, dann steckte man mittendrin.

Das mit dem Versuch, sich umzubringen, das passiert dann eher nebenher – auch ohne Gefühl.

Sie erreichten das Dorf und Lore fuhr langsam die Hauptstraße hinunter in Richtung Kirche, während Kathi sich an den Tag im Frühjahr erinnerte, der für sie der letzte in ihrem Leben hätte sein sollen.

Joshi war gestorben. Verunglückt. Seine Beerdigung noch nicht so lange her ...

... und ich dachte mir, dass ich ihn mal besuchen gehe.

Sie sah vor ihrem inneren Auge die Gleise, wie sie zu vibrieren begannen, als der Zug immer größer und das Warnsignal immer lauter wurde.

Ich war nicht traurig, nur … müde. Ich wollte zu Joshi. Er war wie mein Bruder und noch mehr. Mein liebster Freund.

»Ach, Schnecki! Du bist mir die Liebste! Und dann … passiert das und ich merke irgendwann, dass ich zu dir zurückkommen kann. Ich … ich wusste selber nicht so genau, wie. Es war einfach komisch. Ich habe das Licht oder das Tor gesehen und bin einfach drauf zu«, kam eine Männerstimme von der Rückbank.

Joshi. Er ist auch durch das Tor gekommen. Und … geblieben? Nein. Ich bilde mir das ein.

Ein Teil von Kathi war sich sehr wohl bewusst, dass dort hinter ihr niemand saß und so ignorierte sie das Gesagte. Die Rückbank musste leer sein!

Valle war mit Schmidi in der Hütte geblieben, Gustl hatte Dienst auf der Wache und Andi war mit seinem eigenen Auto zum Gottesdienst gefahren. Einzig Lore saß am Steuer und summte in einer Endlosschleife »Feliz Navidad« vor sich hin.

»Aber deine Picknick-Idee WAR bescheuert!« Der Mann im langen Mantel hinter ihr schniefte hörbar. »Richtig bescheuert!«

Ich soll mir sagen: Da ist niemand! Das ist deine Fantasie und … was hatte der Arzt gesagt? »Es ist schön, Frau Mühlbauer, dass Sie so eine ausgeprägte Fantasie haben! Sie können sie nutzen, um ganz bewusst mit ihrem verstorbenen Freund zu sprechen und sich mit ihm auszutauschen. Mit seinem Tod Frieden zu schließen! Das ist wunderbar! Ein Geschenk!« Scheiß auf das Geschenk und auf meine Fantasie!

Das hatte Kathi allerdings nicht geantwortet. Bei Ärzten reichte es, wenn man »Aha«, »Mmh« oder »Okay, werde ich versuchen« antwortete.

Ich will …

»Soll ich dir verraten, was ich will?«, fragte Joshi. Seine Stimmlage hatte sich geändert. Er klang nun freudig aufgeregt.

Früher hat er mich durch seine Art so oft wieder auf die Beine geholt und …

Sie spürte, wie sich die Tränen in ihren Augen sammelten.

Er hat mir immer gezeigt, dass das Leben so schön sein kann!

Kathi bemerkte, wie sich der nicht vorhandene Joshi weiter zu ihr vorbeugte.

Dabei stützte er sich mit den Händen auf den Lehnen der vorderen Sitze auf. Kathi warf ihm – *einer Illusion!* – einen verstohlenen Blick zu und sah dann wieder stur aus dem Fenster. Obwohl er nicht da sein konnte, fühlte sie Erleichterung in sich, denn Joshi sah deutlich gesünder aus als im *Küchlein,* wo sie ihn das letzte Mal getroffen hatte.

Auch eine Einbildung!

Von dem Augenblick kurz vor dem Zerschlagen des Spiegels mal ganz zu schweigen!

Aber Lore hat doch auch die toten Tiere gesehen und von der Wasserleiche erzählt … Was ist wahr und was bilde ich mir ein? Oder sind einfach wir beide verrückt?

Sie konnte nicht anders und sah wieder zu ihm hin. Mittlerweile hatte Joshi mehr Teint, die Haare waren an der einen Seite frisch geschnitten und die Farbe auf den langen Haaren war klar und leuchtend grün.

Wenn er doch tot ist … wie hat er das gemacht? Denke ich ihn mir so? Wie …

»Ich will …« Joshi grinste breit. »Also, wenn ich noch leben würde … dieser Bulle …«

»Er ist kein Bulle!«, korrigierte ihn Kathi scharf, woraufhin Lore zusammenfuhr und ihr einen erschreckten Blick zuwarf.

»Himmel! Was …? Was meinst du?«

Beschämt sah Kathi zur Seite. Dann gähnte sie demonstrativ.

»Ich glaube, ich bin kurz eingenickt und hab was geträumt. Alles gut.«

»Na, dann.« Lore begann wieder, »Feliz Navidad« zu summen.

»Okay, okay. Kein ›Bulle‹. Dann … dann nenne ich ihn den ›süßesten Knackarsch, der in einer Uniform stecken kann‹. Besser?«

Ich ignoriere das! Ich … Shit! Vielleicht sollte ich doch die Tabletten nehmen und sie nicht immer ins Klo …

»Nein, keine Tabletten! Du weißt, was dann passiert: Du bist den ganzen Tag müde und hängst wie ein Trauerkloß rum! Nee nee. Lass das mal. Aber wenn du nur ansatzweise auf so Picknick-Ideen kommen solltest, DANN nimmst du sie wieder! Okay?«

Lore steuerte auf den Parkplatz der Dorfkirche, hielt an und sie stiegen aus.

»Da! Da ist er«, flüsterte Joshi Kathi so unvermittelt ins Ohr, dass diesmal sie zusammenzuckte. Er deutete auf Andi, der nur wenige Meter weiter gerade von einem älteren Herrn ausgeschimpft wurde.

Wenn doch alle anderen ›Einbildungen‹ oder ›Geister-Monster‹ vertrieben wurden … warum ist Joshi geblieben? … Was macht denn Andi da? Was ist passiert?

»Au weh. Ich glaub, der parkt noch schlechter als ich«, lachte Lore.

Offenbar hatte der junge Kommissar beim Einparken einen anderen Wagen geschrammt.

Innerhalb weniger Sekunden steigerte sich der Streit. Andi, der wesentlich größer war als der Fahrer des beschädigten Autos, schien immer kleiner zu werden und sein Gegenüber tobte immer lauter. Von dem Mann, der sich breitbeinig schützend vor Kathi gestellt hatte, um sie vor dem Graumädchen zu schützen, war nichts zu erkennen.

Plötzlich schien ein Ruck durch Andi zu gehen. Er stand auf einmal gerade, straffte seine Schultern, gleichzeitig schritt er auf den Mann zu. Dabei redete er offenbar so eindringlich und leise auf ihn ein, dass dieser mit großen Augen nach hinten auswich und dabei eifrig nickte wie ein reuiger Schuljunge.

»Ich weiß nicht, was Andi gesagt hat, aber das hat gesessen!«, kicherte Lore. Sie streckte Kathi die Hand hin. »Komm in die Kirche, Kathi, oder willst du auf ihn warten?«

Sie zwinkerte ihr zu, was dazu führte, dass Kathi fühlte, wie sich schlagartig ihre Wangen röteten.

Joshi stand immer noch da und starrte zu Andi hinüber.

»Mein Mann! Das ist mein Mann!«, hauchte er, während eine Familie – Vater, Mutter und zwei aufgedrehte Halbwüchsige – teils an ihm vorbei und teils durch ihn hindurch gingen.

Haben Tote Sex?, dachte Kathi und blickte Joshi herausfordernd an. Der verlagerte unschlüssig sein Gewicht von einem Bein aufs andere und versuchte mit den Fingern, seine grünen Dreadlocks ordentlich zu drapieren. Er sah auf, runzelte die Stirn und kaute auf seiner Unterlippe, als Andi, der dem inzwischen äußerst kleinlauten Fahrer seine Visitenkarte in die Hand gedrückt hatte, an ihm vorbei zu Kathi ging.

»Gute Frage. Ich weiß zumindest, mit wem ich das gerne herausfinden würde …«, murmelte Joshi und betrachtete äußerst interessiert den jungen Kommissar, der keine Armlänge von ihm entfernt zum Stehen kam.

»Hey«, versuchte Andi ganz lässig zu grüßen.

»Ich geh dann schon mal rein!«, bekundete Lore mit einem hintergründigen Lächeln.

Kathi schnappte nach Luft und überspielte die Verlegenheit mit einem kleinen Hüsteln.

»Hey, auch«, erwiderte sie dann, was in ihren Ohren noch plumper klang.

Obwohl sie gemeinsam in dieser einen Nacht so viel erlebt und noch vor einer halben Stunde zusammen bei Lore Kaffee getrunken hatten, fiel es Kathi immer noch schwer, sich in Andis Gegenwart locker zu verhalten.

Joshi stand inzwischen schräg hinter dem jungen Kommissar und wurde gleichzeitig zur Hälfte von einer dicken Dame im Pelzmantel ausgefüllt, was ihn nicht zu stören schien.

Warum ist Joshi noch bei mir, warum sehe ich ihn noch?

»Weil du mich brauchst, Schnecki. Darum bin ich geblieben. Du … also ganz ehrlich, ich glaub, der mag dich. Schade, dass ich tot bin«, bemerkte Joshi und umrundete Andi. Seine Augen strahlten dabei vor Begeisterung.

Andi räusperte sich.

»Ähm, danke … also für den Kaffee und das Essen und so …«. Der junge Kommissar lächelte unsicher.

»Oh, Mann! Ich wünschte, ich könnte durch Kleidung sehen, aber das geht nicht!«, kommentierte Joshi. »Warum haben Tote keine coolen Superkräfte?«

»Das … also …«

Joshi … ist geblieben, weil ich ihn ›brauche‹? Was meint er … Egal! Konzentrier dich!, ermahnte sich Kathi. *Andi hat was gesagt!*

»Da, also wegen dem Kaffee und so, musst du dich bei Lore bedanken, ich hab nicht viel dazu beigetragen.«

»Ja, habe ich schon.« Andi nickte und wirkte wie jemand, der nicht wusste, was er jetzt tun sollte. »Also, wenn … ich weiß nicht. Wenn es dir unangenehm ist, dass ein ›Bulle‹ …«

»Nein, nein!«, beeilte sich Kathi zu antworten.

»Der Typ … ist … so … verdammt … heiß!«, war Joshi wieder zu hören.

»Gut, ähm, ja, ich mein ja nur«, bemerkte Andi mit einem verlegenen Schulterzucken.

Toll. Jetzt stehen wir rum und keiner weiß, was er sagen soll – außer Joshi.

»Ich glaube, er treibt viel Sport! Schau dir diese Beine an!«

Ich dreh noch durch!, dachte Kathi und musste sich ein Grinsen verkneifen. Wenigstens war es ein peinlich-angenehmes Durchdrehen.

»Fräulein Müüühlbauer? Sie sind auch hier? Dachte schon, Sie wollen ausziehen. Geht es gut oder waren Sie mal wieder ... stationär?«

Kathis Stimmung sank augenblicklich auf den Gefrierpunkt, als sich Herr und Frau Moller zu ihnen gesellten. Beide wirkten verkrampft freundlich, was wohl daran lag, dass sie auch Andi erkannt hatten.

»So. Jetzt bin ich doch froh, dass ich nicht durch Kleidung sehen kann!«, motzte Joshi.

»Der neue Herr Kommissar. Ein gesegnetes Fest!«, wünschte Frau Moller. An Kathi gewandt fügte sie hinzu: »Ich habe mir erlaubt, bei Ihnen ein bisschen aufzuräumen, als ...«

Kathi schnappte nach Luft und fühlte, wie ihr das Adrenalin in die Adern schoss.

»Aufgeräumt«, das andere Wort für »in meinen Sachen geschnüffelt«!

Sie ballte die Fäuste.

»SIE HABEN WAS?«

Andi schob sich vor sie, was sie irritierte, weil er eben noch so unsicher gewirkt hatte.

»Der Vermieter hat kein Kontrollrecht über die Wohnung des Mieters. Das bedeutet, dass Sie eben zugegeben haben, einen Hausfriedensbruch begangen zu haben«, bemerkte er scharf. »Möchtest du das anzeigen, Kathi?«

Zwischen den Mollers – halb in ihm, halb in ihr – stand immer noch Joshi, der wie die Vermieter Andi fassungslos anstarrte.

»Sag ja! Egal, was er von dir will! SAG JA!«, rief Joshi aus.

»Ich will ein neues Schloss«, forderte Kathi knapp.

Geht das überhaupt? Kann ich einfach ...?

»Sie haben nach den Feiertagen eine Frist von drei Tagen, das Türschloss auszutauschen oder Frau Mühlbauer alle Schlüssel zu dem jetzigen Schloss zu übergeben. In diesem Fall wird sie von einer Anzeige absehen. Frohe Weihnachten.«

Die Mollers gingen, wobei man die unter vorgehaltener Hand geführten Diskussionen noch gut hören konnte. Kathi sah ihnen nach.

»Wir … also da drin, da … wir werden wohl Stehplätze bekommen«, bemerkte Andi nachdenklich.

»Was?« Die abrupten Wechsel verwirrten Kathi fast noch mehr als die Anwesenheit von Joshi, der mittlerweile einfach nur stumm und staunend Andi anhimmelte.

»Meinst du, ich würde ihm gefallen … oh je, sowas habe ich noch nie gedacht! Das hätte ich auch für niemanden gemacht! Meinst du, wenn ich mir die Haare kurz schneide und was Schickes anziehen würde, hätte ich eine Chance bei ihm?«

»Du bist tot!«, stellte Kathi fest und presste sich dann schockiert die Hand vor den Mund, als sie Andis entgeisterten Blick bemerkte.

»Wie bitte?«

Okay, jetzt lass dir mal sehr schnell eine verdammt gute Ausrede einfallen!

Ehe sie sich weiter den Kopf darüber zerbrechen konnte, antwortete sie: »Ich sehe Joshi. Er ist hier.«

Und nun? Jetzt wird er überlegen, auf welcher Stufe von Verrückten er mich platzieren soll. Der analytische Monk-Blick wird mich einschätzen …

Der Monk-Blick kam nicht.

»Wo?«

Kann ich ihm einfach sagen, dass Joshi ihn gerade ansieht, als ob …

»Gleich da.«

Andi ging ein Stück zurück und musterte die Stelle vor ihm.

»Ich … sehe Sachen …«, murmelte Kathi und war für einen Moment froh, dass sich bis auf sie beide – oder drei – der Platz vor der Kirche geleert hatte. Die Orgel begann zu spielen und es begann von neuem zu schneien.

»Wir … wir haben beide Sachen gesehen, die uns niemand abnimmt«, bemerkte Andi nachdenklich.

»Lass uns reingehen und einen schönen Stehplatz suchen«, versuchte Kathi abzulenken. Er blieb stehen.

»Und? Was sagt Joshi?«

»Er … ähm …«

»Ich würde mit dir gerne feiern gehen und dann in dein Hotelzimmer! Du hast doch Handschellen …«, erläuterte Joshi ernst.

Kathi begann zu schwitzen, griff nach Andis Arm, hakte sich ein und zog ihn zur Kirche.

»Er ist jetzt … ähm … sehr erleichtert … ähm … dass …«, stotterte sie.

»Hat das Bettende von dir so kitschige Metallverzierungen?«, grübelte Joshi laut vor sich hin. »Und wie viele Handschellen …«

»… dass alles gut ist und …« Kathi bemerkte, dass sie so schnell ging, dass Andi neben ihr beinahe joggte, »… und so weiter …«

Irgendwas schien unheimlich witzig zu sein, denn Andi stoppte unvermittelt vor der Treppe zum Kirchenaufgang und begann so sehr zu lachen, dass er sich mit den Händen auf den Knien abstützen musste. Irritiert wartete Kathi ab, beobachtete ihn, während sie immer stärker das Gefühl bekam, dass irgendwas mit dem Rotkohl in ihrem Magen nicht stimmte. Es rumorte darin und britzelte merkwürdig.

Werde ich krank? Habe ich was Schlechtes gegessen?

»Ach, Schnecki!«, war wieder Joshi zu hören. »Das ist nicht der Rotkohl! Warst du schon so lange nicht mehr verliebt, dass du nicht mehr weißt, wie das ist?«

Andi sah auf und wurde ernst.
»Alles okay?«
Kathi nickte.
Ja. Sehr okay.
»Stehplätze?«
»Gerne.«

Spät in der Nacht war niemand mehr unterwegs und selbst die Kirchgänger aus der Spätmesse waren nach Hause gegangen. Der Wind trieb neue, massige Wolken vor sich her, die die kommenden Tage die Schneeschicht noch deutlich wachsen lassen würden. Dicke Flocken schälten sich scheinbar aus dem Nichts, um auf Wälder, Wiesen und Felder zu fallen. Die Kälte machte auch den wenigen Kühen nichts aus, die ganzjährig im Freien gehalten wurden. Sie waren an jedes Wetter gewöhnt und der Neuschnee bot eine gute Beschäftigung zum Scharren nach den letzten Grashalmen. Für gewöhnlich standen sie auch des Nachts entweder alleine oder in Grüppchen locker verteilt. Zu dieser Stunde nicht. Sie hatten sich instinktiv eng zusammengedrängt. So waren sie sicherer, denn etwas war wieder auf der Jagd.

Epilog

Die Wache war nur noch mit drei Mann besetzt. Ein junger Polizist, der erst letzten Sommer die Polizeischule beendet hatte, außerdem Ferdi, der dienstälteste Beamte, und natürlich Gustl. Gleich nach dem weihnachtlichen Kaffeekränzchen bei Lore war er aufs Revier gefahren. Die Reinigungsfrau, die heute nur ein paar Plätzchen abgeliefert hatte, wandte sich bereits zum Gehen.

»An gesegneten Heiligen Abend, Gustl!«, rief sie ihm beim Hinausgehen noch zu.

»Ja, dir auch, Martha. Grüß den Heinz von mir.«

»Was macht deine Inge heute ohne dich?«, fragte sie noch besorgt.

»Die Schwiegermama ist da und ihr Bruder. Der is net langweilig! Und um zehn auf d' Nacht is mei Schicht auch zu End'«, erklärte Gustl und streckte sich in seinem Bürostuhl.

Wahrscheinlich wird's um die Zeit noch nicht zu Ende sein, aber was soll's. Jeder muss an Weihnachten mal ran.

Erfahrungsgemäß wurde es – egal, ob es sich um eine kleine Provinzwache handelte oder um eine große in der Stadt – erst zur späteren Stunde arbeitsreich. Das galt im Besonderen an Tagen wie Weihnachten oder Silvester. Dann kamen Meldungen von den alljährlichen Familienstreits, die ersten Notrufe gingen ein und zu guter Letzt die Unfälle.

In der Stadt geht's bestimmt noch mehr rund. Ich kenn hier meine Pappenheimer und kann mir schon denken, wo es wann zum Brennen anfängt, überlegte der Oberkommissar, lehnte sich noch weiter zurück, verschränkte die Arme hinter dem Kopf und legte die Füße auf dem Schreibtisch ab.

Im Hintergrund dudelten leise Kirchenchoräle, die Gustl sicher wehmütig gestimmt hätten, wenn nicht am Schreibtisch gegenüber Ferdi gelegen hätte. Er hatte die Arme vor sich auf der Unterlage verschränkt, seine Stirn darauf gebettet und schlief tief und fest. Dabei schnarchte er so laut, dass selbst das »Ave Maria« aus dem Radio keine weihnachtliche Stimmung in Gustl weckte.

Mei, die Jugend, die wird getrimmt, als ob sie bei der Olympiade laufen müsst, wenns zu uns kemma möchten, und mir Oidn …

Sein Blick wanderte von Ferdi zu dem jungen Burschen draußen, der zwar von Haltung und Kleidung her im Gegensatz zu seinem Kollegen sehr sportlich und pflichtbewusst wirkte, allerdings seit einer Stunde nur noch mit seinem Smartphone herumspielte.

Wenigstens hat er vorher gefragt, ob das in Ordnung geht. Und mei, heut is Weihnachten und grad is es ruhig …

Gustl wollte sich seine Kaffeetasse greifen, die neben einem Stapel Formulare, seinen Füßen und einem ehemals üppig gefüllten Plätzchenteller auf seinem Schreibtisch stand, beugte sich nach vorne und stellte fest, dass entweder sein Bauch zu groß, die Arme zu kurz oder die Beine zu lang waren. Er würde nur Kaffee trinken können, wenn er die Füße vom Tisch nahm.

Dann hoit net.

Widerstrebend löste er seinen Blick von der Tasse, verschränkte die Finger ineinander, als er die Hände auf seinem Bauch ablegte, und wandte seinen Blick nach draußen. Die Hauptstraße lag völlig verwaist da. Die Räumfahrzeuge waren gerade erst vorbei gefahren und die Kirchgänger der Spätmesse wieder daheim. Auch im *Küchlein* schräg gegenüber waren die Lichter ausgegangen. An Heiligabend schloss die Gaststätte bereits um 16 Uhr.

Des Katterl hat gleich wieder angefangen zu arbeiten. Des is gut. Sie soll bloß nicht zu lang in diesen … er suchte nach den richtigen Wörtern … *diesen Zuständen bleiben.*

Er erinnerte sich daran, wie er in Lores Wohnzimmer gelaufen war, als Kathi zu schreien begonnen hatte.

Die Tür ist net aufgangen. Himmel, hab ich Angst g'habt! Mir hätten sie fast eing'schlag'n. Und dann war sie wieder offen und Kathi … Sie hat den Spiegel mit einem Kerzenleuchter zerschlag'n! Warum?

Dass es einfach »irgendein Anfall« war, glaubte er nicht. Kathi hatte schon manchen Mist gebaut – von dem Versuch, eine kleine Hanf-Plantage in einem abgelegenen Schuppen zu bauen, bis hin zu dem Picknick auf den Gleisen – aber sie hatte noch nie irgendetwas mutwillig zerstört. Außer sich selbst.

Mei, des Madl.

Aber dieser Wutausbruch war nicht das Einzige, was sich Gustl nicht erklären konnte, und je länger er über diese Tage nachdachte, desto mehr Fragen stellten sich ihm.

Das Katterl meinte, Joshi gesehen zu haben, und sie hat wieder Stimmen gehört. Mei, sie war halt schon immer speziell. Nur das mit dem Joshi, das tut mir wirklich leid für sie.

Zwar hätte Gustl den noch lebenden Joshi am liebsten jedes Mal, wenn er auf ihn traf, augenblicklich abgeführt – zu einem anständigen Friseur und dann zu einem vernünftigen Modegeschäft in Murnau, um ihn neu einzukleiden, aber …

Er und Kathi, mei, ein Paar wär des eh net g'worden. Schad um ihn. Ich hab ihn gemocht. Wirklich schad.

Sein Blick war vom *Küchlein* zurück zu den Plätzchen gewandert.

Und Lore …

Die Ärzte hatten Lore, nachdem sie fast gestorben war, stabilisieren können und nur drei Tage später war sie bereits wieder entlassen worden.

Sie war mehrere Stunden im Wald unterwegs. Im Schnee. Ohne Schuhe. Ein Glück, dass sie die Wollsocken angehabt hat.

Der Schnee hatte sich außen an den Socken in dicken Klumpen festgesetzt und die reine Wolle die meiste Kälte absorbiert.

Mit Nylonstrümpfen ... oh, mei. De Zehn wären abgefroren! So schauts aus.

Nachdenklich wippte Gustl im Stuhl.

Wieso des Wasser in der Lunge? Spontane Embolie? Geht das?

Die Ärzte meinten »Ja, anscheinend schon«. Für Gustl war das allerdings keine zufriedenstellende Antwort.

Und wegen der Angreiferin ... Lore wollte noch nicht mal eine genauere Beschreibung für die Fahndung geben.

»Sie hat bekommen, was sie wollte. Sie wollte mich leiden sehen und mich ihr Leid erleben lassen, das sie durchmachen musste. Sie ist wieder gegangen!«, wiederholte Gustl Wort für Wort Lores Aussage.

Bis heute verstand er nicht, was sie meinte.

»Vielleicht war es auch Kathi, die das Tor zerstört hat und sie so zur Umkehr gezwungen hat. Ich weiß das nicht so genau«, hatte Lore noch hinzugefügt. Das war noch merkwürdiger.

Am seltsamsten war aber Doldinger.

»Himmelherrschaftszeiten! Des lässt ma kei Ruh!«, fluchte Gustl, nahm die Füße von der Tischplatte, griff in den Plätzchenteller, suchte ein Vanillekipferl heraus und trank dann von seinem lauwarmen Kaffee.

Schließlich atmete er tief durch und zog die oberste Schublade auf. Er legte die Mappe, die zuoberst darin lag, vor sich auf den Tisch und tippte daneben mit den Fingern nervös irgendeinen Rhythmus. Es widerstrebte ihm, in die Protokolle und die Aufzeichnungen zu sehen.

Der Fall »Bachinger, Ursula« war vorerst zu den Akten gelegt – mitsamt dem unschönen Vermerk »Tod durch Schädelbruch«

und »Unfalltod«. Das klang für ihn völlig falsch, obwohl es allem Anschein nach so gewesen war. Lediglich die vielen Käfer und die Bissspuren an den Füßen blieben ein Mysterium. Was allerdings in der Zwischenzeit durch das Labor hatte bestätigt werden können, war die Tatsache, dass es sich bei den insgesamt fünf skelettierten Leichen um die Kinder von Ursula Bachinger gehandelt hatte. Eines war ein Neugeborenes gewesen, die anderen vier im embryonalen Zustand zwischen der 20. und der 22. Schwangerschaftswoche. Hatte sie abgetrieben? Waren es Frühgeburten oder Fehlgeburten gewesen? Hatten sie beim Zeitpunkt der Geburt noch gelebt? Man konnte das nicht mehr klären.

Woher wusste Doldinger, dass die Leichen dort liegen? Und wer hatte Doldingers Funk benutzt? Dann ist er Kathi hinterher in den Wald …

Gustl drehte sich abrupt zur Heizung um und stellte sie höher. Es fröstelte ihn bei dem Gedanken, was er gleich tun würde. Er öffnete die Mappe und zog erst das Gesprächsprotokoll und dann die Zeichnung hervor.

Die Vernehmung von Doldinger und Kathi waren getrennt vorgenommen worden. Beide Aussagen bestätigten sich gegenseitig und ließen nur einen logischen Schluss zu: Ein schlechter Drogentrip war zu einem guten Ende gekommen.

»Aber der Doldinger hat nix in seinem Blut gehabt und die Kathi hatte nur einen erhöhten THC-Spiegel.«

Allerdings bezweifelte Gustl, dass sie aufgrund dessen eine solche Wahnvorstellung gehabt haben könnte und Doldinger sowieso nicht.

»Er ist Kriminalbeamter!«

Gustl erinnerte sich an die Meldung von dem »Mädchen«, das der junge Kommissar beim Joggen gesichtet hatte. Und dann später wieder – zusammen mit Kathi – im Wald.

Er besah sich die erste der beiden Zeichnungen, die einfach ein dürres, verlottertes Mädchen mit grauer Haut zeigte.

Und orangen Kunstaugen.

Die zweite Zeichnung war irgendein Wurm-Spinnen-Zyklop-Wesen mit riesigem Maul.

Das Telefon im Nebenraum klingelte plötzlich und ließ Gustl zusammenzucken.

Zefix! Warum ist das so laut?

Hastig klappte er die Mappe zu.

Orange Augen, wie sie bei Tierpräparaten benutzt werden. Zum Beispiel bei Füchsen …

Er legte die Mappe zurück in die Schublade, griff ganz nach hinten und zog seine Hand dann wieder heraus. Nachdenklich und mit einer gehörigen Portion Ekel betrachtete er die beiden Augen, die er jetzt in der Hand hielt.

Er hatte am nächsten Tag die Wiese, wo Doldinger das Fahrzeug aufgehalten hatte, nochmal absuchen lassen nach irgendwelchen Spuren des Angreifers. Keiner der Männer hatte etwas gefunden – außer ihm selbst. Die Fuchsaugen aus Kunstharz waren plötzlich direkt vor ihm gelegen. Sie schienen wie aus dem Nichts aufgetaucht zu sein. Seitdem fragte er sich, ob das reiner Zufall gewesen war oder …

Eine Warnung.

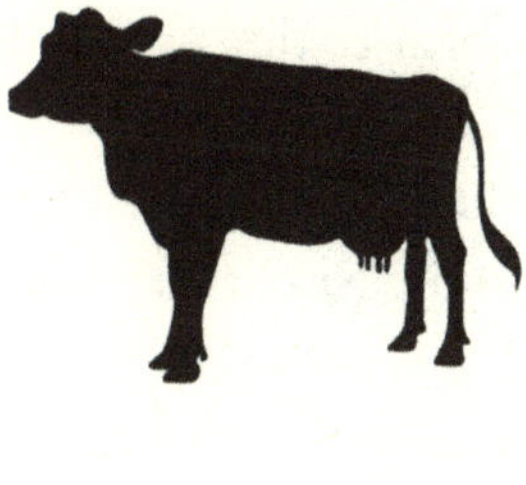

Jede Menge Dankeschöns

Zuallererst möchte ich mich bei meinem Sohn Leon bedanken. Ohne sein Verständnis wäre es für mich sehr viel schwerer, mir Zeit für meine Bücher zu nehmen. Da ich hauptberuflich als Tagesmutter arbeite und nur in meiner Freizeit schreiben kann, sieht er mich öfter beim Windelwechseln oder mit den Fingern über den Tasten als beim gemeinsamen *Monopoly*-Spielen.

Als nächstes zu derjenigen, ohne die all das nichts geworden wäre: Sylvia Englert alias Katja Brandis. Durch einen Zufall sind wir uns 2012 beim Taekwondo-Training über den Weg gelaufen. Nach dem Testlesen meines ersten Buches (*Dannahjin* – noch nicht erschienen) hat sie mich unter ihre Fittiche genommen. Seitdem ist sie nicht nur die beste Mentorin, die man sich wünschen kann, sondern auch eine gute Freundin! Vielen Dank!

Ein besonderes Dankeschön auch meiner Agentur, allen voran Gerd Rumler, der immer ein offenes Ohr für mich hat.

Meinen Testlesern Bernd Mordhorst, Heike Sitter, Petra Knights und Nadine Burks verdanke ich viel konstruktives Feedback. Sie haben sich anfänglich durch ziemlich wilde Manuskripte mit teils exotischem Satzbau, ganz eigenen Grammatikregeln und völlig willkürlicher Kommasetzung ackern müssen. Mittlerweile habe ich dazugelernt – auch dank euch!

Trotzdem habe ich das erste Telefonat mit meinem Verleger Thomas Endl von der *edition tingeltangel* nicht vergessen, in dem er meinte: »… und dann schenke ich Ihnen noch einen Sack voller Kommas!« Er ist auch jemand, den ich hier erwähnen muss. Durch sein Engagement, seine Fokussierung auf den roten Faden der Geschichte und seine hartnäckigen Fragen über den tieferen Sinn des Handelns meiner Figuren hat er sehr viel dazu beigetragen, *Rindviehdämmerung* zu entschlacken und die Story zu schärfen. Abgesehen davon ist er ein wunderbar humorvoller, sympathischer Mensch, der mit Geduld und Nachsicht ein richtiges Geschenk ist für eine Debütantin wie mich.

Zuletzt ein großes Danke an alle Freunde, die über all die Jahre an mich geglaubt und mir durch ihren Zuspruch und ihre Begeisterung geholfen haben.

Alexandra Kolb
Dachau, Juni 2018

edition tingeltangel

Aktuelle Informationen finden Sie auf *www.edition-tingeltangel.de* und auf der *Facebook*-Seite der *edition tingeltangel.*

Lust auf mehr Mystery, Krimi und Thriller?

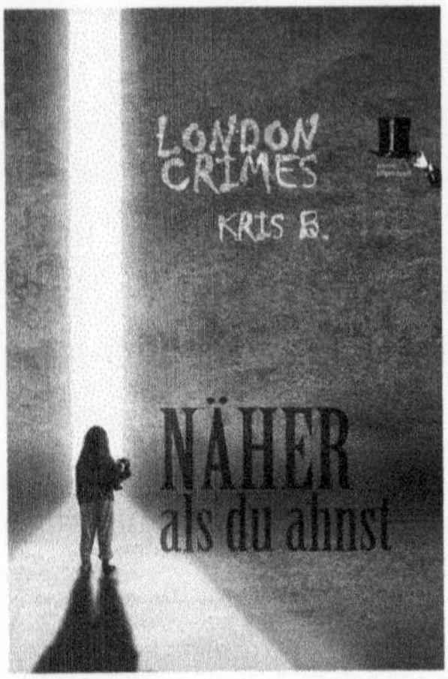

Kris B.
Näher als du ahnst
London Crimes - Ricks erster Fall

Broschur mit Klappen
10,90 € (D)
ISBN 978-3-944936-34-5
(auch als E-Book erhältlich)

»... in bester britischer Manier ... ganz großes Gefühls-Kino.« Rick London »hat das Zeug zur Kultfigur.“«
(Krimi-Blog meine-kommissare.de)

April Stevenson leidet von klein auf unter Visionen. Sie sieht den gewaltsamen Tod ihrer Mitmenschen voraus. Doch keiner glaubt ihr. Nur Detective Inspector Rick London will ihr helfen, das nächste Opfer zu schützen. Aber längst ist April selbst zum Spielball mörderischer Verwicklungen geworden.

Ein packender Psycho-Krimi, mittendrin in Westminster, dem Herz Londons. Für alle, die angezogen werden von den Untiefen dunkler Seelen.

Die weiteren Fälle der *London Crimes*:

Schlimmer als dein Tod: Jessica lebt für den Tanz. Ist sie auch bereit, dafür zu sterben?

Dunkler noch als Schatten: Joy weiß, dass Angst das Leben zur Hölle machen kann. Aber wer ist der Unbekannte, der damit grausam spielt?

Tödlicher als Hass: Kyra hat eine Stimme wie ein Engel. Ihr letztes Lied singt sie … für ihren Mörder?

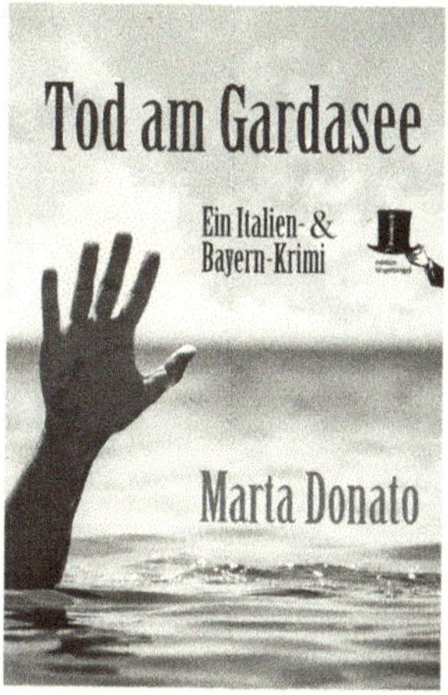

Marta Donato
Tod am Gardasee
Ein Italien- & Bayern-Krimi

368 Seiten
Broschur mit Klappen
14,90 € (D)
ISBN 978-3-944936-31-4
(auch als E-Book erhältlich)

»Marta Donato lässt ihre Krimis dort spielen, wo ihre Seele aufblüht: in Italien. Die Münchnerin mordet mit leichter Hand, stets sehr amüsant und spannend bis zum Schluss.« (BR Fernsehen / Abendschau)

Matthias Holzinger, Bürgermeister einer Chiemsee-Gemeinde, wird am Ufer des Gardasees jäh aus dem Leben gerissen. Die Kommissare aus Verona und Traunstein stoßen auf ein Netz aus Korruption, Immobilienschwindel und Rivalität bei den Opernfestspielen der Arena di Verona.

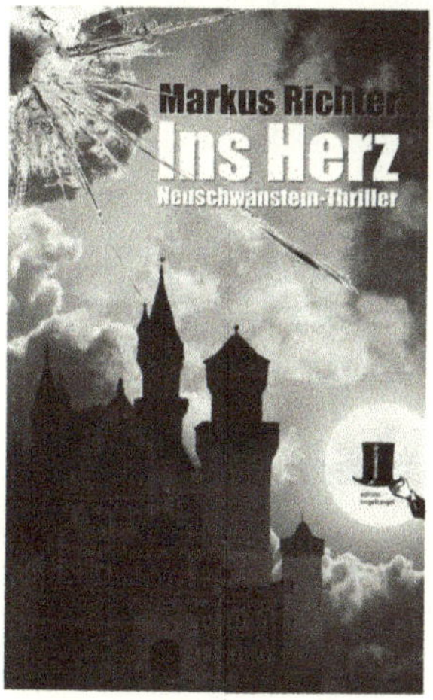

Markus Richter
Ins Herz
Neuschwanstein-Thriller

372 Seiten
Broschur mit Klappen
14,90 € (D)
ISBN 978-3-944936-32-1
(auch als E-Book erhältlich)

»Sehr action- und temporeiche Geschichte, bei der der Leser einfach mit muss.«
(Erla Bartmann, BR / B5 aktuell)

1875: Auf der Baustelle der Hohenschwangauer »Neuen Burg« (Neuschwanstein) stirbt der Bauführer durch einen Schuss ins Herz. Was die tatsächlich erhaltene Chronik des Dorflehrers nur knapp notiert, macht Markus Richter zum Ausgangspunkt eines atemlosen Verschwörungsabenteuers.

Und allen, die schon immer gerne selber ein Buch schreiben und veröffentlichen wollten, seien die Erfahrungen von Sylvia Englert ans Herz gelegt. Die Autorin hat, auch unter den Pseudonymen Katja Brandis und Siri Lindberg, zahlreiche Romane für Erwachsene und Jugendliche sowie Kinderbücher verfasst und damit immer wieder die Bestsellerlisten erobert. Ihr aktueller Titel *Das dunkle Wort* überrascht Fantasy-Fans mit einer exotischen Welt.

Aus der höchst hilfreichen Reihe ihrer Schreib-Ratgeber seien hier aus dem Autorenhaus-Verlag besonders erwähnt:

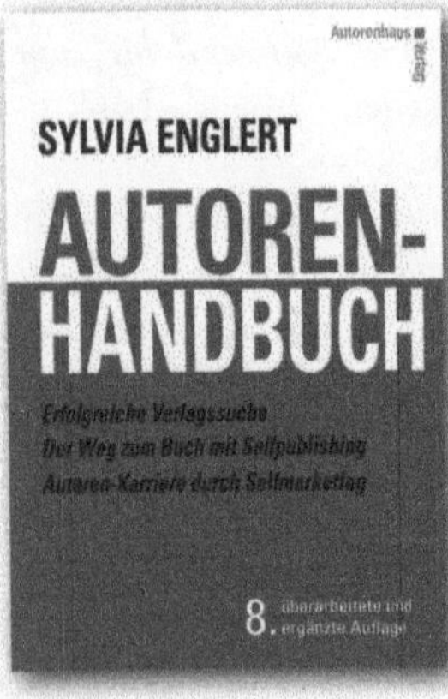

Sylvia Englert
Autoren-Handbuch

Sylvia Englerts Autoren-Handbuch liegt in der 8., komplett überarbeiteten und erweiterten Auflage vor: mit einem neuen Kapitel über Selfpublishing und einer Anleitung, wie man in 8 Schritten sein eigenes Buch verlegt. Außerdem mit allen wichtigen Adressen, Links und Informationen von Branchen-Insidern.

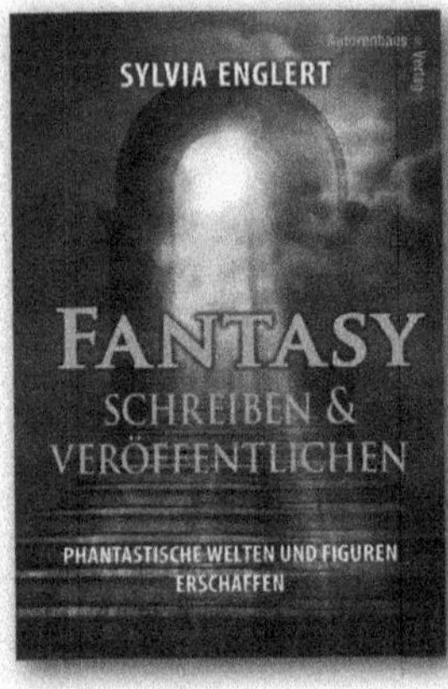

Sylvia Englert
Fantasy schreiben und veröffentlichen

In diesem Handbuch erfahren Sie alles Wichtige darüber, was es bei diesem ganz besonderen Genre zu beachten gibt: Wie Sie Ihre Welt entwickeln oder ihr den letzten Schliff geben können, wie Sie packende Plots und faszinierende Figuren jenseits der üblichen Fantasy-Klischees ersinnen, aber auch, wie Sie fantasytypische Fallstricke vermeiden, wie Sie kompetente Testleser finden, sich an Agenturen und Verlage heranpirschen oder das Selfpublishing meistern können … und vieles mehr. Mit aktuellem Adressteil zu Agenturen und Verlagen.